四川省社科联科研课题
重庆金阳集团热情支持

主编　马烈光

巴蜀名医遗珍系列丛书

宋鹭冰

60年疑难杂症治验录

附：温病六论

程　式　何德鲤　整理
赵立勋　张发荣　校订

中国中医药出版社
·北京·

图书在版编目（CIP）数据

宋鹭冰 60 年疑难杂症治验录：附温病六论 / 程式，何德鲤整
理；赵立勋，张发荣校订—北京：中国中医药出版社，2016.10（2020.4重印）
（巴蜀名医遗珍系列丛书）

ISBN 978 – 7 – 5132 – 3638 – 6

Ⅰ.①宋…　Ⅱ.①程…②何…③赵…④张…
Ⅲ.①疑难病—医案—汇编—中国—现代　Ⅳ.① R249.7

中国版本图书馆 CIP 数据核字（2016）第 222845 号

中国中医药出版社出版

北京经济技术开发区科创十三街 31 号院二区 8 号楼
邮政编码　100176
传真　010 64405750
廊坊市祥丰印刷有限公司印刷
各地新华书店经销

开本 880×1230　1/32　印张 12　字数 286 千字
2016 年 10 月第 1 版　2020 年 4 月第 3 次印刷
书号　ISBN 978 – 7 – 5132 – 3638 – 6

定价　49.00 元
网址　www.cptcm.com

如有印装质量问题请与本社出版部调换　（010 64405510）
版权专有　侵权必究

社长热线　**010 64405720**
购书热线　**010 64065415　010 64065413**
微信服务号　**zgzyycbs**

书店网址　**csln.net/qksd/**
官方微博　**http：//e.weibo.com/cptcm**
淘宝天猫网址　**http：//zgzyycbs.tmall.com**

出版者言

　　《名医遗珍系列》旨在搜集、整理我国近现代著名中医生前遗留的著述、文稿、讲义、医案、医话等等。这些文献资料，有的早年曾经出版、发表过，但如今已难觅其踪；有的仅存稿本、抄本，从未正式刊印、出版；有的则是家传私藏，未曾面世、公开过，可以说都非常稀有、珍贵。从内容看，有研习经典医籍的心悟、发微，有个人学术思想的总结、阐述，有临证经验的记录、提炼，有遣方用药的心得、体会，篇幅都不是很大，但内容丰富多彩，各具特色，有较高的学术和实用价值，足资今人借鉴与传承。

　　寻找、搜集这些珍贵文献资料是一个艰难、漫长而又快乐的过程。每当我们经过种种曲折得到想要的资料时，都如获至宝，兴奋不已，尤其感动于这些资料拥有者的无私帮助和大力支持。他们大都是名医之后或其门生弟子，不仅和盘托出，而且主动提供相关素材、背景资料，很多人还亲自参与整理、修订。他们的无私品质和高度责任感，也激励、鞭策我们不畏艰难，更加努力。

有道是"巴蜀自古出名医"。巴蜀大地，山川俊秀，物产丰富独特，文化灿烂悠久，不仅群贤毕集，而且名医大家辈出，代有传人，医书诊籍充栋，分量十足，不愧为"中医之乡，中药之库"。因此，我们特别推出《巴蜀名医遗珍系列丛书》，精心汇集了陈达夫、吴棹仙、李斯炽、熊寥笙等16位现代已故巴蜀名医的珍贵遗著、文稿，以展现巴蜀中医的别样风采。尤其值得一提的是，此次由巴蜀名中医马烈光教授亲任主编，年逾九旬的中医泰斗李克光教授担纲主审，确保了这套丛书的高品质和高水平。另外，还有相当部分的巴蜀名医资料正在搜集整理中，会在近期集中出版。

今后，我们还将陆续推出类似的专辑。真诚希望同道和读者朋友提出意见，提供线索，共同把这套书做成无愧于时代的精品、珍品。

中国中医药出版社

2016 年 8 月 4 日

前言

　　自古以来，以重庆为中心所辖地区称为"巴"，以成都为中心的四川地区称为"蜀"，合称"巴蜀"或"西蜀"。隋代卢思道曾云："西蜀称天府，由来擅沃饶。"巴蜀大地，不仅山川雄险幽秀，江河蜿蜒回绕，物产丰富独特，而且文化灿烂悠久，民风淳朴安适，贤才汇聚如云。现代文学家郭沫若曾谓："文宗自古出西蜀。""天府"巴蜀，不仅孕育出了大批横贯古今、闪耀历史星空的大文豪，如汉之司马相如、扬雄，宋之"三苏"等，也让"一生好入名山游"的李白、杜甫等恋栈不舍。

　　更令人惊叹者，巴山蜀水，不仅群贤毕集，复名医辈出，代有传人。早在《山海经》中已有"神医"巫彭、巫咸，其后，汉之涪翁、郭玉，唐之昝殷、杜光庭，宋之唐慎微、史崧，清之唐宗海、张骥、曾懿等，举不胜举。尤其在近现代，名噪一时的中医学家，如沈绍九、郑钦安、萧龙友、蒲辅周、冉雪峰、熊寥笙、李重人、任应秋、杜自明、李斯炽、吴棹仙等，均出自川渝巴蜀。如此众多出类拔萃的中医前辈名宿，其医德、医术、医学著述、临床经验、学术思想及治学方法，都是生长、开放在巴蜀这块大地上的瑰丽奇葩，为我国中医药事业的发展增添了光辉篇章，是一份十分值得珍惜、借鉴和弘扬的、独具特色的宝贵民族文化遗产和精神财富。

"自古巴蜀出名医"，何也？

首先，巴蜀"君王众庶"历来重视国学。巴蜀地区历史文化厚重，广汉三星堆、成都金沙遗址等，不断有考古学新发现揭示着本地文化的悠久。西汉之文翁教化为巴蜀带来了中原的儒道文化，使巴蜀文化渐渐融入了中华文化之中。而汉之司马相如、扬雄之文风，又深深体现着巴蜀文化的独特性。巴蜀人看重国学，文风颇盛，即使在清末民国之初，传统文化横遭蹂躏时，巴蜀仍能以"国学"之名将其保留。另外，蜀人喜爱易学，宋朝理学家程颐就说"易学在蜀"，体现出易学是巴蜀文化的重要特征。"医易同源"，易学在巴蜀的盛行，使巴蜀中医尤易畅晓医理并发挥之。就这样，巴蜀深厚的文化底蕴为生于斯、长于斯的巴蜀中医营造了一块沃土，提供了丰厚的精神濡养。

其次，巴蜀地区中医药资源得天独厚。四川素有"中药之库"的美称。仅药用植物就有5000余种，中药材蕴藏量、道地药材种类、重点药材数量等，均居全国第一位。"工欲善其事，必先利其器"，有了丰富的中药材资源，巴蜀中医就有了充足的"利器"，药物信手拈来，临床疗效卓著，医名自然远扬。

　　最后，巴蜀名山大川众多，风光旖旎，道学兴盛，道教流派颇多，"仙气"氤氲。鲁迅先生曾谓"中国文化的根柢全在道教"，道学、道教与中华文化的形成有着密切的关系，与中医学更具"血肉联系"。于道而言，史有"十道九医"之说；于中医而言，中医"至道"中有很大部分内容直接源于道，不少名医精通道学，或身为道教中人，典型者如晋代葛洪及唐代孙思邈。巴蜀地区，道缘尤深。且不说汉成帝时，成都严君平著《老子注》和《道德真经指归》，使道家学说系统化，对道学发展影响深远。仅就道教名山而言，"蜀国多仙山"，如四川大邑县鹤鸣山为"道教祖庭"，东汉张道陵于此倡"正一盟威之道"，标志着道教的形成；青城山为道教"第五洞天"，至今前山数十座道教宫观完好保留；

峨眉山为道教"第七洞天"，今仍保留有诸多道教建筑。四川这种极为浓厚的道学氛围，泃为名医成长之深厚底蕴。

自古巴蜀出名医，后人本应承继其学，发扬光大。然而，即使距今尚近的现代巴蜀名医，其学术经验的发掘整理现状堪忧。有的名医经验濒于失传；有的以前虽然发表、出版过，但如今难觅其踪；间或有一些得以整理问世，也多由名医门人弟子完成，呈散在性，难保其全面、系统、完善。如现代已故巴蜀名医中，成都李斯炽、重庆熊寥笙、达县龚益斋、大邑叶心清、内江黄济川、三台宋鹭冰等，这些医家，虽有个人专著行世，但一直缺乏一套丛书将其学验进行系统汇总与整理。

此外，现有的名医经验整理专著，多将其学术思想和临床经验分册出版，较少赅于一书，全面反映名医的学术特点。而有些名医在生前喜手录医悟、医论与医方、医案，因未得出版，遂留赠门人弟子，几经辗转，终濒临失传。如20多年前去世的名医彭宪彰，虽有《叶氏医案存真疏注》一书于1984年出版，但此书仅为几万字的注解性专著，只反映了彭老在温病学方面的学术成就。而他利用业余时间，手录的大量临床验案，至今未得到全面发掘整理，近于湮没无闻，遑论出版面世。痛夫！这些乃巴蜀杏林的巨大损失！

吾从小跟名师学中医，于20世纪60年代末参加医疗卫生工作，70年代在成都中医学院毕业留校从事医、教、研工作至今。在此期间，与许多现代巴蜀名医熟识，常受其耳提面命和谆谆教诲。几十年来，深感老前辈们理用俱佳，心法独到，临床卓有良效，遗留资料内容丰富多彩，具有颇高的学术和应用价值，若不善加搜集整理，汇总出版，则有绝薪之危。有鉴于此，我们早冀系统搜集整理出版一套现代已故巴蜀名医丛书，这也是巴蜀乃至全国中医界盼望已久的大事。适逢中国中医药出版社亦有此意愿，不谋而合，颇为相惜。此套丛书的出版幸蒙年逾九旬的巴蜀中医泰斗李克光教授垂青、担纲主审，并得到了国家中医药管理局、四川省中医药管理局、重庆市中医药管理局、四川省中医药科学院、成都中医药大学等的政策支撑，以及重庆金阳等企业的资金支持。尚得到不少名医之后或其门生弟子主动提供文献资料和相关素材之鼎力相助，更因成功申报为四川省社科课题而顺利完成了已故巴蜀现代名医存世资料的搜集、整理研究工作。对此，实感幸甚，诚拜致谢！

恰逢由科技部、国家中医药管理局等 15 个部委主办的"第五届中医药现代化国际科技大会"在成都隆重召开及成都中医药大学 60 年华诞之际，双喜临门，盛事"重庆"，愿以是书为贺，昭显巴蜀中医名家近年来的成果，尤可贻飨同道，不亦快哉！

丛书付梓之际，抚稿窃思，前辈心法得传，于弘扬国医，不无小益，理当欣喜；然仍多名医无继，徒呼奈何！若是丛书克竟告慰先贤，启示后学之功，则多年伏案之苦，亦何如也！

纸牍有尽，余绪不绝，胪陈管见，谨作是叙！并拟小诗以纪之：
巴蜀医名千载扬，济赢获安久擅长；
川渝杏林高蠹日，岐黄仁术更辉煌。

丛书主编　马烈光
2016 年 8 月于成都中医药大学

内容提要

　　宋鹭冰 (1905—1985)，四川省三台县人，成都中医药大学教授。先生熟谙中医经典，通晓各家学说，尤对温病学有精深研究和造诣。同李重人、邓铁涛、殷品之、万友生、朱伯让、金寿山、熊寥笙、胡伯安等交往甚笃，时相切磋。在中医学术界享有较高声誉，是我国知名的中医学家和温病学家。

　　本书是《巴蜀名医遗珍系列丛书》之一，收载了宋鹭冰教授60多年诊治疑难杂症的宝贵经验。观其亲自诊治的百余则验案，辨证精审，识见敏卓，每能于人所不经意处着眼，而探得病本病机之所在；其治法则知常达变，于平易处有奇巧独特；立方遣药精专干练，多本伤寒、温病方或诸家成方，而能融会众长，巧于化裁，每多匠心独运，出奇制胜。其所撰写的6篇温热病专论，涉及中医温病学说的基本理论及温病与伤寒的关系，体现了宋鹭冰教授深厚的学术功底和独特的学术见解。

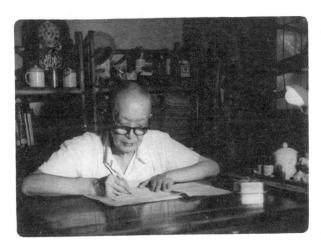

宋鹭冰在工作（陈先赋副研究员提供）

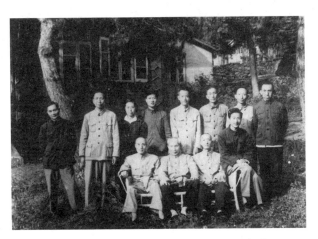

宋鹭冰（前排右二）与中医名家合影（陈先赋
副研究员提供）

目录

感 冒

案1 李某，女，32岁，教师。

初诊：1978年12月4日。两周前人工流产后，自汗出、恶风、背心冷、全身疲乏、四肢凉、午后面部冲热、盗汗、鼻阻、舌苔白、脉浮缓。辨证为产后体虚，卫表不固，营卫失调。治以解肌和营卫，佐以潜镇温阳。方用桂枝加龙骨牡蛎汤加附片。

桂枝10g　白芍10g　生龙骨（先煎）18g　生牡蛎（先煎）18g　制附片（先煎）10g　甘草4.5g　生姜10g　大枣10g

二诊：12月8日。服4剂后，自汗、盗汗大减，午后面部冲热消除，四肢转温，仍乏力、鼻阻，舌苔薄白，脉浮缓。拟桂枝汤合玉屏风散。

黄芪18g　白术10g　防风10g　桂枝10g　白芍10g　甘草6g　生姜10g　大枣3枚

服2剂后，即痊愈。

按：《素问·生气通天论》说："阴阳之要，阳密乃固。"本案小产后阴血受损，气亦不足，阴血不足则虚热内生，故见冲热、盗汗；阳气不足则卫表不固，四末不温，风邪乘虚内袭太阳经俞，营卫不和，故自汗出、恶风、背凉。

因用调阴阳、和营卫，兼潜镇温阳的桂枝龙骨牡蛎汤加附片见效，再以玉屏风散合桂枝汤收效。

案2 张某，男，26岁，职工。

初诊：1979年2月16日。恶寒微热、鼻流清涕、头昏乏力5天。自觉头重项强，全身紧束酸痛，背心及手脚心冷，口淡乏味，饮食如常，小便黄少，大便正常，舌质红，舌苔根部薄黄微腻，脉濡细。此为风寒夹湿，渐而化热。方用羌活胜湿汤化裁。

羌活 6g　独活 6g　藁本 10g　连翘（后下）10g　苍术 10g　炒黄柏 4.5g　蔓荆子 10g　藿香 10g　通草 6g

服 2 剂后，以米粥调理而愈。

按： 薛生白《湿热病篇》说："湿热证，恶寒无汗，身重头痛，湿在表分，宜藿香、香薷、羌活、苍术皮、薄荷、牛蒡子等味。湿热证，恶寒发热、身重关节疼痛，湿在肌肉，不为汗解，宜滑石、大豆黄卷、茯苓皮、苍术皮、藿香叶、鲜荷叶、白通草、桔梗等味。"本例恶寒微热、头昏身痛、项强、流清涕，属表寒之证；头重、全身紧束而酸、背心及手脚心冷、脉濡细、舌根腻，系湿在肌表之证；舌质红、舌根部薄黄、小便黄少，为湿有化热之势；中焦湿邪未全分解，则口淡乏味。宜解表祛湿、清热淡渗，使邪从表里分解。用羌活胜湿汤解在表之寒湿，二妙散加连翘、藿香、通草清热利湿，使入里化热之邪从小便而解。

案 3　李某，女，28 岁，社员。

初诊：1972 年 4 月。患者自觉双下肢经常发凉、小腹冷，稍不慎，感冒即发，病已半年。近日身痛畏寒、小腹冷痛加重，咽部红痛，但不干燥，扁桃体亦不肿大。细审患者面色白，两手不温，舌苔白、质淡，脉细如丝，显系肝血素虚，又复新感寒邪，血虚不能作汗。宗黄芪建中汤方义，以培补营卫、温经解表，拟当归四逆汤化裁。

当归 10g　桂枝 6g　白芍 10g　细辛 3g　木通 6g　黄芪 18g　山豆根 10g　甘草 3g

服上方 4 剂后，诸症大减。

巴蜀名医遗珍系列丛书

复诊：本方去山豆根，服 4 剂而愈。

按： 张石顽说："表虚者，阳不足也，非温经不可；里虚者，阴不足也，非养营不可。"本例虽在壮年，但双下肢发凉，小腹常冷，显系厥阴虚寒之体，营卫生化之源不旺，故常手足厥冷，脉细欲绝，感冒易发。又因新感微寒，本属桂枝汤证，更加黄芪以加强补血建中之力。又厥阴之经脉循喉咙，上入颃颡，新寒外束，浮热循经上犯，故加山豆根以清咽解热。4 剂后症减，以其营血久虚，原方去山豆根，重服 4 剂，全身症状亦大为改善。张石顽常用黄芪建中汤加丹皮，以解中虚表热。本方加山豆根，兼理喉间浮热，是着眼于脉细手足厥寒这一主症。

案4 舒某，男，36 岁，汽车驾驶员。

初诊：1982 年 2 月 10 日。虽值壮年，但素体不健，长期便溏，无论冬夏，稍遇冷即感冒，且久延难愈。此次出车，途中受凉，即形寒背冷、身痛、心烦欲吐、呕出痰涎少许、咽中干涩、小腹隐痛。某医诊为虚人感寒，当表里同治，扶正祛邪，拟六君子汤加苏叶、防风、羌活、补骨脂等。服 2 剂，病不除，反汗出彻夜，背寒尤甚，小腹拘急、坠胀、头昏气短、神疲肢凉。病者自感病重，遂来诊治。见其面色白、舌淡、苔白润、脉沉细无力。此证阳虚外感，里急腹痛，汗出病不除，恰与《伤寒论》"发汗后，病不解，反恶寒者，虚故也"相符。系汗出伤阳，阳虚阴亦不足，当温肾助阳、甘苦化阴，拟芍药甘草汤加附片。

白芍 15g　甘草 10g　制附片（先煎）15g

水煎，分两次温服，2 剂。

二诊：2 月 13 日。背寒肢冷减，大汗止，腹痛坠胀解，惟入夜心烦难寐、咽干身痛，心下仍存呕逆之势，脉仍沉细。此乃少阴阳微，里虚外寒，用附子汤加味以温阳散寒、益气补虚，以图根本。

制附片（先煎）15g　潞党参30g　白芍10g　云苓12g　白术15g
黄芪15g　当归10g

服4剂，全身暖和，诸症皆失。惟睡眠欠佳，仍守原方，加枣仁、
远志、首乌等以和营敛阴，继及半月，而获痊愈。此后体质增强，鲜有
感冒。

按：少阴阳虚者，虽感寒，仍忌汗，发汗伤阳，必令肾阳更衰，汗
出不解。阴寒凝滞，阳气不能畅达，故有背寒、拘急、身痛、呕逆等
症，病根仍在少阴阳虚。今见汗出不止，故以芍药甘草附子汤扶阳敛
阴，以缓汗出拘急之势，再用附子汤加当归、黄芪温补肾阳、益气活
血，扶正固本，以图根治。辨证中值得细思之处是，呕逆少量稀涎，乃
心下温温欲吐之象，加之长期便溏腹坠，均是肾阳不足之征，而非中土
不和之象；咽中干涩，亦是少阴阳微，浊阴遏滞，气机不利，而非胃中
痰涎壅塞。前投六君子汤治中焦气分，未中病的，误加羌活、防风、苏
叶等发表散寒，更犯"虚虚"之戒。

刚 痉

李某，女，38岁，成都中医学院职工。

初诊：1983年5月26日。5日前受凉感冒，恶寒发热未解，复感咽喉肿痛，吞咽困难，白色黏痰壅塞喉间，咯吐不利，延及两侧及颈后疼痛，渐次颈项拘急，不能俯仰顾盼，痰不能出，口噤不张，头昏胀，全身酸痛，发热无汗（体温37.6℃），脘闷胸痞，连日来仅进流汁少许，大便溏少，小便黄少，口干不能多饮。西医会诊为急性咽喉炎，并枕大神经炎。用青链霉素、地塞米松及封闭治疗等，未见好转。舌质红、苔白滑多涎，脉浮紧。

患者肺脾素虚，肌表不固，内多痰湿。今风寒束表，肺气失宣，阴液化为痰浊，阻滞喉间，加之寒邪郁里，化热伤津，经脉失养，故属恶寒发热、项背拘急、口噤不张之刚痉。用葛根汤合半夏厚朴汤加生石膏。

麻黄3g　粉葛24g　桂枝6g　白芍10g　生石膏（先煎）15g　生姜10g　大枣10g　苏梗10g　法夏10g　厚朴6g　茯苓10g　甘草3g

复诊：5月30日。首剂服后入睡，全身得微汗，顿觉轻快，项强、咽痛减轻，痰涎大减。连服3剂，头颈活动自如，口开合如常，头身疼痛解除，惟背脊尚感不适；气短，口干，脘胀食少，便溏；舌苔薄白少津，脉缓和。刚痉之势已缓，继续疏理肌表、和中生津。

葛根24g　桂枝10g　白芍10g　花粉10g　藿香6g　神曲10g　黄芩10g　大枣15g　生姜10g　甘草3g

服2剂后，病愈。

按：《金匮要略·痉湿暍病脉证治》说："太阳病无汗而小便反少，

气上冲胸，口噤不得语，欲作刚痉。""病者身热足寒，颈项强急，恶寒……卒口噤，背反张者，痉病也。"用葛根汤表散外邪，生津解痉是为正治。加之寒邪化热伤津，煎液成痰，而致口噤喉痹，故加生石膏清热生津，合半夏厚朴汤化痰行气，俟汗出痉解，喉痹得通，乃用桂枝汤加葛根、花粉、黄芩及和胃之品而愈。

巴蜀名医遗珍系列丛书

温毒发斑

王某，女，25岁，技术员。

患者家属代诉：动则气紧3月余。23天前因受凉出现鼻塞、畏寒发热、心累气紧加重，以急诊收住成都市某医院。西医诊断为风湿性心脏病二尖瓣狭窄、急性金黄色葡萄球菌性心内膜炎、妊娠8个月。采用西药抗感染、强心、抗风湿及支持疗法，先后使用庆大霉素、卡那霉素、螺旋霉素7天，不效。全身逐渐出现出血点，体温呈弛张热型。改用足量红霉素、氯霉素、先锋霉素Ⅱ及利福霉素联合治疗，高热仍不退，胸、背、颈、四肢及眼结膜又出现新出血点，并伴颈淋巴结及腮腺肿大。入院22天后，顺产一女婴，患者体温仍持续在39℃以上，病情危殆，患者家属要求改服中药，由该医院请求会诊。

初诊：1980年3月11日。新产后2日，持续高热已23天，体温39.8℃，全身关节痛，大汗不止，口干口苦，心前区空虚不适，呼吸喘促，全身皮肤及眼结膜均有细小出血点，颈胸部尤多，苔薄黄少津、舌质干绛，脉虚数无力，纳差便溏，精神萎顿。脉症合参，患者以心气素亏，阴津不足之体，突外感温邪，又经新产，精血大伤，高热舌绛、斑疹满布，一派热毒炽盛，逼陷营血之象；汗多喘促、脉虚数无力，实为气液两亏，此时又值高热不退，若不急急大补气液、清透营热，则病势久延，难以挽救。以加减复脉汤化裁，重用人参，合犀角地黄汤两图之，再加白薇、茅根、川贝母，冀其加重养阴透热肃肺之力，共奏补虚祛邪之效。

川贝母10g　白薇10g　麦门冬18g　大生地30g　丹皮10g　白芍18g　阿胶珠10g　茅根30g　犀角粉1.5g　白晒参10g

二诊：3 月 13 日。服 2 剂后，汗即大收，心空虚感亦减。但热势仍炽（39.5℃），续有新出血点，舌质干绛，苔黄少津、中心略腻，小便短黄，脉仍细数无力。此为汗收心定，气液有恢复之象，但斑出热炽，火毒仍逼陷于营血。上方去人参，投滋液凉血、通阳淡渗之剂，以期导热下行，营热始有外透之机。

犀角粉 3g　广玄参 18g　生地黄 24g　麦门冬 18g　知母 10g　郁金 10g　淡竹叶 10g　通草 6g　茅根 30g　芦根 30g

三诊：3 月 15 日。前方服 2 剂后，体温 39℃，热势仍持续不降，舌质红绛、舌心苔黑而燥，全身皮肤仍见散在出血点，惟脉呈细数，举按已稍觉有力。脉为气血之先，今脉有转实之势，说明肾阴虽复，胃热仍炽，气血两燔，亟宜辛寒泄热、甘寒充津，两清气血，以冀热减斑消为要。以加减玉女煎化裁。

生石膏（先煎）30g　知母 12g　玄参 24g　生地黄 24g　麦门冬 12g　丹皮 10g　花粉 18g　大青叶 12g　滑石（滑石）12g　茅根 30g　甘草 1.5g

四诊：3 月 19 日。服上方 4 剂后，热势渐退（38.6℃），全身皮肤出血点逐渐消退。面色苍黄，两颧泛红，夜寐不安，耳鸣心悸，舌质由绛转红，脉仍虚细而数。此热退斑消，正胜邪却之征，但高热久羁，肾阴大伤，新产之后，营血虚亏。面黄颧红、耳鸣心悸，均属肝肾阴液不足，浮阳未敛，宜大剂滋阴敛阳、育阴清热之品，以图善后。以三甲复脉汤加味。

大生地 24g　麦门冬 18g　玄参 18g　白芍 18g　阿胶（烊化）18g　枣仁 12g　黄连 3g　生龙骨（先煎）18g　生牡蛎（先煎）18g　炙鳖甲（先煎）18g　茯神 12g　炙甘草 10g　大枣 6g（龟甲缺）

服上方 4 剂后，身热退至 38℃，斑点收尽，6 剂后身热降至 37.5℃，纳增神旺，稍感耳鸣。仍用上方去黄连，加炒麦芽、川贝母以醒胃散结。本方服至 14 剂后，诸症平复，舌转红润，惟脉仍细弱，全身虚软无力，方中更加人参、五味子，服至 30 剂后，全身遂安。

前后服中药 52 剂，经医院复查，血中已无金黄色葡萄球菌生长。5 月 27 日痊愈出院。

按：急性金黄色葡萄球菌性心内膜炎为发病急骤、病死率高的危重急症。本例根据脉证，诊断为温毒发斑，施治时有以下三个要点：

1. 初诊时须大补气阴，扶正防脱。经云："人之所以汗出者，皆生于谷，谷生于精。""五脏主藏精者也，不可伤。伤则失守而阴虚，阴虚则无气，无气则死矣。"今患者大汗不止，高热 20 余日不退，兼之脉数纳差、呼吸喘促，叶天士所指的"阴精外泄，阳热内陷"之阴阳交证，与此类似。此时邪热虽已深入营血，但精气大伤，仍应补气敛阴为首、清热化斑为次。此即吴鞠通所谓留人治病法。不可慑于高热斑出，急急凉血退斑，应知一丝之气常一清而不续，无守之阴亦因内涸而难敛。故着意于扶正托邪，护将涸之肾阴而力挽欲脱之元气，重用人参于大剂复脉、犀角地黄汤中，以控制血分鸱张之热毒，挽生命于濒危，为此后透营热以转出气分打下了基础。汗止为阴固，心定为气安，此为辨脱证有转机的两个眼目，本例初诊采用复脉固脱、清营养液，即是为此。一俟脱势已回，又应立即转手攻邪透热，否则邪不去则正不安，厥脱终属难免。

2. 第三诊为转折点。二诊时汗收心定，高热未减，苔黄腻，小便短黄，曾去人参改用清营养液、通阳淡渗之品，但病势无明显转机。此时，本叶氏"若斑出而热不解者，胃津亡也，主以甘寒，重则如玉女煎，轻则如梨皮蔗浆之类"，投以大剂玉女煎加减，果一举而热退斑消。对照本例初期，单纯依靠消炎抗菌以退热而热不退的事实，说明治高热发斑，不仅要重视祛邪透热，而对胃中津液荣枯、肝肾阴液存亡，更要全面照顾，否则会导致热愈清而愈炽，斑愈消而愈甚的困境。

3.攻病之药只可衰其大半而止，这是四诊后守服三甲复脉以育阴却邪，得收全功的指导思想。叶天士说："热邪不燥胃津，必耗肾液。"本例始为高热汗出，继为新产血伤，热势羁留，舌干脉数，阴血津液之亏损可知，非大剂滋阴填补，守方久服，则患者抗病力终难恢复。故四诊后，守服三甲复脉至30剂，证不变，方亦不变，不清热而热自解，不化斑而斑自消，说明攻邪之后，扶正亦即祛邪之理。

暑 温

一、气虚伤暑

案1 杨某，女，青年工人。

1980年盛夏，患者由单位同志护送回家，言其已病数日。某门诊部诊断为"心动过速，心尖区Ⅲ级收缩期杂音"，服西药无效。自称心累心悸、头昏心烦、汗出口渴、肢倦神疲、嗜睡。见其面色白、神情呆倦、呼吸急促、皮肤发热、舌苔黄白少津、脉虚数无力，辨证为气虚伤暑。予王氏清暑益气汤全方，嘱服2剂，日服3次，日1剂，药毕而病愈。

按：叶天士说："夏暑发自阳明。"阳明主肌肉，阳明伤暑故身热；暑热犯肺，肺失肃降，故呼吸有声；暑邪内扰则心悸心累、头昏心烦；口渴自汗为津气两伤；脉虚神疲为元气已耗。病机为暑热耗气伤津。清暑益气汤以西洋参、麦门冬、石斛、甘草、粳米益气生津，并以知母、西瓜翠衣、荷梗、黄连、竹叶清热涤暑，药证合拍，故效如桴鼓。

案2 李某，女，38岁，干部。

初诊：1979年8月20日。两周前，因小孩生病劳累，自感头昏闷，畏寒，发热汗出，全身酸痛，尤以腰部为甚（宿患腰椎骨质增生），知饥不欲饮食，喜呵欠。自服克感敏、病毒灵后，畏寒除，但仍发热汗出、胸闷短气、手足心热，觉胃中空虚而不思饮食，呃气时作，尿频，量少色黄，尿道灼热，舌根微黄而腻，前半部无苔，舌质红，脉细弱。脉症合参，系气虚伤暑，以王孟英清暑益气汤化裁。

白晒参4.5g　麦门冬10g　炒知母10g　黄连4.5g　北五味子10g

荷叶 10g　钗石斛 10g　六一散 12g　薏苡仁 18g　西瓜皮 10g　金银花（后下）10g　扁豆 10g

　　二诊：8 月 31 日。服 3 剂后，发热汗出、手足心热、尿频量少色黄及尿道灼热等均愈，胸闷、短气、喜出长气及胃中空虚感大减，但仍饮食少思、呃气时作，又增呕吐清水，舌苔根部黄腻已退，舌质淡红，脉仍细弱。属胃虚气逆，予人参养胃汤。

　　潞党参 18g　焦白术 10g　茯苓 10g　砂仁壳 6g（因当时缺砂仁）白蔻仁 45g　神曲 10g　炒麦芽 10g　陈皮 6g　甘草 1.5g　粳米 30g　灶心土 60g

　　三诊：9 月 3 日。服 3 剂后，呕吐、短气、胃中空虚均消除，而胸闷不舒、呃气、食少等未解，舌质淡，脉细。拟六君子汤加味，以健脾益胃、祛痰降逆。

　　潞党参 24g　茯苓 18g　法夏 10g　焦术 10g　甘草 3g　陈皮 6g　旋覆花（包煎）10g　赭石（先煎）15g　生姜 4.5g　大枣 2 枚

　　4 剂。

　　按：本例元气素亏，值酷暑气温高达 36℃～37℃，加之护理病孩劳累，暑热之邪乘虚内袭阳明、太阴。初感时兼有风寒外束，自服药后，风寒已解，故恶寒身痛消除。但暑热盛于阳明，仍身热、胸闷、汗出，手足心热，身酸痛，尿频，尿道灼热，舌根微黄而腻，皆为暑邪夹湿内滞之象。暑热犯肺，最易耗气伤津，故短气呵欠。暑伤胃津，则饮食少思，呃气时作；脉细弱、舌质红等，均属暑伤气液之征。故初诊用王氏清暑益气汤与生脉散合用，以救化源兼清暑湿。药后暑湿消减，又以胃气素虚，痰水内滞，呕吐清水，用人参养胃汤益气养胃而呕止，最后以六君子加旋覆、赭石健脾和胃镇吐而愈。

二、暑风（病毒性脑膜炎）

林某，女，37岁，成都某厂工人。

初诊：1977年8月24日。患者两周前开始头痛发热、周身酸痛、鼻塞、咳嗽流泪，在该厂职工医院诊断为感冒。服一般感冒药后头痛加重，卧床不起，自觉头微动或脚一着地，即感前额两侧内有撞击样剧痛，并伴腰痛、发热。体温39.6℃，血压（90～100）/（50～60）mmHg，心率96次/分，心律齐。白细胞8.5×10^9/L，中性粒细胞占82%，淋巴细胞占18%。脑脊液透明、无凝块，蛋白定性阴性，细胞计数25/mm³，五管糖试验阳性。颈部微有抵抗力。邀省人民医院内科会诊，诊断为急性感染。用青、链霉素后，病员出现谵语、烦躁、幻觉、精神失常、小便癃涩、双手紧握、两眼向右斜视、面色潮红、舌转动不灵等症状。复经本市某精神病院与某医院神经内科会诊，查小便常规，发现脓球、蛋白极微。结合以上检查，确诊为病毒性脑膜炎、尿路感染。予抗感染、脱水、激素和细胞活化剂等治疗，并行利尿，鼻饲安宫牛黄丸及银翘白虎汤等中药，治疗数日，未见好转。此时，病员所在厂领导建议请宋教授会诊，适宋教授有恙，不能前去，乃由病员家属口述病情，并请该厂医院主管医生持病历前来介绍。经详细询问发病后逐日变化情况，认为病虽险恶，尚可挽救，同意处方，前后九诊，均根据该厂医院逐日观察，并整理记录如下。

现症：高热，神志昏迷，呼吸喘促，鼾声如雷，但喉间并无痰鸣声。面色潮红，唇紫，面部及手脚抽搐、震颤，多汗，舌体卷缩。小便时通时闭，大便黄褐溏臭。舌质红燥，中后部有灰色腻苔。据症分析，病员系素体阴亏，后感风暑为病，故初起有似感冒，治疗不当，极易内陷心营，而出现手足两厥阴证。暑邪内陷，灼液成痰，痰热闭阻，神志被蒙、呼吸阻塞，此齁声气促所由作也。余如手足抽搐、强直、震颤等症，无非木火同气，心营热盛引动肝风所致。

中医诊断：暑风内陷心包，手足厥阴同病。急宜清心开窍、养液豁痰、凉肝息风，须待痰开热透，始能免于内闭外脱。予清宫汤合犀角地黄汤加味。

犀角（锉粉，纱布包煎）4.5g　广玄参18g　生地黄18g　莲子心9g　丹皮9g　生白芍9g　连翘9g　胆星6g　石菖蒲9g　石决明（先煎）30g　川贝母9g　竹茹9g　麦门冬9g

2剂。

上药煎汤送服安宫牛黄丸，日3次，每次半粒，研成细粉，连同药汁鼻饲送入。方中犀角、玄参、莲子心、连翘、麦门冬系清宫汤，用以清心开窍，为咸寒甘苦法，直清膻中热邪，加生地黄、丹皮、白芍为犀角地黄汤，用以清营凉肝解毒，再加胆星、菖蒲、贝母、竹茹豁痰开窍，佐石决明镇肝息风而解痉，送服安宫牛黄丸以除邪秽、解热结、开内闭而醒脑通神。汤丸并进，急症急治。

二诊：8月27日。据家属说，当24日持处方回厂时，因患者气促痰鸣，呼吸困难，院方已做气管切开术，当夜即将中药用鼻饲送下2次。2剂后，手足抽搐震颤次数减少，高热遂降，但仍昏迷不清、小便癃涩、面色潮红、汗多。此系营热渐透，内闭未开，心热不能下行，故小便阻塞。上方去石决明、莲子心、丹皮、连翘、白芍，加郁金、天竺黄、丹参、木通、车前子、芦根、通草清心豁痰兼利小便，导热下行。

犀角（锉细粉，纱布包煎）4.5g　广玄参18g　生地黄24g　麦门冬18g　丹参9g　胆南星9g　天竺黄9g　广郁金9g　淮木通4.5g　淡竹叶9g　车前子（包煎）18g　芦根60g　通草9g

4剂。

上药煎汤冲服安宫牛黄丸，每次半粒，每日3次，安宫牛黄丸服至痰少神清时停用（前后共服10余粒）。汤药中淡竹叶、芦根、通草先煎半小时后，再下余药同煎。4剂药汁仍用鼻饲。

三诊：8月29日。服上方3剂后，余剂尚未服完，病情稳定，面部及手足抽搐、震颤停止，身热大减，神识渐清，呼之时而能答、时而不知。轻度咳嗽，呼吸气紧，痰少质稠，汗出，面色潮红，大便褐色溏薄。暑热内陷心营虽有减退，但阴伤骤难恢复，痰热尚未全开，病久纳减，胃气垂绝，急予清心利痰、养阴滋液、开胃兼利小便为治。

犀角（锉粉，纱布包煎）1.5g　广玄参18g　生地黄24g　麦门冬18g　钗石斛9g　天花粉18g　鸡内金9g　竹茹9g　炒麦芽12g　陈皮6g　川贝母9g　通草9g　芦根60g　冬瓜仁18g

4剂。

四诊：9月1日。鼻饲上方3剂后，第4剂未服完，病情大减，神志清，小便通，胃气渐开，能进稀粥、面条等半流质食物，舌苔转薄白，舌质红，咳嗽止。但仍面色潮红，嘴唇干燥，午后汗多，大便褐色，微溏且臭，并突发呃逆。此系炉烟虽熄，灰中有火，胃中有热，胃气上逆不止。前方去鸡内金、炒麦芽、陈皮，加生石膏、刀豆壳、柿蒂以清胃降逆。2剂。

五诊：9月2日。服上方2剂后，呼吸平稳，呃逆止，大便仍为褐色软便，唇干，面色潮红，额部汗多。系暑风病后，余邪尚存，气液两伤，宜清热降逆、益气生津，用竹叶石膏汤化裁。

朝鲜参（小火另煎，兑冲）4.5g　广玄参18g　麦门冬18g　钗石斛9g　川贝母9g　天花粉18g　玉竹参9g　生石膏（先煎）15g　法半夏

9g　淡竹叶 9g　甘草 6g　白粳米 30g

4 剂。

米熟汤成，滤后服用。方中竹叶、石膏辛凉甘寒，清阳明余热；人参、麦门冬、玄参、石斛、玉竹参等清滋气液；半夏一味用于甘寒滋液药中，以降逆和胃、转输津液。

六诊：9 月 8 日。上方服 4 剂后，面色潮红、额部汗多、嘴唇干燥均消失，但终日嗜卧，表情淡漠，食欲不振，解褐色稀便，矢气多，舌苔白厚。此系暑热之邪伤阴耗液，神失所养，气液两伤，故神倦嗜睡，不思饮食，宜滋阴养液，以吴氏加减复脉汤化裁。

朝鲜参（另煎，兑冲）3g　钗石斛 9g　玉竹参 9g　麦门冬 6g　炙甘草 6g　大生地 24g　阿胶（烊化，兑冲）9g　茯苓 18g　枣仁 9g　炒谷芽 12g　炒麦芽 12g　鸡内金 9g　生白芍 9g

6 剂。

据吴鞠通说："热邪深入，或在少阴，或在厥阴，均宜复脉。"又伤寒邪入少阴有欲寐症，温病后期邪热耗伤阴液，患者神倦嗜卧，亦有少阴欲寐之象。少阴主藏精，厥阴为藏血之脏，肾精肝血，同时受损，均宜复脉汤，以复其精血；加炒谷芽、炒麦芽、鸡内金者，是为醒脾开胃，防胶、地之滋腻。

七诊：9 月 18 日。服 4 剂后，患者精神、饮食好转，能自动转侧。但大便干燥，面色潮红，额部微热汗出，每日午后体温 37.5℃，有 3 ～ 4 小时低烧。此仍属暑风病后，余热未尽，阴液受伤，虚热内扰之象，以养阴液、清虚热、益气健脾为治。

朝鲜参（另煎，兑服）4.5g　怀山药 18g　枣仁 9g　钗石斛 9g　生地黄 18g　麦门冬 9g　白芍 9g　地骨皮 9g　天花粉 9g　广玄参 9g　炒

谷芽 12g　炒麦芽 12g　甘草 6g

　　6 剂。

　　方中人参、山药、炒谷芽、炒麦芽、甘草益气健脾，其余诸药养阴清热。

　　八诊：9 月 24 日。服 4 剂后，上述诸症全消，患者能下床活动，但虚羸少气、全身困乏。仍益气养液以善后，但减小其剂量。

　　朝鲜参（另煎兑服）4.5g　怀山药 12g　钗石斛 9g　白芍 9g　麦门冬 9g　生地黄 9g　玉竹 9g　黄精 30g　广玄参 15g　炒谷芽 12g　炒麦芽 12g　甘草 6g

　　九诊：10 月 22 日。上方服至 30 剂后，诸症消失。经某医院神经内科会诊，为病毒性脑膜炎恢复期。仍以养阴液之法施治。

　　朝鲜参 3g　生白芍 18g　生地黄 18g　阿胶（烊化，冲服）9g　炙甘草 9g　茯苓 9g　黑芝麻 9g　麦门冬 6g

　　上方服 10 剂后，痊愈，无后遗症。

　　按：《内经》谓："先夏至日为病温，后夏至日为病暑。"明代王节斋说："夏至后病热为暑，相火令行，感之者自口齿入，伤心包经络，甚则火热制金，不能平木，而为暑风。"暑风为病与暑温、伏暑类似，但暑风起病多因风热外邪引发，外症颇似感冒，如辨证不清，投以辛温升散解表之剂，暑热最易内陷心营而致痉厥险证。本例入院两周前，头痛发热、周身酸痛、鼻塞、咳嗽流泪，系暑热之邪伏于内，风热之邪感于外。此时未予辛凉平剂以轻清宣解外风，而作一般感冒治理。初期邪在肺卫，瞬即内陷心包，病机飘忽，几难遏制。根据当时症状，初诊即认作患者素体阴亏，复感风暑为病，治不得当而内陷心营，出现手足两厥阴证。及时给以清心开窍、养阴豁痰、凉肝息风之剂，汤丸并进，幸能痰开热透，神识渐清，此为治疗中第一关键。此后，因患者卧床过久，全未进食，身体既亏，暑湿蕴蒸不解，三诊时即于养阴豁痰药中适当加入醒胃健脾之品，佐以清心利小便药物引导暑湿下行。3剂后，病情大减，神志全清，小便已通，胃气稍振，这是治疗中又一关键。对出现的呃逆频频、面色潮红未退，断为胃气虚衰，余热上冲，予竹叶石膏汤加味以清滋气液，数剂即止。及至六诊时患者各症虽已消失，但出现神倦嗜卧、不思饮食，以吴氏复脉汤为主方加减，始终贯彻养阴液、清虚热、益气健脾之法。直至患者能下床活动，但虚羸少气，胃气未复，仍不用甘温补益施治，而宗养阴益气，少佐醒胃健脾之法，以图善后，竟收全功。吴鞠通《温病条辨》说："痉厥神昏，舌短烦躁，手少阴证未罢者，先与牛黄紫雪辈，开窍搜邪，再与复脉汤存阴，三甲潜阳。临证细参，勿致倒乱。"本例诊治深符此论。

三、气虚伏暑迁延

孙某，男，47岁，干部。

初诊：1981年9月。患者形体丰满，近年常感短气懒言，动则汗出。1980年赴京学习，时值长夏，恣啖瓜果，渐觉头晕，沉重如裹，胸膈痞闷，腹胀，肠鸣有水声，背部寒瑟如掌大，纳呆食减，厌油腻，便溏不爽，溲黄短少，呃气频作。自购上清丸、牛黄解毒丸多次服用；西医疑为冠心病，给服冠心苏合丸、烟酸肌醇无效。8月返宜宾后，于某医院检查诊断为颈椎病、神经衰弱，服西药无效。又服中药百余剂，阅其方，初则六味地黄丸之类滋肾阴，愈服愈剧；继则频进大剂苓桂术甘之属，改从痰饮论治，间用二术二陈以燥湿化痰，附子理中以温补脾肾，效不显，患者乃专程来蓉求治。症如前述，兼见神疲乏力，耳鸣如蝉，喉间黏痰不爽，左胸闷胀，有时作痛，窜走肩胛、季肋，伴烧灼感，苔灰腻，脉濡弱。

综观本例，原属中气素虚，复值夏令，恣食生冷瓜果，影响脾胃运化功能，加之感受时令暑湿邪气，湿与热搏，故发此病。古人谓中气虚则湿重于热，病发生于太阴脾肺为多，每兼少阳三焦。大凡以化气利湿，佐以清热为治，不可早用清凉或柔润之品，以免湿滞难化，缠绵不已。本例中气本虚，何堪牛黄等苦寒夺下，致清阳不升，脾气下陷，长期溏泻；又复感受时令暑湿邪气，岂能迭进六味地黄之类滋柔填补！一误再误，酿成痼疾。旋用苓桂术甘温化痰饮，亦属治不中窾。吴瑭谓汗、下、润三法，均非所宜，即是此理。经云："因于湿，首如裹。"《临证指南医案》说："而但湿从内生者，必其人膏粱酒醴过度，或嗜饮茶汤太多，或食生冷瓜果及甜腻之物。治法总宜辨其体质阴阳，斯可以知寒热虚实之治。"本例体丰形盛，易聚湿为患，湿邪郁滞，清空被蒙，则头晕耳鸣；湿困上焦，清阳阻郁，肺胃失降，则呃气频作；湿阻胸阳，气机不畅，则胸闷胀痛；湿热阻滞中焦，脾运不健，则腹胀肠鸣，便溏不爽，溲黄短少；苔灰腻而脉濡，更是湿邪之证。此时，湿热之邪非清化不去，气虚非补益难复，奈何湿邪偏盛，又宜重用辛开，遵仲景半夏泻心汤义化裁。

红人参（另煎，兑冲）6g　黄芩45g　黄连2.1g　半夏10g　泽泻10g　神曲10g　谷芽10g　麦芽10g　干姜10g　生姜10g　大枣10g　砂仁（后下）6g　猪苓6g　白豆蔻6g　甘草3g　生白术10g　佛手4.5g

上方服后，腹胀、肠鸣有水音等症已除，诸症大减，纳谷觉馨，苔转薄白。惟头晕、胸背胀闷有时作痛、短气懒言、便溏、动则汗出等症未解。湿邪虽得透化，但脾运未能健旺。经云："清气在下，则生飧泄，浊气在上，则生䐜胀。"以脏腑升降言之，则脾主升，胃主降，肝主升发，肺主肃降；肾（水）主升，心（火）主降，而其升降之转枢在于脾胃。故二诊后，守四君子汤益气健脾为主，或佐杏仁、枇杷叶肃降肺气以化湿，或伍通草、滑石以导湿，或加瓜蒌薤白以通胸阳，陈皮、半夏以行气化痰，均不离益气升清、健脾燥湿这一总则。经两月，各恙已瘥。惟脾肾之气仍不足，脉微弱，腹部喜温，便溏未已，仍以温养脾土为主，稍佐升清，佐二神丸温肾厚肠。

升麻 6g　柴胡 4.5g　潞党参 30g　红参（另煎，兑入）6g　黄芪 30g　肉豆蔻 10g　北五味 10g　补骨脂 12g　炮姜 10g　焦术 15g　炙甘草 6g　大枣 5 枚

服 4 剂后，腹部转温，大便成形，又服 4 剂，痊愈。续用健脾温肾丸药，以资巩固。

湿　温

王某，男，59 岁。

初诊：1981 年 10 月 14 日。5 日前患感冒，恶寒发热，自服中成药无效并加剧。4 日来持续发热达 40℃左右，入院经西医处理（吃药、输液等），服中药 2 剂（小柴胡汤加羌活、防风、白芷，三仁汤加石膏、知母等）发汗后，恶寒解，但高热不退。化验血象及透视心肺无异常，亦无其他病史。现症为高热（午后尤重）无汗，气短喘促，胸脘痞闷，不思饮食，大便四五日未解，小便短赤，舌红、苔厚腻，脉滑数。辨证为湿温证，湿热中阻，邪不外透，弥塞三焦。拟清热利湿、宣畅气机为法，甘露消毒饮加减。

金银花 18g　连翘 12g　板蓝根 12g　杏仁 10g　黄芩 18g　射干 10g　石菖蒲 10g　郁金 12g　茵陈 18g　滑石（先煎）18g　藿香 10g　通草 6g　芦根 60g

嘱其立即煎服，每 3 小时服一次，每服 150mL，昼夜分服。

二诊：10 月 16 日。上方连夜煎服，药后通身出汗，夜半体温降至 38.5℃，凌晨退至 37.6℃，小便通利。2 剂服完体温降至正常，小便转清，腻苔消退，饮食知味，脉象转缓，惟胸脘满闷未解。湿热已获透泄之机，再予芳化淡渗、和中养胃为治。三仁汤加味。

杏仁 10g　白蔻仁 10g　薏苡仁 18g　法夏 10g　陈皮 6g　藿香 10g 茵陈 10g　石斛 10g　白扁豆 10g　滑石（先煎）12g　通草 6g　芦根 30g

服 3 剂后，脘闷消除，未再发热，余症悉解而出院。

按：本例初用和解表散、辛凉渗利而不见效，即因湿与热合，两邪胶结，未得渗泄之机。以甘露消毒饮加减，意在清三焦邪热与解毒并用，解郁豁痰、芳化浊湿与渗利并投，以期解胶结、孤邪势、宣通气机，共奏分消走泄之效。有谓善治湿温病者，必善开胸膈、治热痰，确属真知灼见。

暑湿夹滞

王某，女，52岁，家庭妇女。

初诊：1981年8月22日。口腔糜烂，两颊黏膜及舌边溃疡，口气酸臭，小便短赤，烦热口苦，服西药月余不效，仍口中灼热、腹满便溏、咀嚼说话困难。转中医诊治，某医按阴虚火旺、阴虚湿热施治，连续投知柏地黄汤、甘露消毒饮加味10余剂，无好转。脘腹痞满渐增，不欲饮食，便如黄酱，滞而不爽，便后坠胀等。经前医介绍，遂来求治。患者体胖面红，平时少患疾病，入夏因外感发热咽痛，继而又伤生冷，治疗好转后即口臭、口舌生疮一直不愈。现更气促胸闷，脘腹作胀，小便黄少，大便日三四行，每次仅下溏垢少许，频频坠胀作痛，嗳气泛酸，口干苦，时觉五心烦热，舌质红、苔厚腻灰黄，脉濡数。

辨证为夏令受暑，湿热壅滞胃肠，郁阻气机，故胸闷脘痞；湿热熏蒸，胃浊不降，故口舌糜烂秽臭；阻滞肠道则便溏不爽，腹满后重；邪犯水道则小便赤涩。宜清化湿热、导滞通下，用枳实导滞汤加减。

黄芩10g　黄连4.5g　炒枳实10g　槟榔10g　木香（后下）6g　苍术6g　瓜蒌10g　薤白10g　泽泻10g　砂仁（后下）6g　酒大黄（后下）4.5g　甘草1.5g

2剂。

二诊：8月27日。便下溏垢甚多，脘腹胀满有减。仍滞涩后重，口糜气臭，溺赤。再拟导下通腑、清化湿热，兼利小便。

黄芩10g　生白术10g　苍术10g　紫油朴10g　黄连6g　生大黄（后下）6g　枳壳10g　槟榔10g　大腹皮10g　法夏10g　猪苓10g　泽泻10g　木香（后下）6g　干姜1.5g

3 剂。

三诊：8 月 31 日。口糜好转，连日来，每日下溏酱大便 2 次，饮食知味，口能咀嚼，厚苔转薄。但口仍酸臭，嗳气，矢气不爽。为湿热滞肠，蕴阻气机，当轻下频下，不容迟疑。再进前法。

黄连 6g　黄芩 10g　炒枳实 10g　蒌仁 12g　槟榔 10g　厚朴 10g
大黄（后下）6g　木香（后下）6g　焦山栀 10g　薤白 10g　泽泻 10g
佛手 10g　甘草 3g

4 剂。

四诊：9 月 14 日。口糜秽臭明显好转。饮食增加，大便日 1 次，仍不成形，胸脘已不觉胀痞。惟脐腹部硬满、口苦、小便不利，再予清化，通下二便。

黄连 6g　黄芩 10g　酒大黄（后下）10g　槟榔片 10g　焦山楂 10g
枳实 10g　木香（后下）6g　枳壳 10g　苍术 10g　泽泻 10g　厚朴 6g
瓜蒌仁 12g

3 剂。

五诊：9 月 21 日。大便由溏垢转艰涩，肛头灼热，后重作胀不减，小腹硬，小便不利，脚心发热。湿热壅滞下焦，气机不宣，法当清宣下焦、通利闭塞之气，方用宣清导浊汤加味。

寒水石 15g　蚕沙 18g　猪苓 10g　茯苓 18g　皂角仁 10g　炒枳壳 10g　薤白 10g　瓜蒌仁 18g　滑石（先煎）12g　砂仁（后下）4.5g

3 剂。

大便趋于正常，口糜口臭全消，小便通畅，余症均解。

按：当年酷暑，暴雨成灾，患者受暑湿发病。湿热壅滞胃肠，阻塞气机，冲上则口糜口臭，阻于中则脘腹胀满，阻于下则二便不通。初起身热、心烦、口糜，前医投滋阴清热之剂罔效，反令湿热胶黏滞着，难以涤除。故以清化湿热、导滞通下为法，并本叶氏"伤寒邪热在里，劫烁津液，下之宜猛，此多湿邪内搏，下之宜轻；伤寒大便溏为邪已尽，不可再下，湿温病大便溏为邪未尽，必大便硬，慎不可再攻也，以粪燥为无湿矣"。故四诊均用枳实导滞汤、木香槟榔丸之类加减，意在轻下、频下，病邪由上至下，渐次松动。最后症见少腹硬满、溏便转燥、坠胀难出、小便不利，是余邪留滞下焦，壅塞气机，不可再投苦寒清下，即遵《温病条辨》所说："湿温久羁，三焦弥漫，神昏窍阻，少腹硬满，大便不下，宣清导浊汤主之。"此方苦辛淡渗，清宣下焦，3剂获愈。清代汪廷珍说："盖湿温一证，半阴半阳，其反复变迁，不可穷极，而又绵缊黏腻，不似伤寒之一表即解，湿热之一清即愈，施治之法，万绪千端，无容一毫执著。"故守法与变方，全在圆机活法，临证化裁。

肺 燥

刘某，男，40岁，技术员。

初诊：1981年1月5日。患者身体素壮，1977年因偶感风寒，咳嗽连作，经月不愈，痰液黏稠难以咯出，白日甚而夜晚入眠即止，遇冷则加剧。自服牛黄解毒丸和上清丸，咳嗽有减，以后每发即服此二药，服则咳嗽缓解。1980年5月，突然鼻衄不止，出血甚多，服中药大承气汤数剂，连泻70余次，出血始止。以后常有咳嗽，大便干燥难解，时口鼻干燥或疼痛，咳甚则鼻血不止。患者自认为"火重"，长期服用清热泻火药及前述成药，病情延续，时有反复。近来因感冒而咳嗽又剧，痰少，咽干，唯恐又酿成鼻衄，服大量牛黄丸等，咳不稍减，且颜面潮红、心胸烦闷懊憹，时心中动悸，脘中嘈杂，大便困难，3日一次，口渴尤甚，饮水每日多达4～5瓶（2L水瓶），而小便仍黄少。舌质红、苔白干而少，脉两手浮弦细数。血象、肺、支气管和鼻腔检查，均未发现异常，血糖亦属正常。辨证为肺肾阴虚，燥热灼肺，治宜先润肺清金，兼肃肺化痰，投喻氏清燥救肺汤加减。

西洋参4.5g 麦门冬10g 阿胶珠10g 知母10g 生石膏（先煎）24g 黄芩10g 马兜铃10g 桑叶10g 牛蒡子10g 杏仁10g 桑白皮10g 黑芝麻10g 地骨皮10g 甘草6g

4～6剂。

二诊：1981年1月16日。服药6剂，咳嗽止，大便通畅，心烦及胃中嘈杂感顿然消除，精神佳，口有津液，饮水接近正常。鼻中仍干燥，颜面时潮热，小便黄少，舌质红、苔中心薄黄，脉弦细有力。再拟润燥清金之剂。

巴蜀名医遗珍系列丛书

白晒参 4.5g　北沙参 24g　麦门冬 10g　阿胶珠 10g　生石膏（先煎）24g　知母 12g　牛蒡子 10g　马兜铃 10g　杏仁 10g　地骨皮 12g　黑芝麻 10g　丹皮 10g　茅根 30g　枇杷叶 12g　甘草 6g

连服 10 剂后，诸症悉减，咳、衄未作，二便正常。继嘱以六味地黄丸早晚服用，病未再发。

按：本证系肺肾阴亏，肺胃燥热。患者本阳旺阴弱之体，外感风寒，郁而化热，本当疏散清润为治，却自服大量苦寒之品，致寒遏阳气，苦燥伤阴，终至燥郁之火内熏，肺络受伤而衄作。肺、胃、大肠一气相通，肺阴已亏，又加剧下，胃肠亦燥，加之肺失清肃之职，大肠传导难行，故渴饮、便难齐作。本证关键仍在于肺，故选用喻氏清燥救肺汤，加入泻白散之地骨皮，清金润燥、肃肺宁血，治中肯綮，故有桴鼓之应。后以六味地黄丸善后，亦取金水相生之义。

热结旁流

1970 年秋，余被下放崇庆县怀远农场劳动。农场附近卫生院收治一高烧重病社员，余和另外两位教师被派往会诊。患者为一壮实男子，已高热 10 余日，身灼热而肢端发凉，神昏谵语，日晡尤甚。家属谓其频频腹泻少量清稀污水。唇舌焦裂起刺，苔黄黑而燥，口渴饮水多，汗出而热不减，脉沉细数。腹诊，觉脐周有硬结如掌大，按之病人即痛苦呻吟，拒按，可辨症结所在也。诊为阳明热盛腑实，阴液亏虚之热结旁流。此证当下，皆曰可。乃书增液承气汤全方，其中芒硝 15g，嘱分3 次兑药冲服。拣药者未察，将其纳入药中同煎，故病人一剂将芒硝服完。翌晨往探，已下黑硬结粪多枚，复诊时已可坐起，神清热减，脉稍缓，稍进稀粥。再投竹叶石膏汤 2 剂，以和胃生津、清热，后以六神汤（四君子加扁豆、怀山药）加减，调理旬日而安。

按：本例胃热不降，由胃络而上扰心神，故神昏谵语；阳明热盛，津液受劫而旁流于下；正虚而邪犹盛，故汗出而热不退。不急下无以泻热保阴，不救阴又安能回护其虚。柳宝诒说："邪热入胃多不复他传，故温热病热结胃腑得攻下而解者十居六七。"确属至论。

巴蜀名医遗珍系列丛书

热病善后补虚

周某，女，50岁，成都市某厂工人。

初诊：1980年11月10日。1个月前患大叶性肺炎，在某医院经中西药治疗控制感染后出院。就诊时自诉胸部闷胀不舒，气短、神疲、头昏、心悸、失眠，痰黏稠、咳唾不爽，鼻燥，口干不欲饮，胃脘嘈杂，饥不欲食。舌质红、苔微黄腻，脉细数无力。乃肺炎后痰热余邪留恋，心肺气阴两伤，法当益气养阴、清化痰热。

沙参18g　麦门冬10g　桑叶10g　枇杷叶10g　川贝母10g　瓜蒌10g　冬瓜子10g　牛蒡子6g　枣仁10g　百合18g　怀山药18g

4剂。

二诊：11月15日。病人胸部满胀减轻，近复感冒，头痛昏重、项强、咳嗽痰白、口淡，舌苔黄腻，脉浮数。前法佐以化浊清热。

沙参24g　麦门冬10g　马兜铃10g　阿胶珠10g　牛蒡子6g　川贝母10g　枇杷叶10g　甘草3g　白蔻壳10g　滑石（先煎）10g

4剂。

三诊：11月21日。咳嗽减，头昏项强等症消除。但两胁胀满，口干咽燥，心悸寝汗，腰脊酸胀，下肢软弱无力，舌质红，苔薄黄腻。阴虚肺燥，不能输津滋肾，肝旺逆乘犯肺，宜养阴润燥、滋肾疏肝。

沙参18g　麦门冬10g　枸杞子18g　生地黄12g　炒谷芽12g　炒麦芽12g　竹茹10g　柏子仁10g　黄连3g　香附15g　炒川楝10g　当归10g

4剂。

四诊：11月28日。咳止，下肢已觉有力，胃能纳食。但口干，胃脘嘈杂而空，倦怠，动则心悸。舌苔薄，脉细微数。肺胃气阴亏损未复，重予初诊方。

五诊：12 月 5 日。心悸缓，纳食增，余症减轻，惟劳累不胜，舌质淡红，脉细弱。予益气养阴善后。

广百合 24g　潞党参 18g　炒知母 6g　玉竹 10g　麦门冬 10g　怀山药 18g　枣仁 10g　甘草 6g　牡蛎（先煎）18g　生地黄 12g　阿胶（烊化）10g　炒麦芽 12g

4 剂。

按：本例在肺部感染控制后，心肺气阴耗伤，痰热余邪留恋，既不可以苦寒之剂重伤其阴，又恐因肺热叶焦而成痿。治疗时既要扶正养阴，又须清肃余邪。故首诊取《温病条辨》沙参麦冬汤加味，以沙参、麦门冬益气养阴为主，佐以贝母、冬瓜子、牛蒡子利气豁痰，桑叶、枇杷叶清宣肺气。再者，肺为华盖，久病必累及诸脏。心肺同居上焦，心肺气阴受伤，鼓动无力，故胸闷、心悸、气短，故佐枣仁、百合、玉竹、阿胶等养心安神。"脾为生气之源，肺为主气之枢"，肺受邪，影响脾胃，故胃脘嘈杂、知饥不食，加怀山药、谷芽、麦芽以扶脾胃。肺气不足，肝木逆乘侮金，致肺气不利，两胁胀满，故后又佐以川楝、香附疏肝理气。肺肾阴津互滋，肺虚不能输津滋肾，故腰脊酸软、下肢无力等，选用生地黄、知母、天冬等味滋肾清金。可见肺炎善后补虚，必兼祛余邪，同时着眼整体，随证调治。

热后手足颤抖

董某，女，41 岁，工人。

初诊：1975 年 12 月。患热性病，高热、呕吐、昏迷、抽搐。经该厂医院住院治疗半月后，已热退、呕止、神清，能少量进食，但手脚颤抖始终未解。就诊时形体消瘦、精神疲乏、舌质光绛干燥、舌面无苔、脉细数无力。显系高热既久，肝肾阴液亏损。今手足颤抖，乃阴液不能濡养筋脉，虚风内动，手足抽搐。用三甲复脉汤化裁，以滋阴潜阳，使肝肾真阴恢复，虚风自止。

生地黄 18g　玄参 18g　麦门冬 10g　白芍 10g　生牡蛎（先煎）18g　生鳖甲（先煎）18g　生龟板（先煎）24g　火麻仁 10g　北五味子 10g　女贞子 10g　甘草 6g

日服 1 剂，8 剂后诸症消失，饮食增加，精神转佳，未复发。

中 风

案 1　卢某，女，56 岁，于四川某高校工作。

初诊：1981 年 12 月 5 日。患者系余同乡友人魏某之妻，体弱多病，操持家务亦甚辛劳，患冠心病、心绞痛多年，经中、西药治疗，症情有所缓解。患者素性急躁、抑郁，近年来尤因小女婚事不顺其意，恼怒积郁，20 天前又与女发生龃龉，气极卒倒，昏厥不省，牙关紧闭，经救治，一昼夜方苏醒，但失语、四肢不能动、肢面浮肿、颜面轻微歪斜。两三天后方能言语，但语音低怯吃力，肢身无力，步履动作艰难，缓行亦需扶杖。痰多，咯吐不利。自觉头顶前额胀痛，昏眩，短气，心烦不寐，脘闷、便结、口淡腻。西医检查：脑血流图呈脑供血不足，椎基底动脉弹性差，诊为轻度中风。服药未见好转，特来求治，恳请处方。余云："此为中风，只程度稍轻，然不可不防患中脏之危殆也。缘于情志内伤，气郁痰结，五志化火，除方药之外尚须令其心胸开朗，心平气顺，否则终有急发之虞。"先对魏君晓以新社会婚姻大事，应由儿女自主，父母过分干预反成弊端；同时示其妥善教育子女敬重父母，慎重处理个人大事，遵行晚婚与节俭之新风，言甚恳切，魏君遵嘱，转而规劝妻女。另据所述病情，辨证为肝肾亏虚，热痰阻络，下虚上实，治以滋养肝肾、化痰通络、疏风宁心。

钩藤（后下）12g　菊花 10g　枸杞子 18g　首乌 24g　白蒺藜 10g
枣仁 12g　远志 12g　石菖蒲 6g　胆南星 4.5g　川贝母 10g　竹茹 10g
白芍 10g　女贞子 18g　天麻 10g　丝瓜络 10g　甘草 6g

半月后，魏君复来：服药 9 剂后，头昏眩大减，已可去掉手杖，室内活动自如，能料理轻微家务，痰涎减，浮肿消，纳食知味，大便软，惟气短、心悸。并云已将余相劝之语，转告其妻，彼茅塞顿开，郁气随消，欣然应允女儿自主之事。女儿亦尽心侍奉榻前，阖家喜悦，称谢不已。再于前方中加入白晒参 6g，以益元气、安精神，服 10 剂后康复如初。

按： 此证气极卒倒，昏不识人，应与厥证中之肝厥（气厥）相别。肝厥乃因恼怒惊骇，情志过极，气机逆乱，上壅心胸，蒙闭窍隧所致。本例则属中风，缘于患者平素操劳过度，肝肾不足，气血内亏，大怒伤肝，肝阳暴涨，气血挟热痰并走于上，心神昏冒而卒倒，后遗经络闭阻等症。治法尤须有别。肝厥当疏肝顺气、开郁降逆。本证实为下虚上盛，故用温柔濡润滋养肝肾，平息内风以治其本虚，同时豁痰通络、疏经祛风以治标实。其为情志而诱发，故辅以精神开导，使病人心境豁顺，郁气自消，气机条达，五志之火无由而生，病始能随药而愈。

案 2 陈某，男，57 岁，南川县政协干部。

初诊：1982 年 12 月 25 日。患者素体偏实，好嗜烟酒，多食肥甘。5 年前出现头昏、头痛，查脑血流图为脑动脉硬化。3 个月前突然双下肢麻木，左侧偏瘫，左手颤抖，腰以下无力，左下肢尤甚，诊断为脑血管痉挛、轻度中风。经当地医院治疗后，半身不遂有所好转，但双下肢仍无力，左脚麻木重滞，步履艰难，来诊时需人搀扶。目前左半身上下肢动作不灵，麻木酸软，左臂上举困难，头部左侧掣引疼痛，终日昏胀，头重脚轻，口淡舌干，舌淡紫暗，边有齿痕，苔白薄腻，脉软无力。证属风中经络，气虚血滞，脉络瘀阻，肢体偏废无力，久不能复。拟益气、活血、通络为治，用黄芪桂枝五物汤合补阳还五汤加味。

潞党参 30g　黄芪 30g　当归 10g　赤芍 10g　白芍 10g　桂枝 10g

红花 10g　羌活 6g　川芎 6g　丹参 24g　没药 10g　生姜 10g　大枣 10g
焦术 18g　丝瓜络 10g

10 剂。

复诊：1983 年 6 月 11 日。自诉服上方 20 余剂。于第 7、8 剂时头痛掣引之势已解，头昏好转，继续服药，下肢渐有力，左脚进步更快，麻木重滞大减。复诊时步履自如，双脚有力，手臂转侧灵活，生活恢复正常。惟胃纳差、食欲不开，时脘腹饱胀，口淡无味，苔薄滑，脉见沉濡。气血渐充，经络通畅，尚需扶助胃气，以开气血生化之源，乃拟健脾和胃之剂善后，勿令邪风再中。

太子参 24g　焦白术 10g　茯苓 18g　神曲 10g　焦山栀 12g　白蔻仁 45g　陈皮 6g　怀山药 12g　谷芽 10g　麦芽 10g　鸡内金 10g　甘草 3g

外风㖞僻

周某，男，46岁，大邑县教师。

初诊：1981年1月30日。两周前洗澡汗出较多，翌日中午左侧不适，左眼闭合不全，左脸麻木紧绷，不能皱眉，口眼㖞斜，进食时左颊留滞食物。项强，肩麻酸胀，面微肿，左耳如蒙，右肢迟钝，纳差，腹胀、便溏。西医诊为面瘫，配合电针治疗半月未解。舌质淡、苔白，脉缓无力。此系体质素亏，气血不足，汗出受风，风中经络而致㖞僻。治宜益气养血、柔润祛风，用玉屏风散合四物汤加息风通络之品。

潞党参30g　黄芪30g　焦白术18g　茯苓18g　当归10g　川芎10g　白芍10g　熟地黄10g　桂枝12g　僵蚕10g　防风12g　天麻10g　全蝎6g　甘草3g

6剂。

服第1剂似有汗出，面部紧绷麻胀减轻，续服续减，6剂完，口眼闭合如常，症状均消，继以理中合六君汤调理脾胃而善后。

按：本例由沐浴汗出，经络肤腠空疏，兼以平素气血亏虚，营卫不固，致外风乘虚袭入，经络拘急牵引而成，属风中经络轻证。故用养血益气、固表祛风之剂，使风邪外出，气血濡润，经络得以疏通，表气得以固护而愈。

眩 晕

案1 文某，男，43岁，干部。

初诊：1972年12月17日。3年前突发眩晕，半年后查血压为150/110mmHg，胆固醇286mg/dL，眼底检查示双侧视网膜动脉硬化。3年来经中西药治疗，血压持续不降，症状无改善。就诊时仍头目眩晕，心累气紧，胸部闷痛，动即欲呕，倦怠无力，心悸，舌苔薄白，脉弦大。此属肝阳上亢，血为热瘀，治拟平肝潜阳、行气通瘀，仿天麻钩藤饮义。

钩藤（后下）18g　明天麻10g　石决明（先煎）24g　丹参18g
赤芍6g　刺蒺藜10g　桃仁10g　红花10g　炒枳壳10g　薤白10g　厚朴10g　瓜蒌壳18g　麦门冬18g　柏子仁5g　甘草6g

本方用钩藤、天麻、刺蒺藜、石决明平肝潜阳；心痹血阻，故用丹参、赤芍、桃仁、红花活血通瘀；合瓜蒌、薤白、枳实、厚朴行气通阳；更加柏子仁、麦门冬养心定悸。复方图治，以冀切中病机。

服10剂后，胸闷痛减，而睡眠较差，前方去瓜蒌、薤白、枳壳、厚朴、麦门冬、蒺藜，加夏枯草30g，杜仲24g，怀牛膝10g，桑寄生24g，生龙骨18g，生牡蛎18g加强潜镇清降之力。服10余剂，血压仍持续在130/90mmHg，且气短、心悸之症不减，又出现胸闷痛及倦怠等候。仍宜开痹通阳、活血通瘀之品，佐以潜降肝阳。

桃仁10g　红花6g　川芎6g　赤芍10g　瓜蒌壳18g　薤白10g
五灵脂（包煎）10g　炒蒲黄（包煎）10g　珍珠母（先煎）24g　怀牛膝15g　杜仲18g　丹参18g

上方服8剂后，血压降至120/90mmHg，头晕、胸痛亦减。1973年2月20日复诊，以下方嘱其多服收功。

瓜蒌壳 10g　薤白 12g　焦山楂 18g　降香 10g　桃仁 10g　红花 10g　丹参 10g　钩藤（后下）18g　桑寄生 18g

按： 眩晕一症，一般多为肝阳上亢引起，本例又出现心脉瘀阻不通，见胸痹、心悸诸候，如不通心络之瘀，开胸中之痹，不惟病不能减，且将发展为怔忡重症。本例心脉既通，肝阳始降，故治病必求其本。

案 2 王某，女，50 岁，成都军区干部。

初诊：1980 年 12 月 15 日。自诉 1 年多来，常感头昏眩，发时恶心呕吐，不敢睁目，卧床不起，起则剧吐，天旋地转。平时十指至手腕发麻颤抖，肢凉，阵感心悸、耳蒙，心烦易惊，眠差，纳少（素有胃下垂病史），大便干燥，平时易感冒。口干，舌红少津，苔中剥脱，脉细弱微数。辨为心肝血虚，下元不足，虚风上扰之证。拟养血平肝、息风潜阳为治，用四物汤加味。

当归 10g　川芎 4.5g　生地黄 18g　白芍 10g　枣仁 10g　柏子仁 18g　生牡蛎（先煎）18g　麦门冬 10g　石斛 10g　钩藤（后下）10g　丹皮 6g　甘草 3g

4 剂。

二诊：12 月 25 日。头目昏眩大减，发作稀疏，心慌气短好转。惟手腕、指端麻颤不温，耳窍蒙阻。此乃虚风上扰之势有减，肝血仍虚，难以濡养。再进养肝息风之剂。

当归 10g　生白芍 15g　生地黄 18g　粉丹皮 10g　麦门冬 10g　菊花 10g　钩藤（后下）12g　生甘草 6g

三诊：1981 年 2 月 6 日。诸恙均减，眩晕基本消除，呕恶亦止。但指麻颤未愈，午后头面、手心不时冲热，气尚短促，脉虚缓。拟滋补肝肾、益气养血、育阴潜阳之剂，用二甲复脉汤加味。

白晒参 6g　麦门冬 10g　石斛 10g　白芍 12g　阿胶（烊化）12g　生地黄 18g　女贞子 18g　首乌片 18g　玉竹 18g　牡蛎（先煎）18g　鳖甲（先煎）18g　黑芝麻 10g　甘草 6g

8剂。

药后手指麻颤和冲热消除，心慌气短消失，眠食恢复，神情良好。嘱其配合杞菊地黄丸续服1个月，诸恙悉愈，未再发生。

按：本证属内风眩晕，兼见肢端麻颤，均因长期脾胃虚弱，营血生化来源匮乏，以致血虚津亏，肝失濡养。血虚则风动，虚阳上扰，清空不利，故眩晕时作、耳窍蒙阻；经脉失养，虚风掣动则肢麻、冷颤；心虚血少，必令气短易惊；病久延及肝肾，下元不足，脉舌均呈虚象。如《临证指南医案》说："诸风掉眩，皆属于肝，所患眩晕，其证有夹痰、挟火、中虚、下虚，治胆、治胃、治肝之分……下虚者，先生必从肝治，补肾滋肝、育阴潜阳，镇摄之治是也。至于天麻、钩藤、菊花之属，皆系息风之品，可以随证加入。"本例先投四物汤加麦门冬、石斛，养血滋阴，用牡蛎、钩藤、菊花潜阳息风，连服10余剂，眩晕乃止。惟肢端麻冷、颤抖为阴分久亏，风阳扰动，继进阿胶、芝麻、首乌、女贞养血育阴，合二甲镇摄风阳，共奏息风之效。最后以杞菊地黄丸滋补下元，乙癸同治，缓图调理以善后。

案3　陈某，女，45岁，西昌市干部。

初诊：1983年3月26日。诉自1971年起出现颜面及双下肢浮肿，头昏眩晕，血压略高，常恶心泛呕。1982年底罹车祸，腰及头部受伤，血压突增，浮肿加剧，头顶及双额角昏胀疼痛。曾在当地医院服用双氢克尿噻、复方降压片、降压灵，以及平肝潜阳、滋填肝肾中药30余剂，病情无明显好转。近两月来更气短、心累，面色晦黄浮肿，饮食大减，夜难成寐，巅顶阵阵疼痛，腰脊酸冷，下肢不温，背脊恶寒，冷汗出以头颈为多，口干不欲饮，口臭，夜尿频，小便后更觉心空头昏，舌苔白腻少津，脉濡缓细弱。

本证头痛眩晕诸象责之于肾气亏虚，下元不足，清气不能升发，浊邪上泛之故，非肝阳亢逆为患。拟宣发肾气、补助下元、降利浊阴为治，肾气丸合防己黄芪汤加味。

潞党参24g　黄芪24g　制附片（先煎）10g　上桂3g　熟地黄24g　枣皮10g　怀山药12g　茯苓18g　泽泻10g　丹皮6g　生白术18g　防己10g

4剂。

复诊：4月1日。服前方6剂，头昏、腰脊疲软均明显减轻，小便增多，下肢浮肿消退，血压降至150/100mmHg；口干气秒减轻，虚汗已少。尚感胸闷背冷，咳嗽多痰，右手臂软弱无力，舌苔中后厚腻。此肾气渐复，浊阴得降，浮肿已退，但中州气弱，痰湿不化，继拟益气培中、降逆化痰法治之。

潞党参24g　黄芪24g　焦白术18g　法夏10g　茯苓18g　陈皮10g　天麻10g　钩藤（后下）18g　神曲10g　砂仁（后下）10g　牡蛎（先煎）18g　甘草5g

4剂。

药后痰涎减，胸膈顿开，血压又有所降，精神清爽，头目昏闷解除许多。改服初诊方加怀牛膝10g，车前子12g，兼服金匮肾气丸。患者回原地共服上药30余剂，头昏晕基本解除，血压未再明显升高。

血 厥

王某，女，40 岁，农民。

初诊：1982 年 5 月 14 日。自诉头昏已近 4 年，伴视物昏黑，颈以上凉冷畏寒，心悸，常自汗出，干呕。近 1 年来，头目昏眩发黑频繁，时昏厥倒仆约数分钟至半小时，能自行苏醒。近来病情加剧，每日发作，感头昏、心悸、气短、头额及前顶凉冷，入夜烦热不寐，但四肢不温；纳呆口淡，面黄消瘦；月经紊乱，月两至，色淡量多；苔薄腻，脉沉细涩。此为血厥证，由营血亏虚，精气不升，气血不能营于上，眩冒而厥。法当补血养营、益气安神，白薇汤加味。

潞党参 30g　当归 18g　黄芪 18g　白薇 10g　阿胶（烊化）10g
夜交藤 30g　女贞子 24g　甘草 10g

二诊：5 月 17 日。服药后，头晕眩、眼发黑大减，昏仆仅发作一次，亦甚轻微。心中泛恶及心悸、气短均大有好转。冷汗减少，夜能入寐，时有冲热。继进大剂养血育阴、潜阳安神之品。

潞党参 18g　白薇 18g　当归 24g　甘草 10g　阿胶（烊化）10g
牡蛎（先煎）30g　龙骨（先煎）30g　枣仁 12g

4 剂。

三诊：6 月 14 日。服上药 4 剂，1 个月来昏仆未再发生，头昏、额顶凉冷解除，睡眠亦较安稳。惟气短、心悸时作，下肢无力，视物有飞蚊感。苔薄白，脉细缓。气血渐充，症见好转，再以补中益气、滋阴养血之剂巩固善后。

潞党参 18g　黄芪 24g　当归 10g　升麻 3g　柴胡 6g　白术 10g
陈皮 6g　甘草 3g　熟地黄 15g　五味子 6g　枸杞 18g

服6剂后，诸症悉愈。饮食转佳，精神大异从前。

按： 血厥当分虚实，实者由肝气上逆，血随气升，多见肝阳上亢之征，治宜平肝降逆、活血顺气。本例属血虚而厥，乃素体不健，生育过频，月经长期量多，一月两次，加之来蓉护理住院亲属，日夜辛劳，更致气血亏虚。经云："上虚则脑鸣眩仆。"白薇汤养血益气，兼清血分虚热，为治妇人血厥良方，合大剂黄芪寓当归补血汤义，气血双补，更加阿胶、女贞子滋养阴血之源，龙牡潜阳，枣仁、夜交藤养心安神，俾心神得养，血充气顺，则晕厥自消。

头　痛

一、厥阴头痛

案 1　康某，女，50 岁，铁路职工。

初诊：1978 年 6 月 12 日。3 年来头昏头痛，前额和头顶尤甚，痛剧时呕恶频作，痰涎上涌。短气，胃脘胀痛，喜温喜按。查脑电图、脑血流图，无异常发现。内服祛风止痛、养血通络等中药百余剂未效。右眼白珠发红 8 年，无痛痒。二便正常，舌质红、苔薄白、脉沉弦。辨证为肝胃虚寒，浊饮上犯。以吴茱萸汤加味，温肝和脾、降浊止呕。

吴茱萸 10g　太子参 18g　大枣 5 枚　生姜 10g　黄连 4.5g　法夏 10g

二诊：6 月 21 日。3 剂后，头顶痛、呕恶均止，胃胀痛减轻。但前额仍昏闷，右肩胛和右肘关节疼痛，倦怠乏力，口淡腻，不思饮食，舌质红、舌苔薄白，二便正常，脉弦缓。此肝胃阴寒减退，太阴脾湿未能正常输转，故湿邪上逆则前额闷重，走窜筋络则关节酸痛。仍用吴茱萸汤加祛湿通络之品治之，更加枳实、白术以开胃消痞，少用黄连反佐，防其格拒呕逆。

太子参 24g　吴茱萸 10g　法夏 10g　大枣 18g　藿香 10g　炒枳实 12g　白术 18g　秦艽 18g　黄连 3g　钩藤（后下）24g

服 4 剂后，各症均减，再拟调胃和中之剂，数服大安。

按：《伤寒论·辨厥阴病脉证并治》说："干呕，吐涎沫，头痛者，吴茱萸汤主之。"厥阴之脉与督脉会于巅顶，肝寒冲胃，挟胃中浊饮上犯，此头痛呕恶所由作也。吴茱萸汤气辛味厚，降逆止呕、消头痛；合枳术丸则消痞开胃；余药祛湿通络，随宜施用，故胃脘闷胀、关节酸痛亦消。右眼白珠发红 8 年未退，亦由中焦浊阴上逼肺经而非实火所致，故浊饮下趋，眼白发红亦随愈。

案 2 邓某，女，47 岁，成都中医学院讲师。

初诊：1974 年 3 月。头部畏寒、巅顶疼痛已 3 年。服中药川芎茶调散等祛风散寒药多剂无效，痛剧时急服止痛片可暂缓解，不久即失效而痛更剧。初诊时头顶痛（每月痛 2～3 次）、怕冷畏风，虽暑季大热，头上仍戴两顶棉毡帽，不能片刻取掉。四肢常不温，更不敢稍触冷水，饮食少思，精神萎靡。脉弦细无力，舌质淡、面色淡黄无泽。系肝血素虚，感受外寒日久，宜温经养血以祛寒邪，当归四逆汤加附片、藁本。

当归 10g　桂枝 10g　白芍 10g　细辛 6g　木通 6g　甘草 6g　制附片（先煎）10g　藁本 4.5g　大枣 10 枚

服上方 8 剂后，头痛大减，四肢转暖，可不戴帽，精神食欲转佳，脉舌同前，上方继服 6 剂而愈。以后加强营养、锻炼，体亦健旺。

按：据舌脉表现，本例属阴血虚少，肝阳不足。头为诸阳之会，厥阴之脉与督脉上会巅顶，寒邪外袭日久，致阴寒循经上逆，故头痛剧烈、畏风怕冷。本病不是单纯外感风寒，故辛散解表无效，而用上方温通肝血、温经祛邪而愈。

案 3 杨某，女，38 岁，渡口市某厂技术员。

初诊：1978 年 5 月。头部疼痛时轻时重已 5 个月，痛发如闪电，暴痛欲裂，早晨起床时尤甚，痛极则恶心欲吐、视力模糊、手足厥冷。诊脉细弱无力，舌诊无异常。病属厥阴虚寒，久寒内伏，浊邪上逆心胸而为呕吐头痛，以当归四逆加吴茱生姜汤。

当归 10g　桂枝 10g　白芍 10g　吴茱萸 10g　大枣 6 枚　生姜 10g　细辛 4.5g　木通 6g　甘草 6g

服上方 6 剂而安。

按：足厥阴之脉上额交巅，厥阴肝经寒甚则肝阳不足，血分闭塞不通，故前额痛连巅顶。加以腹内素有久寒停蓄（即停痰宿水），再感外寒，肝经之气挟浊饮上逆，故呕恶时作，头额剧痛；浊阴下降则剧痛暂止。肝开窍于目，血虚肝无所养，故视力模糊，脉象细弱。本方温散厥阴寒邪、调营养血，佐以吴茱萸、生姜辛辣气厚者，抑制上逆之浊饮，而收温肝通血、祛寒逐饮之功。

二、肝阳头痛

李某，男，57 岁，成都市某局干部。

初诊：1981 年 3 月 20 日。自述患高血压并脑动脉硬化已多年，近来头痛发作频繁，夜晚痛甚，均是睡卧时着枕一侧头颞胀痛，未着枕的一侧不痛，故随睡觉姿式而左右交替发作。疼痛掣引枕后，颈项背心发麻，目胀不欲睁，痛甚时感眩晕。右胸前闷痛如重物压迫，少气纳差，心烦，眠差多梦，手指端麻胀、屈伸不灵。血压为 160/98mmHg。二便可，口干苦，苔薄黄少津、质淡中裂碎，脉弦劲。乃肝肾阴虚，风阳上扰，清空壅塞之下虚上实证。治宜育阴潜阳、平肝疏风，用羚角钩藤汤合天麻钩藤饮加减。

羚羊角粉 1.5g　白蒺藜 10g　丹皮 10g　首乌片 18g　生地黄 18g　白芍 10g　钩藤（后下）10g　天麻 10g　女贞子 18g　黄芩 10g　石决明（先煎）24g　怀牛膝 10g　菊花 10g　甘草 3g

复诊：3 月 30 日。上方共服 8 剂，药后即连续数日解稀溏灼热便，泡沫甚多。至第7剂，头痛消失，头目眩晕而重大减，顿觉心胸舒畅、神清气爽、口中和，脉较前和缓，但仍呈弦象，舌中裂、质淡少津。此风阳已得潜镇，再予养阴柔肝疏风之剂。原方去羚羊角、生地黄、黄芩、石决明、牛膝，继服6剂，血压130/90mmHg，头痛、项强、胸闷压痛完全解除，睡眠有所好转。指端时感麻木，纳食尚少，脉弦缓，舌象如前。乃增入甘淡实脾之味，合酸甘化阴之品以扶土荣木、柔润筋脉，以固疗效。

怀山药18g　炒扁豆10g　茯苓10g　首乌18g　丹皮10g　钩藤（后下）10g　生地黄12g　石斛10g　白蒺藜10g　女贞子12g　甘草6g

按： 肝阳头痛多系本虚标实，阴精亏损，风阳上亢，不治，终有演变为气血痰火上并，发为大厥之类。故先投平肝潜阳、滋阴柔润之剂，待血压下降后继予健脾养肝，药用甘淡益脾、养阴滋血之味，则下元充实，虚阳得敛，阴精足而筋脉和润，头痛得治。此证慎用温燥方药，正如叶天士所说："肝为刚脏，非柔润不能调和也。"

三、三阳头痛

郭某，男，46岁，某局设计院工人。

初诊：1980年10月27日。3个月前感冒受凉，头痛畏寒，继而右眼胀痛，后影响左眼亦胀，每发头痛欲裂，目胀欲脱，右眼尤甚，掣引头枕后部及巅顶，前额及眉棱骨昏重胀痛，项背不利，俯仰受制。双目充血，白睛满布血丝，睛突，羞明流泪。眼科检查为"眼底水肿"，但眼压不高，视力无明显改变。其他有关检查均正常，服西药症情未减。又服中药治疗，曾服石决明散、驻景丸，以及活血化瘀、平肝息风之剂，仍未缓解。近来头痛掣引右眼胀痛更剧，伴恶心，痛苦之状难以忍受。口干苦，无汗，小便黄，唇红，舌红少津、苔薄白，脉浮弦有力。

辨证为汗出伤风，风邪郁于太阳、阳明、少阳经，久之气血失调，经俞不利，郁而化热，壅蔽清空，发为是证。法当祛风散热、清利头目、疏解三阳之郁，拟张氏选奇汤佐以通经活络为治。

粉葛 18g　羌活 10g　黄芩 12g　防风 10g　菊花 10g　夏枯草 30g
蝉蜕（后下）6g　赤芍 10g　丹皮 10g　红花 10g　甘草 4.5g

二诊：11 月 11 日。服上方 6 剂，头痛如劈、目胀欲脱之势顿减，前额、眉棱骨已不痛，头目清爽许多，目睛血丝减少。现右眼掣引右枕后部时痛，颈项转侧不甚自如，入夜心烦，手脚心热，口干，脉细弦。继与祛风清热、养血通络之剂。

粉葛 18g　羌活 6g　藁本 4.5g　细辛 3g　防风 10g　黄芩 12g　当归 10g　川芎 10g　熟地黄 15g　赤芍 10g　甘草 6g

三诊：11 月 24 日。连服 8 剂，诸恙续见好转，额部及头顶重痛未再发，左眼胀痛除，血丝消失、心烦、发热亦除。惟右眼尚掣引枕后发胀，天气变化则后脑和项脊麻木，强痛不适。脉细弦，舌淡苔薄。此病久肝血亏虚，余邪留滞太阳经俞，予养血疏肝、益气通络之剂并伍以疏风之品以善后。

柴胡 10g　黄芪 15g　当归 10g　白芍 10g　焦术 10g　茯苓 18g
川芎 6g　粉葛 10g　羌活 6g　防风 10g　薄荷（后下）6g　煨姜 10g

服 6 剂后，头痛、眼胀均止，颈背强麻消失，而获痊愈。

按： 头为三阳之会，前额、眉棱痛多属阳明，后脑连项属太阳，痛引两侧、巅顶属少阳（厥阴）。本例头痛，目睛胀痛掣引枕后，痛及前额、巅顶，如劈如裂，实为三阳头痛的典型症状。此乃外感风邪郁滞三阳经络，气血失调，化火攻冲，壅塞清空所致。选奇方治疗风邪郁滞，风火相煽的头痛实系良方。张石顽说：本方以"羌活、甘草之辛甘发散，仅可治风，未能散火，得黄芩以协济之，乃分解之良法也。黄芩虽苦寒，专走肌表，所以表药中靡不用之。"本证头痛兼眼球外凸、口苦咽干、目睛红赤，是风邪挟少阳胆热上冲，故加菊花、夏枯草清泄少阳，合赤芍、丹皮、红花化瘀通络，首剂则获显效。风阳壅滞日久，肝血亦渐虚耗，治风同时兼顾治血，故继之合用养血疏肝之四物汤、逍遥散。前后加减虽有不同，但终以选奇汤贯穿其中。张石顽用选奇汤治头风疼痛，高巅诸疾，因其证之虚实，有两种化裁，虚证以肝血亏虚为主，当合用养血柔肝法；实证以胆胃郁热为主，配以泄热和胃、清泄少阳法。本例风阳攻冲，肝血虚耗，虚中有实，故两法并投，先清泄疏散，后养血疏肝，先后各有侧重，贵在随证化裁。

四、气血亏虚头痛

何某，女，28岁，医院医生。

初诊：1980年4月2日。自述头晕头痛、失眠多梦已半年，每当看书看报或给病人查病后，头晕头痛加重，自感头大如斗，全身乏力，惊恐不安，自汗常出，不能举步，常常不能坚持日常工作。食欲欠佳，舌质淡红、舌苔薄白，脉细而弱。辨证为气血亏虚，髓海失荣，治宜补养气血，归脾汤化裁。

潞党参24g　生黄芪18g　当归10g　炒枣仁10g　茯神10g　远志8g　龙眼肉18g　生龙齿（先煎）18g　生牡蛎（先煎）24g　制首乌12g　枸杞子10g　木香（后下）1.5g　炙甘草6g

4～6剂。

二诊：5月10日。服上方6剂后，自觉头大如斗、惊恐难受等症大减，出汗已止，但看书后头仍晕痛，全身乏力，失眠多梦，嘱其重服上方4剂。6月10日随访，患者服上方10剂后，又自按上方比例4倍共研末，加炼蜜制成丸剂，早晚开水冲服，每次10g。现睡眠正常，头痛头晕消除，能坚持日常工作。

按：本例为气血亏虚，髓海失荣而头晕头痛。劳则气伤血耗，故头晕头痛加重。中气耗损，则全身乏力、出汗；脾运失常，食欲欠佳，清阳不升，清窍不利故头大如斗。脑及心、肝、脾之血不足，故失眠多梦、惊恐不安、舌质淡红、脉象细弱。《素问·痿论》说："心主身之血脉。"脾为后天之本、气血生化之源，故治以养心益脾、气血双补，佐以潜镇。拟归脾汤加龙齿、牡蛎潜阳收敛，首乌、枸杞子增强补阴之力，使血生有源，肝脑得养，则诸症自去。

五、寒客络瘀头痛

李某，男，40岁，剑门公社社员。

初诊：1980年12月9日。始时头部左侧疼痛，全身畏寒，继而满头昏痛，身寒全无。经用中药祛风散寒、潜镇凉泻、温补之剂等，西药解热止痛、镇静降压，历时5个月，病势如故。近日来，白日头痛尚可，夜间痛不可忍，势如锥刺，辗转反侧，需用热水袋熨敷或热姜片擦头后疼痛方可稍减。诊其脉细而涩，舌色紫晦苔少。脉症合参，辨为寒邪入客，脉络瘀阻。仿王清任通窍活血汤加味。

川芎10g　桃仁10g　红花10g　赤芍10g　当归10g　生姜10g大枣8枚　桂枝10g　麝香（另包，分冲服）1.5g

2剂。

二诊：服上方2剂后，头痛大减，但气少懒言、手足心热、脉舌如前，以养血益气佐以通络法治之。

巴蜀名医遗珍系列丛书

生黄芪 24g　当归 10g　鸡血藤 18g　制首乌 12g　枸杞子 10g　丹参 12g

2 剂。

服后痛失病愈，未再复发。

按：头为诸阳之汇。本例属血虚寒客，脉络瘀阻，故前医祛风散寒、潜镇凉泻、温补诸方均不效。治当活血通络、温经散寒，选用通窍活血汤加桂枝。药后头痛大减。脉舌同前，惟增气乏懒言等，系外邪已去，本虚显露之征。即用滋阴养血益气的当归补血汤加鸡血藤、制首乌、枸杞子、丹参养血行血，虚实兼顾，病得痊愈。

六、偏头痛

刘某，女，32 岁，剑阁县山区某小学民办教师。

初诊：1980 年 2 月 28 日。自述失眠，眼前闪现金光，恶心呕吐，暴烈性头痛，时发时止已 3 年。经绵阳精神病医院及四川医学院附院内科、五官科、神经科检查脑血流图、脑超声波、脑电图，均未发现异常，先后诊断为神经官能症、闪灼性盲点型偏头痛。曾服西药镇静安眠、止痛解痉、中药清肝明目及针灸等治疗，效果不显，始来求治。

现症：失眠多梦，每当惊恐劳累，尤其每当失眠后的次日，先觉头昏脑闷眼花，随即眼前出现大小不等的圆形黑影，继而黑影变成弧形闪光，闭目亦见。闪光每次持续 5～10 分钟，闪光时视物不清。紧接着发生呕恶，头部呈暴烈性重压疼痛，持续 2～3 小时后自行减轻。头痛的部位与闪光出现的方位有密切关系，即眼的正前方出现闪光则头额、头顶疼痛，眼的左前方出现闪光则右侧头痛，闪光在右前方出现则左侧头痛，其痛势与闪光持续的时间成正比。闪光未出现时，头部呈针刺样闷痛，昏晕时作，部位不定，舌苔白腻、舌质红，脉象弦滑无力。根据脉症辨为阴虚痰饮，阳亢风生，仿羚羊钩藤汤与温胆汤义，组方如下。

法半夏 10g 明天麻 10g 白芍 10g 炒枣仁 10g 陈皮 10g 磁石（先煎）24g 生龙骨（先煎）18g 生牡蛎（先煎）18g 炒枳实 10g 羚羊角（另磨汁兑冲）1.5g 竹茹 10g 甘草 3g

同时另以杞菊地黄丸常服。

二诊：4月16日。自述服上方8剂后，继服杞菊地黄丸。现失眠多梦、眼前闪光、呕恶头痛大减。在服药期间曾发病3次，但持续时间较前缩短，程度亦较轻，失眠次日病势亦不若初诊前剧烈。现仍有失眠时发，短暂头晕头痛。近日工作紧张，失眠、视物闪光、头痛呕恶时作。舌苔白、根部微黄，脉微细而弱。治以养阴清热、化痰潜镇，以《金匮要略》酸枣仁汤化裁。

炒枣仁 12g 茯苓 12g 广百合 24g 炒知母 10g 川芎 6g 夏枯草 18g 竹茹 10g 陈皮 10g 生龙骨（先煎）18g 生牡蛎（先煎）18g 磁石（先煎）24g 天麻 10g 甘草 6g

4～6剂。

8月暑假来信致谢述说：二诊处方服至6剂后，诸症全除，未再复发。

按：本例属内伤头痛。乃下元阴亏，肝木化火生风，炼液成痰，上攻清窍，阻闭经络所致。厥阴风火上窜，故视物闪光，头痛暴烈，部位游移；肝胆相连，胆热乘胃，痰浊上逆故呕恶，舌苔白腻，脉象弦滑均为痰热之征。每当惊恐、劳累、失眠后，阴气愈伤，虚阳更无所制，上扰更甚，病遂加重。此证上实下虚，首以羚羊钩藤汤合温胆汤化裁，凉肝息风、和胃祛痰以治其标，继用六味地黄丸化裁，滋水涵木、镇肝息风以治其本。二诊时病势已减，因劳累失眠，小有反复，诊其脉象细弱，按营血不足，阴虚阳亢兼胆胃痰热施治，用酸枣仁汤加味，滋阴潜阳、宁心安神，兼清痰热。药后失眠、头痛虽减，然胃中灼热不适，乃胆胃痰热尚盛，故以温胆汤、栀子豉汤合方化裁，祛痰和胃、清热息风，4剂后又守服初诊滋阴潜阳方，终使风痰消去，下元得充而愈。

七、痰火头痛（三叉神经痛）

蔡某，女，39岁，成都某厂职工家属。

初诊：1981年1月23日。自诉左侧头面痛、四肢关节疼痛已6年。头痛每10天左右必发一次，均在左侧，先起于头额，后掣引左眼角及耳根、牙龈、面颊，每发均呈闪电样，瞬息即作，烧灼刺痛，延续数分钟至半小时。痛时目不能转，舌不能动，口不能开，苦痛殊甚，并有头目昏眩、干呕，常唾黏液涎沫，舌本发麻，脘痞胸闷，泛酸纳差。心烦，夜寐不安，口干苦。四肢关节游走疼痛，手指关节肿胀。二便正常，舌质红、苔黄腻，脉沉濡数。此乃脾失健运，痰浊中阻，挟肝胆郁火，扰窜阳明、少阳经隧之内伤头痛；且湿热内蕴，留滞经络关节，兼发热痹。治当分轻重缓急，先拟清热祛风、化痰降逆，以温胆汤加味。

陈皮10g　半夏10g　茯苓12g　枳实6g　竹茹10g　天麻10g　钩藤（后下）10g　全蝎4.5g　菊花10g　丹皮10g　焦山栀10g　白茅根15g

4剂。

二诊：1月30日。服药期间发作一次，但疼痛已较前轻微，且无掣引眼耳之感。心烦、口苦、呕逆得减，昏眩、烦躁好转，惟口中涎腻，脘腹痞胀较甚，小便黄，苔仍黄厚而腻，脉弦滑微数。继与前法，再增清化热痰之品。

陈皮 10g　法夏 10g　茯苓 12g　胆南星 6g　石菖蒲 10g　黄连 4.5g　竹茹 10g　枳实 10g　天麻 10g　钩藤（后下）10g　枣仁 12g　牡蛎（先煎）24g　甘草 3g

4 剂。

三诊：3 月 6 日。服上方后疼痛未发生，头昏眩消除，舌不强，呕逆止，胸脘已舒，眠食增，痰涎大减，惟关节酸痛，舌红、苔干腻，脉沉濡。热痰已得清化，风阳不复上扰，改投清热燥湿、活血通络之剂以宣络痹，四妙散加味。

银花藤 24g　萆薢 10g　防己 10g　薏苡仁 24g　蚕沙 10g　炒黄柏 10g　怀牛膝 10g　丝瓜络 10g　桑枝 24g　苍术 10g　姜黄 10g　羌活 10g

6 剂后，肢节游走疼痛基本告愈，头面疼痛亦未再发。

按：《丹溪心法》说："头痛多主于痰，痛甚者多火。"本例治疗着眼于痰、火。痰乃脾胃素蕴所生，火为肝胆气郁而化，兼之风阳上扰，致风、痰、火并而上阻清窍，攻窜经络，故痛势剧而掣引眼、舌、齿。施治重在清泄郁热、平肝祛风，合降逆祛痰为治。最后宣络除痹，以毕全功。

头为诸阳之会、清阳之府，髓海所居之地，头部经络与脏腑相连，又有孔窍内外相通，因此，多种急慢性疾病都能引起头痛。但就其原因不越外感、内伤二端。外感头痛病程多较短暂，并有恶寒发热的表证，痛势较剧，病愈痛止，多属新病实证，治宜祛邪为主。内伤头痛病程一般较长，痛势较缓，隐痛空痛，劳则痛剧，时作时止，多属虚证，治宜补虚为主。若属虚中夹实，如痰浊、瘀血所致者，治法即应虚实兼顾。

喘 证

案 1 周某，男，50 岁，某大学教师。

初诊：1980 年 3 月 12 日。半年前因感冒受凉起病，曾连续剧烈咳嗽达 10 天，头昏眼花，彻夜不能眠，经入院治疗缓解。患者素体尚壮实，自罹此疾，咳嗽常作，体质大亏。1980 年元月又发作，咳喘剧烈，气紧，胸满，稠痰难出。西医诊断为慢性哮喘型支气管炎，以西药治疗无效，服中药麻黄汤、小青龙汤等亦无好转，又有医者建议使用大量麻黄浸酒揉搓胸部，均未效，遂来就诊。症见咳嗽、气紧、喘促，尤以午后 5 ~ 8 时加重，痰少，咳则大汗淋漓，喘促不能平卧，难以缓解。前胸闷痛，鼻塞咽干，动则发热汗出，纳差倦怠。舌质微红、苔少，脉虚弦。证属肺金燥热而呈痰热胶结之象，先拟清燥救肺汤加肃降肺气之品。

白晒参 4.5g　麦门冬 10g　马兜铃 10g　牛蒡子 10g　黄芩 12g　桑白皮 10g　瓜蒌仁 10g　川贝母 10g　生石膏（先煎）24g　杏仁 10g　枇杷叶 10g　甘草 3g

二诊：服药 6 剂，咳喘之势松缓，惟日暮时喘息，胸闷。前方去石膏、黄芩，加旋覆花、白前根、枸杞子、紫石英等，再服 6 剂，即咳痰顺畅，咳嗽轻微，气紧喘息发作时间已短暂，喉间已无鸣响，痰液减少，继予肃肺化痰、固肾纳气，标本同治。

紫菀 10g　白前 10g　冬花 10g　旋覆花 10g　川贝母 10g　枸杞子 18g　肉苁蓉 10g　虫草 10g　麦门冬 12g　北五味 10g　补骨脂 12g　杭巴戟 12g　枇杷叶 10g　胡桃肉 3 个

此方服用 100 余剂，同时适量吞服人参（栽种参）细小颗粒，调治月余，气喘、胸闷、咳嗽等均消除，1年来病未再发，逐渐康复。

案2 张某，男，66岁，省财政厅干部。

初诊：1980年3月12日。患者素有肺心病史，每值冬季即咳喘，今冬尤剧，在某医院已住院治疗2个月，病势未缓（已下病危通知）。目前咳嗽喘急，胸闷心悸，痰稠黏难出，唇绀，每日需吸氧气。小便短少，下肢浮肿，大便干结。舌质淡红而干，脉左弦大，右细软无力。此为上盛下虚，本虚标实之证，肾虚精亏而木火刑金，痰热壅肺，肺气不降。急则治其标，先拟清热化痰、降气平喘。

旋覆花（包煎）10g　马兜铃10g　紫菀10g　白前根10g　桑皮10g　天花粉18g　石斛12g　苦葶苈4.5g　枇杷叶10g　大枣10g　海蛤粉18g　青黛45g

3剂。

二诊：服上方后，咳嗽大减，喘息气急好转，已不需吸氧气，可以平卧，吐痰较畅。惟小便尚少，下肢和颜面仍浮肿，继予肃肺化痰、降气行水之剂。

炙紫菀10g　白前根10g　冬瓜仁12g　生薏苡仁18g　川贝母10g　海蛤粉18g　生桑皮10g　芦根30g　通草10g

3剂。

三诊：浮肿消减，小便增多，心累气短续有好转，饮食有增，但时有烘热，午后颧面发红，痰多舌淡，苔中、根部腻，脉虚细，两尺尤弱。乃下元亏虚，肾气不纳，虚阳上浮之象，于前方中加入益肾纳气、潜阳利痰之品。

生桑皮10g　薏苡仁18g　紫菀10g　冬瓜仁12g　川贝母10g　麦

门冬 18g　枸杞子 18g　虫草 6g　胡桃肉 3 个　生龙骨（先煎）18g　生牡蛎（先煎）18g

8 剂。

另以人参切为细小颗粒，每日吞服 2 次，每次 3～5g。

此方服完 4 剂后，烘热面赤完全消失；又去龙骨、牡蛎，加补骨脂、菟丝子，再服 4 剂后，咳喘已平，心累气短愈，脉舌均有明显好转，稍加调理而痊愈，并恢复工作。

按：上两例诊断为本虚标实之喘证，证见痰热壅阻，肺失清肃，又兼下元亏虚，肾气不纳。赵守真在《治验回忆录》中说："证为浊邪泛于上，真阳衰于下，乃上盛下虚之危候，固当以降浊扶阳为治。若专事祛痰、顺气以治上，则足以伤正而损阳；若温阳补肾以治下，则有痰结闭脱之可虞。"一般来说，实喘由于肺气壅阻，祛邪利气则愈，治疗较易；虚喘为气衰不足以息，根本不固，每兼实邪，较为难治，多宜肺肾两顾治之；或宣肺利痰，待痰开气行，再合补气纳肾、扶正祛邪，以治根本，对于反复发作，经年不愈之哮喘，每获良效。方中人参不入煎剂，而以颗粒吞服，取其缓缓发挥药力，而无滋凝痰浊之弊，此出王孟英之法，亦甚效。

案 3　薛某，男，63 岁，成都部队后勤干部。

初诊：1983 年 6 月 6 日。患慢性支气管炎近 30 年，10 年前出现肺气肿，1981 年起，病情加重，气短喘促，呼吸艰难，经西医检查为较严重肺心病，曾多次入院治疗，效果不显。目前，在室内轻微活动或洗脸、如厕等，均感行动困难，静坐时亦气短不续，常需吸氧维持。痰稠黏，咳咯费力，常痰鸣气喘，头额汗出，心悸觉空，胸胁隐痛，声音嘶哑，眠差多梦，大便燥结，数日或一周一行，口干乏味，食欲不振，厌油，夜尿频，约 4 ~ 5 次。舌质暗红少津，苔中、后部干腻，脉浮虚弦数，寸部明显，两尺不足。

辨证为阴虚痰喘，乃肾精虚亏，肺气不足，肾气不纳，痰热上壅，下虚上实之故。遵王士雄肺肾同治法，拟补益肺肾、化痰肃降并进。

白晒参 10g 麦门冬 12g 玉竹 10g 石斛 18g 川贝母 10g 天竺黄 10g 肉苁蓉 12g 当归 10g 枸杞子 18g 紫石英（先煎）18g 冬瓜仁 10g 首乌片 18g 楮实子 18g 女贞子 18g 制龟板（先煎）18g 枇杷叶 10g

6 剂。

复诊：6 月 21 日。服药后气短喘息明显好转，吸氧减少，能短距离散步，室内活动不感困难，大便虽艰，但转为每日或隔日一行，夜尿减少，汗出稍敛，但咳时仍额汗如淋，痰黏稠难出（患者咳痰历来十分艰难，常需服大量五味子汁或吸烟刺激，用力咳咯，方能排痰少许），脉象较前平和，舌质尚红燥、少津。仍以滋填肾精、固纳下元，合益气养阴、润肺化痰、宣肃肺气，上下同治。

白晒参 10g 广百合 24g 麦门冬 12g 玉竹 10g 知母 10g 川贝母 10g 肉苁蓉 12g 枸杞子 18g 桑白皮 10g 怀山药 18g 牛蒡子 10g 甘草 3g 地骨皮 10g

6 剂。

服上方 10 剂，诸症大减，气短喘息基本平息，停止吸氧，能进行一般活动而不感心累，咳痰利，已无黏痰，虚汗收敛，舌、脉象转好，精神亦佳。后以培土生金、滋肾润肺法调理善后而安。

案 4　刘某，男，48 岁，干部。

初诊：1975 年 4 月 20 日。两周前因哮喘住院。现咳嗽气促、白昼汗出。曾肌注青、链霉素，阿托品，服用生脉散、玉屏风散、单味龙骨、牡蛎、浮小麦、麻黄根等，均无效，转请中医会诊。现症：全身汗出，咳嗽喘促，胸闷，心累心悸，痰涎壅盛，恶风怕冷，关节酸痛，手指震颤，手脚心热。夜间发作时，胸痛如刀割。舌质红、苔厚腻，脉浮大、重按无力。先宜止汗、甘淡养阴、化痰开胸。

净龙眼肉 30g　莲子心 120g　淡竹叶 15g　鲜甘蔗 500g

以上浓煎频服。

川贝母 15g　法夏曲 30g

共研末，每次 1.5g，日服 3 次，开水送下。

二诊：4 月 29 日。服完 2 剂后，心累心悸、关节酸痛、手指震颤等消失，汗出减少。尚胸背汗出，咳喘阵发，痰黏稠，夜潮热，手足心热，头昏晕，不思食。治宜滋阴降火、敛汗实表。

当归 10g　黄芪 30g　生地黄 18g　黄连 6g　黄芩 10g　枣仁 18g 生龙骨（先煎）18g　生牡蛎（先煎）24g　川贝母 10g　陈小麦 30g

4 剂。

三诊：5 月 6 日。咳喘、胸闷、气紧大减，食增。仍头昏盗汗，咳痰不爽。治宜培土生金、肃肺祛痰。

北沙参 24g　焦白术 10g　神曲 10g　砂仁（后下）6g　化红皮 10g 黄连 10g　黄精 12g　瓜蒌壳 10g　茯苓 18g　甘草 3g

4 剂。

四诊：5 月 13 日。痰易咳出，仍短气、盗汗、时心烦、口舌干燥、腹胀、脉虚数。治宜养阴清热、益气敛汗。

潞党参24g　麦门冬10g　五味子10g　焦白术10g　百合24g　知母10g　浮小麦30g

4剂。

五诊：5月22日。药后诸症均除，停药4日后又复咳嗽气促、胸闷、喉中痰哮、腹胀肠鸣。治宜降气祛痰，健脾养胃。

苦杏仁10g　厚朴10g　法夏10g　茯苓18g　陈皮10g　苏子10g　焦白术10g　党参18g　甘草3g

2剂。

六诊：5月27日。腹胀肠鸣消失，痰哮减轻，仍胸闷气促，苔少脉虚。宜降气补肺、纳肾固本为治。

旋覆花（包煎）10g　马兜铃10g　川贝母10g　紫菀10g　紫石英（先煎）18g　补骨脂10g　枸杞子18g　胡桃肉10g　肉苁蓉10g　枇杷叶（去毛）10g

6剂。

七诊：咳嗽大减，痰易出，但头昏晕、耳鸣，口干舌燥，舌无苔，脉虚弱。治宜补肾纳气以固根本。

熟地黄24g　山药18g　枣皮10g　丹皮6g　茯苓18g　麦门冬10g　五味子10g　生龙骨（先煎）18g　牡蛎（先煎）18g　紫石英（先煎）18g　枸杞子18g　胡桃仁10g　炒鸡内金10g

6剂。

按：本例喘证因久病反复，已肺肾两虚，心脾皆受其累。心阳不足，心阴不敛，故昼夜汗出淋漓，心累心悸，神疲体倦，畏风怕冷，脉浮大，重按无力；阴虚发热，故手足心发热，手指震颤，夜间胸痛如割，舌质红、无苔；脾肺虚故多痰涎、咳喘胸闷，浊痰闭阻经络则关节痛；肾阴虚，故昏晕、耳鸣、口干舌燥。故本例虚实互见，病涉多脏，治宜标本兼顾，阴阳平调，随证施治，未可执一，如笋落箨，终获全功。

案5 张某，女，30岁，成都某厂工人。

初诊：1982年5月24日。1年前因患急性支气管炎，剧烈咳嗽，经治不愈。渐至喉间痰鸣，胸闷气紧，不能平卧。每次发作突然，每周发作3～4次，每次半小时或半天不等，发时面色青黯、呼吸困难，需用大量激素类药物方有所缓解。已半年多不能工作。来诊时哮喘频作，咳咯泡沫状白痰及黏涎，喉中梗阻，痰鸣如笛，夜晚尤甚，胸满闷，气急，干呕，背冷，汗出黏凉，心中空虚，神疲气怯。口不干苦，舌质胖，有齿痕，苔薄白，脉虚细。辨证为上盛下虚，肾阳不足，肾水上泛，痰气上逆。宜降逆蠲痰、补肾纳气，苏子降气汤加减。

苏子10g　前胡10g　茯苓18g　法夏10g　上桂3g　当归10g　沉香（后下）3g　紫石英（先煎）18g　枸杞子18g　甘草3g　红参（另煎，兑服）6g

8剂。

二诊：6月7日。咳嗽、气紧转轻，能平卧，寸关脉略起，口干思饮，苔薄润，精神气色转佳。然下元不足，痰饮冲肺，气逆不降，哮鸣未已，以苓桂术甘汤加味。

茯苓18g　肉桂3g　白术10g　甘草3g　法夏10g　紫石英（先煎）18g　枸杞子18g　补骨脂10g　杭巴戟10g　熟地黄12g　胡桃肉10g

4剂。

三诊：6月21日。喘平，纳增，胸脘已安，喉鸣轻微，咳痰清稀，形寒畏冷有好转，仍易感冒，苔薄质淡，脉虚软。治宜苏子降气汤加味，固下温上、化饮降逆。

苏子 16g　法夏 10g　茯苓 18g　当归 10g　上桂 3g　甘草 3g　紫石英（先煎）18g　枸杞子 18g　补骨脂 10g　杭巴戟 10g　熟地黄 12g　胡桃肉 10g

四诊：6 月 28 日。服上方 8 剂后，咳喘未再发，仅喉间时有痰鸣，气道已无梗阻感，舌白滑，脉起，较前有力。饮邪犯肺之势平，然下元本虚，肾气未复，欲图根治，当脾肾双补、纳气化饮，为善后之计。

潞党参 24g　黄芪 18g　焦白术 10g　茯苓 10g　干姜 45g　北细辛 3g　北五味 10g　补骨脂 12g　杭巴戟 12g　甘草 3g

服药 1 周后停药，上班后能胜任全日工作。

按： 本例因患支气管炎，久咳伤肺，肃降无权，加之长期大量服用激素类药物，以致肾气日衰，下元亏虚。患者形寒畏冷、心空气怯、干呕痰鸣、舌胖、苔白润、口不干苦，皆脾肾阳虚，水泛为痰之征，故于降逆化饮中，始终贯穿扶正祛邪、救虚固本之义。

案 6　刘某，男，32 岁，干部。

初诊：1981 年 2 月 9 日。病员由内地进藏工作 10 年，素少疾病。1980 年 2 月患重感冒，半月后即出现气急、胸闷不适、头昏心悸、发热咳嗽加剧，曾用青、链霉素治疗月余。至 5 月病情加重，前胸闷胀疼痛，气急咳嗽，心慌气短，难以平卧，下肢浮肿，小便短少，咳唾泡沫血痰。入当地医院治疗，诊断为原发性心肌病、充血性心力衰竭。住院期中大咯血、休克 2 次，输血 1800mL，仍不能控制病情，遂于 1980 年底转川医附院住院治疗，1 个月后症情缓解出院。出院后病情反复，胸片显示心影普遍增大，肺淤血严重，查肝脾亦肿大。

病员就诊时行动艰难，神疲言微，喘促气紧，咳嗽痰多清稀，常带粉红色血丝，面目浮肿，唇绀，双下肢肿至大腿内侧，脘腹痞胀，按之疼痛，左胸阵发疼痛，心下筑筑悸动，头昏心烦，时有冲热，背恶寒，四肢不温，干呕厌食，每餐不到50g。大便连日稀溏，频频欲解，日八九次，小便少，色泽赤如浓茶。舌质淡、苔白厚腻，脉沉弦微数。证属心肾阳虚，气化衰微，水气上逆则喘咳心悸，泛溢周身则浮肿痞满，证象危重，急宜温阳补气、扶土制水、排利浊阴。治宜理中汤合防己黄芪汤加味。

红参10g　黄芪24g　生白术10g　干姜10g　枳实6g　厚朴6g茯苓24g　猪苓10g　防己10g　大腹皮10g　砂仁（后下）10g　佛手15g

4剂。

二诊：2月13日。服上方4剂，咳喘、短气、心悸、背寒及腹胀均减轻，胃纳稍开，小便增多，色仍黄，大便溏，日2次，浮肿仍盛，口干腻，不欲饮，时烦热。舌苔白腻，脉弦细微数。水气上泛之势稍缓，然中阳虚衰，脾运不健，气机痞塞，水气不化，仍宜温化水气、畅运中焦、下泄浊阴，拟泻心汤加味。

红参6g　黄芩10g　黄连6g　干姜10g　法夏10g　白豆蔻（后下）6g　枳实4.5g　白术10g　泽泻10g　猪苓10g　车前仁10g　茅根15g甘草3g　大枣10g

2剂。

三诊：2月16日。小便续增，水肿消至膝以下，唇绀好转，精神增加，心下痞塞压痛明显好转，入夜心烦潮热消除。然咳喘气短，仍难平卧，四肢欠温，背心凉，舌淡苔白，脉沉细弦。再投温补脾肾、开肺行水之剂，附子汤加味。

红参 6g　制附片（先煎）10g　生白术 18g　白芍 10g　茯苓 24g 厚朴 6g　杏仁 10g　生姜 6g

四诊：3 月 6 日。水肿、心悸、气短均减轻。脘部仍如物压，咳痰不利，食谷不化，脉沉迟。拟外台茯苓饮合六君子汤加枳实。

潞党参 24g　红参 4.5g　焦白术 18g　茯苓 18g　枳实 6g　陈皮 6g 生姜 6g　大枣 10g　甘草 6g

五诊：喘咳、脘痞缓解，四肢转温，饮食增加，每餐可进食 100g，浮肿消退殆半，左胸仍闷胀隐痛。拟六君汤实脾宁心，加通瘀活络之品。

潞党参 30g　红参 6g　焦白术 10g　茯苓 18g　法夏 10g　陈皮 6g 枣仁 10g　丹参 18g　郁金 10g　薏苡仁 18g　扁豆 10g　降香 3g

六诊：5 月 18 日。病渐好转，但 3 月底用冷水洗头受凉后，心衰又发，入成都市某医院治疗月余，心衰控制后出院，仍喘咳气短，不能平卧，虚里动悸应衣，胸前闷痛，咳吐白沫痰，夹粉红血丝，午后冲热汗出，脘痞，小便不利，下肢又现浮肿，苔白滑，脉细弱微数。拟益气温阳、敛肝固肾为治。

红参 6g　生白术 10g　茯苓 18g　丹参 18g　防己 10g　麦门冬 10g 五味子 10g　枳实 4.5g　枣仁 10g　白薇 10g　牡蛎（先煎）18g　泽泻 10g

6 剂。

七诊：5 月 10 日。浮肿消退，喘咳减，呼吸较为平和。仍感脘痞、冲热、时时汗出。气阴未复，脾虚肝旺，前法加和胃平肝之品。

皮尾参 6g　北沙参 24g　焦白术 10g　茯苓 10g　北五味 10g　麦门冬 10g　枣仁 12g　陈皮 6g　半夏 6g　白薇 10g　地骨皮 10g　大枣 5g　甘草 6g

10 剂。

病员携带处方回家调养，两月后来信说：已服药 20 余剂，诸症大为减轻，咳喘、胸痛脘痞、白日冲热汗出基本解除，胃纳增进，精神大为好转。夜晚仍手足心热、汗出、睡眠稍差。守益气养阴、实脾宁心法，扶助正气，以巩固疗效，以凝神散合生脉散加味。

红参 6g　焦白术 10g　怀山药 18g　扁豆 10g　枣仁 12g　白薇 10g　麦门冬 10g　五味子 10g　地骨皮 10g　浮小麦 30g　大枣 5g　甘草 6g

1983 年 6 月随访，自述服上方百余剂，兼服补中益气丸、六味地黄丸，病症消除，饮食起居正常。于 6 月初来门诊复查，胸透显示心脏扩大明显减小，心电图无异常，肝脾肿大消除，患者面容红润，精神焕发，二便正常，眠食俱佳，体重比病时增加 75kg，能从事一般劳动，即重返西藏工作。

按：《景岳全书·肿胀》说："水为至阴，故其本在肾，水化于气，故其标在肺，水惟畏土，故其制在脾。"本例患者乃心、脾、肾阳气衰弱，气化不行，水气上逆，凌心犯肺为喘咳心悸，泛溢肌肤为全身浮肿，故初诊以温阳益气为主，佐以开肺利水。以后阳气渐复，但因病久，阴气复伤，故渐次增入滋养气阴、柔敛肝肾之品，最后再合健脾固肾收功，如此重症，竟获痊愈。

案 7　梁某，男，60 岁，干部。

初诊：1981 年 12 月 10 日。头晕耳鸣，心悸，动则气喘，呼多吸少，腰膝酸软。证属肾阳虚衰，肾不纳气，处以金匮肾气丸（桂用肉桂，地用熟地）加北五味，服后收效显著。后因故停药6个月，复诊时，除上述症状复见外，又增浮肿、小便量少等。复予原方，3剂后效不甚显，乃将熟地、肉桂改为干地黄和桂枝，以增强化气行水之力。服后小便通畅、浮肿全消，诸症缓解。

按：本例原属肾阳虚衰，肾不纳气之证，经用金匮肾气丸加五味子获效。嗣因停药较久，病情复发，不惟肾阳虚衰，又增心阳不足，阳虚水泛之象，故原方继服效应不彰。经易以桂枝、干地黄，以温通心阳、温化肾气，增强温阳化气行水之力，故浮肿得消，气喘得解。

肺　痈

案1　胡某，男，成年，工人。

初诊：1981年4月6日。患支气管扩张，出血数次，每次多达500mL左右，并患结核性胸膜炎、胸膜粘连，以及糖尿病多年（目前"三消"症状已不明显），血糖342mg/mL，尿糖（+++）。今春以来咳嗽加剧，咳吐大量黄臭脓痰，质稠胶黏，气味腥臭，并多夹杂血液。西医检查为肺脓肿，住院治疗1个月，疗效欠佳，遂出院转中医治疗。诊时咯吐脓血痰甚多，口腥臭，腰膝软弱，气短神倦，眠差，大便干，小便黄，夜尿多。苔黄厚腻、舌质红，脉细数。此由消渴日久，肺肾虚损，气阴俱亏，热毒乘虚内侵，留恋不去，热遏血瘀，肺络受损，酿脓变痈。治当先攻其邪，清热解毒、化瘀排脓，千金苇茎汤合痰热汤化裁。

芦根30g　薏苡仁24g　冬瓜仁24g　桃仁6g　旋覆花（包煎）10g　降香4.5g　枇杷叶10g　青葱管3节　蕺菜30g　丹皮10g　瓜蒌仁15g

咳嗽气紧加苏子、葶苈子、马兜铃、紫菀；痰稠黏加青黛、海蛤粉；血多加茜根、黄连、阿胶珠，连服20余剂。

二诊：5月25日。脓血大减，排痰较利，咳嗽、胸胁疼痛及吐痰腥臭均减轻，午后寒热消除，垢腻苔消退过半，舌边尖仍红。属正虚邪恋，宜扶正托邪、补益气阴，合排脓解毒之品。

潞党参24g　广百合24g　生地黄18g　炒知母10g　冬瓜仁10g　白及10g　蕺菜30g　薏苡仁30g　芦根30g　仙鹤草20g　桔梗10g　紫菀10g　甘草6g

10剂。

三诊：病情大减，胸痛轻微，痰中已基本无血，腥臭味少，稠痰转为稀薄，精神恢复，气力增加。眠差，口干，苔薄腻，脉细软。拟培土生金、养阴益气善后。

苏条参 18g　麦门冬 10g　百合 18g　怀山药 18g　白及 10g　川贝母 10g　炒扁豆 10g　茯苓 10g　玉竹 10g　甘草 3g

此后未再来复诊。

按：本例肺痈病程迁延，兼证复杂，邪毒仍盛，虚象已露，早进补益，必助邪资寇，故初诊全力清邪，无粮之师，利于速战故也。曹伯仁瘀热汤是治疗热瘀肺络咯血之良方（药用旋覆花、降香、芦根、枇杷叶、葱管），柳宝诒说："五味瘀热汤治瘀热内阻，化火刑金，不去其瘀，病经久不愈，此为先生独得之秘。"再合千金苇茎汤清热排脓、通络宁血，则邪去瘀消，病症大减。《杂病源流犀烛》说："肺痈，热极而成病……皆缘土虚金弱，不能生水，阴火烁金之败症也，补脾亦是要着。"故当脓血减少、胸痛减轻后，即增入养肺生津之品，最后以培土生金法收功。

案 2　常某，女，55 岁，成都市公用局干部。

初诊：1982 年 3 月 3 日。自诉午后发热咳嗽咯痰，胸胁闷胀疼痛 2 月，西医诊断为结核性胸膜炎、胸腔积液，曾多次抽出积液。经使用大剂抗痨药物后，发热稍减，咳嗽有所好转，但午后低热一直不退。半月来感左胸闷胀痛加剧，左前胸突然隆起包块，如鸭卵大，皮色正常，按之软，气促胸痞，痛则掣引左肩臂抬举不利。痰多，黏稠灰白，倦怠纳少。口苦心烦，手脚心热。西医劝其手术治疗，患者畏惧手术，愿服中药治疗。查其形体虚胖，舌质淡，苔黄浊，脉虚滑微数，证系木火刑肺，炼液为痰，壅滞络脉，肺失清肃，当与肺痈同治。先拟肃肺和络，祛痰排脓之法，用小柴胡汤加减，清泻少阳郁热，合曹氏瘀热汤通络逐瘀，葶苈、白芥泻水利肺，以期一举涤除肺金壅滞。

柴胡 10g　黄芩 10g　法夏 10g　桔梗 12g　枳实 10g　苦葶苈 4.5g

旋覆花（包煎）10g　白芥子 10g　冬瓜仁 18g　薏苡仁 18g　降香 6g
桃仁 4.5g　芦根 30g　通草 6g　丝瓜络 10g

3 剂。

二诊：3 月 10 日。发热，咳痰减轻，左胸仍胀痛，气促心累，脉象
濡细而数，似有阻塞，苔白腻。继进清肺通络、涤痰逐瘀之剂。

旋覆花（包煎）10g　马兜铃 10g　苦葶苈 6g　白芥子 10g　降香
4.5g　茜草根 10g　海蛤粉 18g　冬瓜仁 18g　桃仁 3g　芦根 30g　通草
6g　丝瓜络 18g　大枣 10g

6 剂。

三诊：3 月 18 日。药后吐稠痰甚多，气得舒缓，胸痛得减，胸闷胀
消除，午后不再发热。但气短，头昏，肠鸣矢气，夜寐多梦。脉濡弱，
两寸尤甚，苔腻。病久肺气受损，拟益气润肺合通络涤痰，以扶正祛邪。

潞党参 15g　黄芪 18g　陈皮 10g　法夏 10g　茯苓 18g　石斛 10g
百合 18g　白芥子 10g　冬瓜仁 10g　薏苡仁 18g　降香 6g　葶苈子 6g
大枣 10g　甘草 6g

4 剂。

四诊：3 月 26 日。胸痛消除，仅时感隐胀，左膺软性包块消失，咳
痰减少，不再气短心累，神气渐复，纳食较馨，脉软，苔白质淡。西医
检查，胸腔积液消失。再进益气补肺利痰消瘀之剂。

潞党参 24g　黄芪 18g　焦白术 10g　茯苓 12g　白芥子 6g　葶苈子
4.5g　降香 6g　百合 24g　广台乌药 10g　夜交藤 30g　大枣 15g　甘草 6g

方中仍以参、芪合葶苈、白芥子同用，补虚泻实；百合助肺气，广
台乌药通肺滞尤有卓效，此二味陈修园盛赞之。本例寓小方于大法之
中，病员服 6 剂后诸恙皆除。

胸　痹

一、气阴亏虚，心脉瘀阻

案1　解某，男，61岁，离休干部。

初诊：1981年9月11日。自诉4年前在首都开会，劳累紧张过度，突发心前区及胸骨正中绞痛，伴严重压迫和窒息感，血压下降，送北京某医院救治，诊断为冠心病、心绞痛、心肌梗死，经救治后好转。出院后大发作2次，小发作不断。近半年来，发病日趋频繁，虽经多种西药治疗，收效不大，服中药200余剂，亦无好转。目前，心绞痛每3～4天即发作一次，持续3～5分钟。平时胸部憋闷压迫，梗塞不舒，稍用力或激动躁扰立即引起发作，胸膺刺痛，掣引肩背，面色苍白，痛时大汗淋漓、四肢发冷，以手捂胸不敢出大气。言语气息低微，步行不及百余米即需坐憩。形体虚肿，纳少眠差。脉沉细涩，舌淡、苔白少津。证属气液亏虚，心脉瘀阻，治以益气养心、通瘀宣痹，以生脉散加味。

红参（另煎，兑冲）6g　生黄芪24g　麦门冬10g　北五味10g　丹参24g　枣仁12g　桃仁10g　川红花10g　降香6g　薤白10g

二诊：9月23日。服上方10剂（停服其他西药），胸闷、压迫、梗塞之感霍然消除，顿觉气爽神增，全身轻松。10余天来心绞痛未发作，能步行1.5km，不休息而无不适。方既得手，改做散剂继进。

红参30g　麦门冬30g　炒蒲黄（包煎）15g　血竭10g　五灵脂（包煎）15g　川芎18g　三七粉30g　丹参30g

共碾细末，装瓶，每日早、晚各服5～10g，并嘱病人静心调养，忌劳倦，节饮食，调理月余即康复。

巴蜀名医遗珍系列丛书

案 2 赵某，男，67岁，干部。

初诊：1983年6月8日。患高血压30余年，并患高血脂、冠心病。近1年来，心绞痛发作频繁，用各种西药仍难控制，虽完全休息，仍然发作。发时胸骨后痛掣引左肩，胸部闷压，伴气短、额汗出，多次心电图检查均显示心肌缺血较严重。近来双眼视力严重下降，头昏，四肢乏力，背心凉，夜梦纷纭，惊悸易醒，左臂麻木疼痛。饮食、二便基本正常。舌尖红燥，苔薄腻，中有裂纹，脉象沉涩细弱，七八至一歇止，右脉模糊不清。乃气阴两亏，心脉瘀阻之证，急予益气养阴、通脉活血法，生脉散加味。

白晒参6g　麦门冬18g　五味子10g　枣仁18g　远志6g　降香6g 红花6g　丹参24g　三七粉（分3次吞服）10g

二诊：6月13日。服6剂后，上2楼不感心悸，查心电图显示心肌缺血程度减轻。睡眠亦较前好，血压稳定（140/90mmHg）。现感背心不温，时出冷汗，脉象沉涩，苔薄白。原方佐以温阳及收敛心气之品。

白晒参6g　麦门冬18g　五味子10g　制附片（先煎）4.5g　枣仁18g　丹参24g　龙骨（先煎）18g　牡蛎（先煎）24g　桃仁4.5g　红花6g　炙甘草10g　生三七粉（分次吞服，每次5g）30g

三诊：6月30日。服上方13剂，其间心绞痛仅发作一次，且较轻微短暂。气短、心悸、胸闷减轻，缓步能上3楼。查心电图显示心肌缺血情况明显改善，眠、食均好转。仍守前方，以固疗效。

白晒参10g　黄芪24g　当归10g　麦门冬10g　制附片（先煎）4.5g 丹参24g　红花10g　龙骨（先煎）18g　牡蛎（先煎）24g

按： 上述两例，均系平日劳心过度，气阴久亏，血流不畅，心脉瘀阻，致心体失养，心神不用，发为心痛、惊悸等症。此病多虚实夹杂，心痛频急，虽以瘀血为元凶，然正气亏虚，实乃病变之本，专行攻瘀通络，不惟正气难支，瘀滞亦难消解。故拟方始终不离益气养阴之生脉散，配以活血化瘀、通络宣痹，再酌用宁心安神、潜阳祛痰之品，而获良效。

案3 傅某，女，42岁，干部。

初诊：1978年9月26日。患高血压已10余年，高时达240/130mmHg，近两年出现心累、心悸、气短，胸前区刺痛。近两月病情加重，一日晕厥数次，血压160/110mmHg，行路不稳，心慌、气短尤甚，胸膺闷胀疼痛，放射至肩背，心绞痛发作频繁，每次数分钟。全身乏力，头顶时感胀痛，时有冲热。舌体强，说话困难，右手足麻木。颜面浮肿，唇绀，失眠多梦，纳食少，便溏，舌质淡，中有裂纹，边有齿痕，苔薄白少，脉虚细无力，关部微弦。脉症合参，乃心气亏虚，心血瘀阻，兼肝肾精亏，虚阳上浮，肝风欲动。急予益气养心、活血通瘀，佐以平肝潜阳法治之，用生脉散加味。

白晒参6g　麦门冬18g　北五味10g　丹参24g　川芎6g　红花6g　降香6g　郁金10g　鸡血藤18g　山楂15g　石决明（先煎）30g　夏枯草18g

二诊：10月5日。前方服至6剂，心慌心悸、头昏、肢麻明显减轻，胸痛数日未发。近日因感冒停服上药。喉痒干咳，排痰困难，微汗出，用桑菊饮加味2剂，愈后续服前方。

三诊：11月6日。连服20剂，心累心悸，短气头昏大有减轻，1个月来胸痛未发，纳食增加，精神好转，浮肿消失，睡眠转佳，血压下降到140/98mmHg。尚感耳鸣，眩晕，仍以前方加减。

红参 4.5g　生黄芪 24g　麦门冬 18g　北五味 6g　生地黄 15g　首乌片 24g　玉竹 24g　白蒺藜 10g　黑芝麻 10g　生甘草 3g

嘱患者注意饮食，勿令过饱，怡性情，节郁怒，配合调养。

四诊：1980 年 9 月 10 日。2 年来守服前方，前后共服 300 余剂。血压恢复正常，诸症若失，精神增，眠食好，能胜任较繁忙工作，心电图、脑血流图检查均趋于正常。现尚感右肩胛酸胀，有时小腿抽筋，夜汗较多，舌质淡有裂纹，脉细缓。投养心柔肝、疏络安神数剂而安。

熟地黄 18g　麦门冬 10g　龙眼肉 10g　枣仁 12g　柏子仁 12g　菊花 10g　丹参 18g　白芍 18g　丝瓜络 10g　牡蛎（先煎）18g　木瓜 10g　甘草 6g

按：本例气阴不足而络脉瘀阻，表现出系列胸痹证候，兼之下元亏虚，肝木失养，而致阴虚阳浮，肝风欲动，出现眩晕、行路不稳、心悸失眠等症。如不及时治疗，可致心痛不救或肝风鼓动，发为大厥，或遗留偏枯痿废之症。治疗重点仍在于养心通络，佐以补益肝肾、潜阳息风。医者能谨守病机，得效后守方不变，患者亦能坚持长服，两相配合，如此重症，竟获痊愈。

二、胸阳不振，心脉凝涩

案 1　孙某，女，38 岁，成都市某厂技术员。

初诊：1973 年 2 月。自述近年来时感胸闷心悸，短气，胸痛，形寒畏冷，手足不温，尤以双下肢冷痛为苦，病发时冷汗自出，难受异常。观其舌苔淡白，脉沉细无力，寸部隐伏难寻。辨证为心阳不足，阴血凝滞之胸痹。以当归四逆、参附龙牡汤合方。

红人参（另煎，分次兑冲）6g　制附片（先煎）10g　黄芪 30g　当

归 10g　桂枝 10g　细辛 3g　丹参 24g　红花 6g　生姜 10g　大枣 10g

6剂。

服完 4 剂，全身不复怕冷，手足转暖，胸痛大减，但胸闷、心悸、冷汗仍不时出现。原方加生龙骨、生牡蛎各 18g 以镇敛固摄，续服 4 剂后症状消失，以益气通瘀之剂善后，诸恙大安。

按：心气素虚之体，卫外之力常感不足，气虚则血液运行受阻，稍有不慎则风寒乘之而不觉，积时过久，脉络闭塞不通，此胸闷、胸痛、气短之所由作也。苔白脉沉，冷汗自出，显系心阳不足。本宜用参附龙牡之品固护心阳，但因患者双下肢经常冷痛，手足不温，故用当归四逆汤温经通滞，与参附龙牡汤合用，则心阳得振；再加黄芪合当归补血，丹参、红花祛瘀，去木通之苦寒不用，恐其有损心阳之弊。

案 2　刘某，男，52 岁，干部。

初诊：1980 年 9 月 15 日。患冠心病、原发性心肌劳损、心动过缓、心律不齐 5 年余。现常感心前区及后背掣痛，并放射至左肩背及颈部，每至后半夜则手足端发麻、心胸憋闷、心慌动悸、烦躁不得眠，白天稍好。畏寒，背部尤甚，动则汗出气短，纳差，神疲。初服硝酸甘油片及注射丹参针有效，久则效差。脉沉细涩，舌质淡、苔白滑，口中淡而无味。拟温经逐寒、祛瘀通络法治之，以桂枝加葛根汤加附子等味处方。

制附片（先煎）10g　白芍 10g　白术 10g　红参 6g　丹参 24g　粉葛 12g　红花 10g　桂枝 10g　首乌 18g　茯苓 10g　生姜 10g　大枣 4g　甘草 3g

二诊：9 月 22 日。服上药 6 剂后，心前区疼痛减轻，气紧、心慌稍好。颈部活动自如，背部恶寒减轻。尚四肢发麻，眠差，梦多，心痛偶作，治宜温阳益气通瘀，佐以养心安神。

红参 6g　制附片（先煎）4.5g　桂枝 4.5g　麦门冬 10g　五味子 10g　玉竹 10g　丹皮 6g　姜黄 6g　红花 10g　丹参 18g　首乌片 18g　枣仁 10g　远志 6g　甘草 3g

6 剂。

三诊：10 月 2 日。胸痛、憋闷基本消失，气短、心悸减轻，肩痛麻木解除，眠可。仍背恶寒、腹胀纳少。此系瘀减络通，但心脾气血亏虚渐显，拟调补心脾为主。

潞党参 10g　苍术 10g　甘草 3g　鸡血藤 24g　鹿角霜 18g　枣仁 10g　远志 10g　砂仁（后下）10g　当归 10g　枸杞子 18g

6 剂。

四诊：10 月 10 日。诸症续减，胸痛未发生，心累气紧消除，惟手指至腕仍感麻木。再予健脾养血，佐以通络祛风为治。

当归 10g　白芍 10g　潞党参 12g　白术 10g　茯苓 18g　甘草 3g　砂仁（后下）10g　陈皮 6g　麦门冬 10g　丹参 20g　白蒺藜 10g　首乌片 18g

6 剂。

五诊：10 月 18 日。症情良好，心电图示供血较前大有改善，仅劳累后稍感胸闷，偶感手发麻。拟归芍六君子加味调心脾、益气血善后。

当归 10g　白芍 10g　红参 6g　焦术 10g　茯苓 12g　陈皮 6g　法夏 10g　鹿角胶（烊化）10g　鸡血藤 18g　枸杞子 18g　丹皮 18g　甘草 6g

服 8 剂后，诸症全消，感觉良好，恢复工作。

案 3 姚某，女，46 岁，工人。

初诊：1981 年 3 月 21 日。自诉从 1971 年起左胸憋闷疼痛，当地医院诊断为冠心病、心绞痛。于 1976 年起病情加重，现在胸前区闷胀掣痛，喜按，伴心慌心悸，发时左肩背酸痛，不能上举。头昏，项强，肩背麻木，纳差眠少，自汗，苔白质淡，脉沉涩。证系寒滞胸阳，心血痹阻，拟温阳散寒、活血通络，以桂枝加葛根汤加味。

葛根 24g　桂枝 10g　白芍 10g　郁金 10g　姜黄 6g　川芎 10g　丹参 18g　降香 4.5g　生姜 10g　大枣 3 枚　甘草 6g

6 剂。

二诊：药后全身出黏涎热汗，人也轻快许多，胸痛、心悸、心慌均止，肩臂强痛大减。原方再加益气活血通络之品。

葛根 24g　桂枝 10g　赤芍 10g　丹参 18g　枣仁 12g　黄芪 24g　鸡血藤 24g　生姜 10g　大枣 3 枚　甘草 6g

上方 1 个月内共服 18 剂，胸前疼痛未再发生，肩臂活动自如，已无酸痛，项强消失，停药。

按：桂枝加葛根汤加味治疗寒凝胸痹为宋教授心得之一。此类胸痹特点是症见胸痛、心悸兼头项强急、背脊不利，乃由胸阳受损，心脉凝涩，太阳经俞痹阻所致（以太阳之脉内合胸中）。药以桂枝汤调和营卫而通心阳，大剂粉葛助阳升津、流通血脉，治太阳经俞不利，头项肩臂麻木强痛，确有显效。复加郁金、姜黄、川芎、丹参、降香等理气活血、通利心脉之品，使胸间寒凝瘀滞一并消解，胸痹诸症自愈。

心痹（风心病）

案1 王某，男，27岁，工人。

初诊：1973年3月5日。6年前患重感冒后，出现心悸气短、肢体酸痛，经单位医院检查，心率100～120次/分钟，心律不齐，心尖区有舒张期雷鸣样杂音及猫喘，双肺闻及中、小湿啰音，血沉76mm/h（魏氏法），诊为风湿性心脏病伴二尖瓣狭窄、瓣膜闭锁不全，经中西药治疗，病情缓解。此后病情时有反复，1年前加重，胸闷、心累心悸、咳嗽、痰中带血，西医予强心、抗感染、抗风湿等治疗，效不显，乃转中医治疗。症见胸闷，心累心悸，咳嗽短气，不能平卧，唇绀，全身出冷汗，舌质紫暗、苔白，脉结代。此心之气阴大伤，心阳失敛之象，急当益气养阴、温阳固摄，以生脉散加味。

红人参10g　麦门冬18g　北五味15g　制附片（先煎）18g　生龙骨（先煎）24g　生牡蛎（先煎）24g　枣皮30g

每剂浓煎成300mL，每次20～50mL，每小时1次，日服1剂。

二诊：3月9日。上方服4剂，心累心悸及咳嗽短气均明显减轻，已能平卧，但难入睡。冷汗减少。舌淡紫、苔少，脉仍结代。仍以益气养阴为主，佐宁心安神、化瘀潜敛。

红人参6g　麦门冬18g　北五味12g　川贝母6g　远志6g　炒枣仁18g　柏子仁10g　丹参10g　黄芪15g　白术10g　阿胶（烊化）10g　生龙骨（先煎）15g　生牡蛎（先煎）15g

三诊：3月13日。症情继续好转，咳嗽短气已止，睡眠较前好。不时心累心悸，冷汗未止，舌淡无苔，脉结代减轻。治宜益气养阴、敛汗复脉。

红人参 10g　制附片（先煎）10g　生龙骨（先煎）30g　生牡蛎（先煎）30g　酸枣仁 10g　北五味 12g　干姜 4.5g　熟地黄 10g　炙甘草 6g　浮小麦 15g

四诊：3 月 20 日。病情明显好转，除活动时尚感心悸外，余无明显不适。查心率 68 次 / 分钟，心律齐，血沉 3mm/h，肺部湿啰音消失。上方去干姜，加黄芪 18g。

服 6 剂后，诸症消失，精神转佳，已能胜任一般工作及劳动。

案 2 李某，男，54 岁，干部。

初诊：1975 年 6 月 10 日。患者于 1961 年起出现怔忡心累，并逐年加重，至 1972 年，口唇及手指末端发绀，间断性地不能平卧，阵发性心动过速。就诊前经某省人民医院检查，心尖搏动弥散，可扪及舒张期震颤，听到舒张期杂音，心律不齐，杵状指。心电图示心房率 400 ～ 600 次 / 分钟，心室率 47 ～ 92 次 / 分钟；胸透见左心房明显增大，双肺门纹理增多，诊断为风湿性心脏病伴二尖瓣狭窄、心房纤颤，心功能 Ⅱ 级。现症：怔忡心累，短气，唇口手指发绀，失眠，汗多。饮食尚可，二便正常。舌质晦滞，苔薄白，脉虚弱而呈结代。辨证为气阴亏虚，心脉瘀滞，拟气阴两补，兼行血化瘀，生脉散加味。

红人参 4.5g　制附片（先煎）4.5g　生龙骨（先煎）18g　生牡蛎（先煎）30g　麦门冬 18g　紫丹参 24g　北五味 10g　炒枣仁 10g　甘草 6g

二诊：8 月 8 日。上方服 30 剂后，诸症减轻，一般活动后无明显心累心悸及短气，口唇指端发绀消失，睡眠转佳，脉现有力，时现结代，不思饮食，舌质淡、苔少。守原方加补益心脾之味。

红人参 4.5g　制附片（先煎）4.5g　生龙骨（先煎）18g　生牡蛎

（先煎）30g　生黄芪30g　麦门冬10g　紫丹参24g　北五味10g　炒枣仁12g　炒柏子仁12g　龙眼肉18g

三诊：8月22日。上方服12剂，诸症若失，精神转佳，饮食、舌脉正常。拟养心和胃以巩固疗效。

高丽参6g　焦白术10g　茯苓18g　麦门冬18g　北五味6g　鸡内金10g　炒谷芽12g　炒麦芽12g

6剂。

随访1年，身体健康，病未复发。

案3　肖某，女，31岁，医生。

初诊：1977年12月11日。近10年来常心累心悸、短气，卧床休息四五日后方可缓解，关节常疼痛，经医院检查血沉40mm/h，心电图显示不完全性右束支传导阻滞，拟诊为原因不明的阵发性心动过速、心律紊乱，予镇定、强心、维生素C等，治疗9月余效不显。现心悸怔忡时作、短气、胸闷、汗多、关节疼痛，痛甚则卧床不起，饮食一般，二便正常。舌质淡，边有瘀点，苔白，脉虚弱。证属心气不足，心血瘀阻，复加寒湿入络，留滞关节，治宜益气行瘀、通阳宣痹。

种参6g　黄芪30g　当归10g　桂枝10g　赤芍10g　瓜蒌壳10g　薤白10g　丹参18g　麦门冬18g　红花6g　炙甘草6g　大枣10枚

4剂。

二诊：12月18日。心悸怔忡发作减少，胸闷、汗多均消失。仍短气、关节疼痛、项背强、全身重滞。拟益气固表、祛风胜湿，佐以养阴为治，以《金匮要略》防己黄芪汤加减。

桂枝10g　黄芪30g　红人参6g　生白术18g　防己10g　粉葛18g

枸杞子 18g　生地黄 12g　玉竹 10g　炙甘草 10g

4 剂。

心悸怔忡消失，身重及关节疼痛缓解，复查心电图无异常。

案 4　龚某，女，33 岁，中学教师。

病员于 1975 年 3 月患重感冒后，出现心悸心累、多汗、畏风，伴面肿体痛、双肩酸楚、睡眠不佳、易感冒等。逐渐体弱不支，常需卧床休息。4 月间赴省某医院检查，心尖区有 2 ～ 3 级吹风样杂音；肺动脉段稍膨隆；心电图发现广泛性心肌损伤及缺血。拟诊风心病伴广泛性心肌损伤。经中西医治疗略有好转，但病情反复。1976 年 5 月，复至某医院检查，发现肺动脉段更突出，搏动增强；血色素偏低，红细胞大小不均。复诊为先天性心脏病及高位室间隔缺损、植物神经功能平衡失调等。先后给予巴氏合剂、抗风湿治疗，收效不大。既往 10 年有双膝关节酸痛史。

初诊：1976 年 5 月。症见心悸心累，胸闷气紧，短气，多汗，怕风易凉，头顶及一身痛，面肿，少寐，尿少便秘，过劳即发，发则卧床不起，舌苔淡白，脉虚弱细数。

本例久病体弱，过用疏泄之品，致卫气受伤，腠理不固，汗出过多。汗为心液，汗多则营阴耗损，心阴心阳俱伤。宜调营卫、敛虚汗、益心血、扶心阳，拟桂枝龙骨牡蛎汤加味主之。

桂枝 10g　白芍 10g　生姜 10g　大枣 2 枚　甘草 5g　龙骨（先煎）20g　牡蛎（先煎）20g　潞党参 30g　黄芪 26g　丹参 26g　制附片（先煎）10g

本证为营卫俱伤，阴阳两虚之候，故用桂枝汤调合营卫，加龙、牡潜阳摄纳，以期固阳守阴，汗不外泄。并用丹参益心血，参、芪、附扶心阳。

服上方6剂后，汗止、头痛、胸闷消失，心悸、面肿减轻，惟感气短及月经后腹痛。此营卫已和，气阴初复之象，但夹瘀滞为病，宜气阴两顾，稍加化瘀之品。用生脉散加味。

红参4.5g　麦门冬20g　五味子10g　制附片（先煎）4.5g　龙骨（先煎）20g　牡蛎（先煎）10g　丹参26g　红花10g

参、附扶心阳，麦、味敛心阴，龙、牡潜镇安神，丹参、红花活血调经。服6剂后，诸症渐消，惟时有心悸感。上方去附片，巩固疗效以善后。

再服9剂，诸症若失，体力精神俱增，入冬亦不甚怕冷，不易感冒，眠食亦佳。以后凡有反复，上方服数剂即安。

按：《素问·痹论》说："脉痹不已，复感外邪，内舍于心。""心痹者，脉不通，烦则心下鼓，暴上气而喘。"本病多因先感受风寒湿邪，痹阻经络肌肉，病延日久，或反复感邪，邪气内侵血脉，进一步累及心脏。心主血脉，为君主之官，心伤则血脉运行失常，心动则神摇，故出现心累怔忡、瘀血、失眠等症；由于肺朝百脉而司呼吸，心脉痹阻，则肺气亦壅塞不行，喘咳短气遂作。后期还多导致心肾阳衰，出现喘、悸、浮肿之症。故治疗本病，当以益气养阴、温阳固摄为主，佐以活血化瘀、温通心脉之品，以参附龙牡汤为基本方，用生脉散补心之气阴，附片温通心阳；以龙骨、牡蛎敛摄心肾之气，配枣仁、茯苓以宁心安神；丹参、当归、红花通络化瘀；风寒湿痹气未除，关节肌肉疼痛者，酌加桂枝、苍术、防己、葛根等祛风散寒胜湿；冷汗多，表虚甚者，加黄芪、白术实卫固表，随证施治，多能取效。

心　悸

案 1　姜某，女，46 岁，干部。

初诊：1980 年 12 月 1 日。患心动过速 8 年多，时感心悸、心慌，近两年症状加重，曾在省人民医院住院治疗 1 个月，疑诊为早期冠心病、心肌病，使用西药后无缓解。患者面色淡黄，神情疲惫，心累怔忡，胸部压闷，动则气短，不能爬坡上楼，常太息，胃脘胀满，嗳气，头昏，四肢乏力，时汗出黏手，午后及夜晚头面与胸背阵发烘热，食少，恶油腻，眠差，每晚仅能睡 3 小时左右，惊悸易醒，记忆衰减，月经紊乱，小便短黄，大便正常，舌质干红、苔少，脉沉细微数。辨证为气阴亏虚，心脾不足，虚热内扰。治宜益气养阴、调和心脾，兼清虚热。

白晒参 6g　麦门冬 10g　五味子 10g　枣仁 12g　白薇 10g　地骨皮 12g　麦芽 18g　砂仁（后下）1.5g　陈小麦 15g　大枣 6 枚　甘草 3g

6 剂。

二诊：12 月 12 日。服药后头昏、心悸、心慌、头面发热较前减轻，矢气较频，脘胀有减，纳食增加，睡眠尚差，夜汗多，易激动，时悲伤，苔少质红，脉细弱。前方加敛阳和阴之品。

白晒参 6g　麦门冬 10g　五味子 10g　丹参 18g　枣仁 10g　龙骨（先煎）18g　牡蛎（先煎）10g　砂仁（后下）4.5g　陈小麦 30g　大枣 6g　甘草 6g

三诊：12 月 22 日。心悸、气短、头昏显著减轻，睡眠好转，夜汗、冲热消除，精神好转，饮食增加。惟时有惊悸，大便干燥，痔疮出血。仍宗前法，稍加柔肝润肠之品。前方加火麻仁 15g，枸杞子 15g，苁蓉 15g。4 剂。

巴蜀名医遗珍系列丛书

四诊：12月29日。诸症基本消除，可以轻松上三楼，眠食均可，大便不燥，已正常工作。惟时心烦，舌淡红、少津，脉细缓。予益气养阴、和血安神法善后。前方去火麻仁，加生地18g。天王补心丹4瓶，按说明书于早晚吞服。

按：患者心累怔忡，动则气短，四肢乏力，常欲太息，乃心、脾、肺气虚，心体失于托护；汗出黏热，午后、夜晚冲热，舌干红，脉细数，是阴亦不足，虚热内扰，故始终以生脉散合甘麦大枣汤加减益气养阴，兼清虚热、调心脾，药后得效，复加收敛固涩之品宁心安眠，最后仍以益气养阴、和血安神法善后，数年沉疴得以基本消除。

案2 徐某，男36岁。

初诊：1980年12月1日。心中悸动，怔忡难受，动则气短，心跳缓慢已有半年。西医诊断为右心室高电压、过早搏动。近来发作频繁，患者紧张，服潘生丁、肌醇、烟酸和中药近百剂，无明显好转。体较壮实，眠食尚可，脉缓而时止，苔白、质淡红，余无他异。乃心之阴阳俱虚，脉气不续之证。投炙甘草汤，补心阴以养心体、温心阳以复心用。

炙甘草10g　大圆支生地24g　麦门冬18g　阿胶（烊化，兑服）12g　潞党参24g　枣仁12g　红参4.5g　桂枝4.5g　茯苓18g　牡蛎（先煎）24g　大枣6g　生姜45g　白酒30g

加水文火煎熬，温服。

二诊：1981年1月2日。服4剂后感觉良好，心悸明显减轻，出差途中均带此方连续服用13剂。半月来虽工作劳累，精神仍好，心悸消除，代脉出现频率减少。因出示过去服用药方，亦多为益气养阴、温阳复脉之剂，然前后疗效迥异，患者甚为不解。盖炙甘草汤专治"脉结代，心动悸"之心阳不足，阴血虚耗一证，此方之妙，一在药味剂量须重用君药炙甘草，生地则择大而质优者（大圆支），以取阳生阴长之义，桂枝通心阳，用量宜少，再以枣仁易麻仁；二在温通心脉，必合白酒，以助药力。前医未谙剂量之由，亦未用白酒，故尔效差。加牡蛎、茯苓亦为固气宁心。故本方适应于单纯心悸，脉律不齐，动而结代者，如心痹诸证则未必适宜。如欲巩固疗效，尚须守方常服。后病员于1981年10月复诊，自言服上方百余剂，心悸怔忡、气短心累、脉结代等现象完全消失，每天坚持长跑，身体完全康复。

案3 潘某，男，52岁。

初诊：1975年3月8日。阵发性心累心悸（心率200余次/分钟），心律不齐，心悸时全身冷汗。右胸闷痛，颈项强痛，左肩胛痹痛，晨起呕吐，饮食正常。血压（140～150）/90mmHg。舌质淡紫胖嫩，脉细数，时结代。证属胸阳痹阻，气滞血瘀，治宜宣痹通阳为主。

红人参3g 麦门冬10g 黄芪24g 粉葛3g 桂枝10g 北五味10g 法夏10g 炙甘草3g

二诊：3月14日。服4剂后颈项强痛消失，呕吐停止，胸闷痛减轻。仍感心累心悸及左肩麻木疼痛，舌质淡紫，稍胖嫩，舌苔薄白，脉细数而结代。仍守原方，佐以养心安神、活血通络之品。

潞党参30g 黄芪30g 麦门冬10g 五味子10g 粉葛24g 丹参24g 枣仁10g 炒知母10g 炙甘草6g

三诊：3月22日。服6剂后，左胸闷痛及肩胛痛减轻，夜寐时仍心累心悸，舌质淡苔薄白，脉细数，结代消失。再予前法，加强活血通瘀之力。

潞党参 30g　黄芪 30g　麦门冬 18g　五味子 10g　丹参 24g　红花 10g　炙甘草 6g

四诊：3月29日。服6剂后，诸症明显好转。近来噩梦多，微汗，怕冷，稍感气短，舌质淡，脉沉。此系心阳不振，气阴两虚。宜扶阳固本、益气养心。

潞党参 30g　黄芪 30g　麦门冬 10g　北五味 10g　丹参 24g　生龙骨（先煎）18g　生牡蛎（先煎）18g　枣仁 10g　制附片（先煎）4.5g

五诊：4月8日。服10剂后，出汗、怕冷、胸闷痛、睡眠差等均已消失，惟左肩微感麻痛，稍觉短气，脉转正常。调理心脾，以善其后。

潞党参 30g　黄芪 30g　桂枝 10g　当归 10g　白芍 10g　焦白术 10g　茯苓 18g　生姜 10g　炙甘草 10g　大枣 6 枚

6剂。

按：本例胸阳不振，气失宣通，血脉瘀阻，故胸闷痛；手少阴心经循肩臂而行，故颈项强痛、左肩痹痛麻木；瘀血阻络，心气心血亦不足，致心体失养，心神失用，故心悸不宁、短气怔忡、睡眠不佳而多梦；阳气虚衰，无以温热肌肤，故汗出、怕冷。综观舌、脉亦呈胸阳痹阻、气血亏虚之象。对这类阴阳气血皆不足，复兼痰瘀之证，在不同的病例中，虽各有偏重，然多以益气通瘀、养心宁神为治疗总则，用生脉散为基础方以固其本；阳虚少加桂枝、附片，温通心阳；气虚重加黄芪；气滞加降香、郁金、苏梗、香附；血瘀加红花、桃仁、丹参、赤芍、川芎；失眠、多梦加枣仁、夜交藤、生龙骨、生牡蛎、甘草、浮小麦、大枣；宽胸豁痰加瓜蒌、薤白、温胆汤；补血用当归、龙眼肉、鸡血藤、枸杞子。一般服6剂开始显效，守方服药，则症状减轻乃至痊愈。

不 寐

案 1 刘某，男，22 岁，学生。

初诊：1978 年 6 月 11 日。头晕心悸，心烦，胸闷，多痰，口苦呕恶，午睡及夜卧均不能入寐，病已 2 个月。舌苔白腻而黄，舌质红，脉弦细而数。拟黄连温胆汤、半复秫米汤合治。

陈皮 6g　法夏 10g　茯苓 18g　生姜 10g　竹茹 10g　远志 4.5g　炒枳实 6g　陈高粱 30g　黄连 4.5g　甘草 3g　大枣 3 枚

二诊：6 月 22 日。服 4 剂后，口苦、呕吐已平，头晕、心烦、胸闷稍减，夜寐稍佳，但睡眠不沉，痰涎甚多。续进前法，上方加生牡蛎 18g，川贝母 10g。服 4 剂后，病已愈。

按：本例胸闷多痰、口苦、卧不能寐、脉弦细而数、舌质红、苔黄腻，均属痰热之候。《类证治裁》说："胃不和则卧不安，盖胃气主降，若痰火阻痹，则烦扰不寐也。"以黄连温胆汤、半夏秫米汤清热和胃，痰热除、胆胃清，病立已。

案 2 陈某，女，30 岁，成都蜀锦厂工人。

初诊：1980 年 6 月 9 日。失眠已达 10 年。病员系挡车工，长期上深夜班，休息不好，遂至失眠，近来加重，每晚仅能入睡 2 小时左右，纷纭多梦，早醒易惊，甚则通夜不寐，持续数日即心慌烦乱，夜晚起床游走，日渐消瘦，神志恍惚，虽调换工种仍无法工作。西医诊断为神经官能症，服用多种镇静、安眠剂及辅助治疗，均无效。患者万分痛苦，特来求治。观病员形体消瘦、面色苍白、眶下黧黑，自述前日又因误服爱人的中药（清热利咽剂），吐泻俱作，现已止，但极度疲惫，气短头昏，胸闷不饥，日纳食约200g，四肢不温，汗出多，口苦，时呕恶，月经量多，白带多，舌质淡红、苔白薄，脉沉细无力。辨为心脾两虚，心神失养之不寐证，治先益气健脾、养心安神，六君子汤加味。

黄芪24g　潞党参18g　茯苓10g　法夏10g　陈皮10g　枣仁6g 远志6g　炒谷芽18g　甘草3g

4剂。

二诊：6月21日。服药后胸闷、呕恶消除，头目昏眩、气短心慌大有减轻，虚汗减少，饮食增，睡眠较安稳，仍早醒，脉舌同前，归芍六君加味。

潞党参30g　当归10g　白芍10g　焦白术10g　茯苓12g　法夏10g　陈皮6g　枣仁10g　夜交藤30g　丹参18g　甘草6g

6剂。

三诊：6月27日。连日来每晚睡眠可达4小时以上，无梦，顿觉精神好转，四肢冷感减轻，心累气短亦减，每日可食300g，口不干苦，苔白，脉缓而无力。再以归脾汤加味。

黄芪24g　潞党参18g　焦白术10g　茯苓10g　当归10g　远志6g 枣仁12g　龙眼肉（净肉）10g　白芍10g　木香（后下）10g　首乌片24g　丹参18g　大枣4枚　甘草6g

连服10剂，睡眠安稳无梦，精神恢复，能胜任工作。10年病苦彻底解除，失眠再未发生，身体较前健康。

按： 本例乃心脾亏损，心神失养，属于虚证不寐。《景岳全书》说："无邪而不寐者，必营气之不足也。营主血，血虚则无以养心，心虚则神不守舍。"中州为气血生化之源，故用六君子汤健脾益气，继以归脾汤加味，补调心脾、养血宁神，终使多年不寐得以治愈。

案 3 冯某，女，35 岁，丹东市某厂工人。

初诊：1980 年 11 月 24 日。主诉近半年来失眠严重，无法工作，每夜仅能睡 2～3 小时。来成都后，连日通夜不眠，烦躁，胸闷，心悸，头昏，耳鸣，脱发，未及半年头发脱落三分之一。并诉视力下降，视物发暗，目睛干涩，眼睑沉重已 2 年，当地检查为中心性视网膜炎。手脚发胀，四肢不温，小便短赤。舌质红，苔薄黄，脉细弦。月经紊乱，已有两月未至。乃肝肾阴虚，虚热扰心，阴阳不交之证。先拟养血安神、清热潜阳为治，用《金匮要略》酸枣仁汤合陈修园酸枣仁汤。

炒知母 18g 酸枣仁 18g 川芎 10g 茯苓 10g 龙骨（先煎）18g 牡蛎（先煎）24g 百合 24g 苏子 10g

6 剂。

二诊：上方服 2 剂即感觉心烦减，夜可入眠 4 小时；服完 6 剂，夜间能安睡 5～6 小时，头昏大减。月经来潮，口鼻干燥。再拟滋养肝肾之剂，以六味地黄丸加味。

熟地 18g 枣皮 10g 怀山药 18g 茯苓 10g 丹皮 6g 泽泻 5g 枣仁 12g 龙骨（先煎）18g 牡蛎（先煎）18g 远志 6g 首乌片 18g

4 剂。

三诊：12 月 22 日。睡眠平稳，眼皮沉重感霍然消失，目睛已不干涩，视物较前明晰，脱发停止，诸症得减。继与大剂滋填肝肾、补益精血之味，培补下元之不足。

枸杞子 18g 菟丝子 18g 楮实子 18g 首乌片 18g 熟地黄 18g 怀牛膝 6g 怀山药 18g 女贞子 18g 肉苁蓉 10g 粉丹皮 6g

6 剂。

服上方的同时，早晚配合服杞菊地黄丸，连续服药 18 剂。1981 年

1月20日复诊时，睡眠良好，眼底检查基本恢复正常，视物再无异样，脱发部位开始有新发生长，月经如期，精神转佳，饮食大增，携原方回东北调理善后。

按： 本例严重失眠并兼目疾、脱发，三症均系肝肾精亏所致。初诊时彻夜不寐，虚烦、心悸、舌红脉细，乃肝阴亏损，虚热扰心之象，故首以滋阴清热、养血安神为主。《金匮要略》酸枣仁汤为治疗虚劳虚烦不得眠之良方，合用陈氏酸枣仁汤中之龙、牡，安神潜镇，勿令虚阳上亢扰心，百合、苏子肃降肺肝，从阳引阴。凡阴虚阳亢，虚烦不眠之证，二方合用，确有相得益彰之效。其后守方以滋养肝肾为主，用地黄丸等滋填下元，待肾精足、肝血旺，不寐乃瘥，脱发、目疾亦随之而愈。

梦 呓

胡某，男，21岁，成都某军校学员

初诊：1981年9月4日。自诉1年多来，每晚入睡后即梦话不断，声音高亢响亮，语多连贯完整，皆为白天发生之事，唤醒后，自己全然不知。最初尚自觉睡眠安稳，白天亦不感疲乏，惟入夜有扰于同室者，为此十分烦恼，日久即出现健忘、入夜盗汗、遗精等症状，服镇静安神中西药不效。最近夜晚梦呓多语时，突又起坐，顷刻复卧又入梦境。患者幼年曾患肝炎，体质较弱，易感冒。目前饮食及二便正常，脉细弱，舌瘦、尖红少津。脉症合参，乃体质虚弱，心阴不足，心阳偏亢，心神失养而浮游妄动，治宜养心安神、益阴潜阳，辅以清泻心火、苦味坚阴之品。以往尝以黄连阿胶汤治疗此类证获效，今仿其义，拟方如下。

生地黄18g 潞党参18g 丹参12g 枣仁12g 远志6g 生龙骨（先煎）18g 生牡蛎（先煎）18g 黄连4.5g 莲子心4.5g 枸杞子18g 陈小麦30g 甘草6g 大枣5枚

服药当晚，梦呓即减少，服完8剂，呓语、熟睡中起坐等完全消除。

按：梦呓之症，治法与不寐大致相同。本例辨证抓住心神不宁是梦呓之主因，心神不宁又由心阴亏损、心阳亢旺所致，故治疗上选用滋阴养血安神、清泻心火、坚阴制阳之品，诸药配合以达阴平阳秘之功，梦语自止。

巴蜀名医遗珍系列丛书

郁　证

案 1　温某，男，67 岁，成都军区干部。

初诊：1982 年 5 月 3 日。因所愿未遂，离职休息后，长期心境不顺，于 1980 年秋检查发现早期胃癌，经部队医院做根治手术，并配合化疗，术后一般情况良好。但 1981 年春后出现精神抑郁、终日沉默少言、郁郁寡欢、食欲低下、嗳气呃逆，多方治疗，未能好转，近半年更为加剧。来诊时患者消瘦，表情淡漠，面色晦暗，语声低怯，口唇颤动，口中清涎甚多。频嗳气，呃声高亢，太息气短，自觉心慌烦乱，气息难续，上午尤甚。每日需多次使用抗抑郁剂利他宁注射，常多达 8～9 次，配合安定 2～3 次，方感心空气逆稍好。脘腹胀满，每餐进流质 50g 许，四肢不温，汗出清冷，夜寐多梦，夜尿多，大便艰难，数日一次。舌苔白滑、质淡不荣，脉左沉细缓弱、右脉虚浮，重按难寻。

辨证认为患者虽有肝郁前因，但目前主证为脾肾阳虚，心主失养，胃气上逆，且肝之疏泄，亦有赖阳气之温煦。疏解之药，徒耗元气，不能再用，故拟大剂温补脾肾、镇纳虚逆之剂为治。

西洋参 15g　制附片（先煎）4.5g　枣皮 18g　焦白术 12g　黄芪 18g　益智仁 10g　赭石（先煎）18g　法夏 10g　北五味 10g　麦门冬 10g　生龙骨（先煎）18g　生牡蛎（先煎）18g　炙甘草 10g　陈小麦 30g　大枣 15g

4 剂。

二诊：6 月 7 日。服药后，心空难受之感好转，利他宁和安定使用次数减少，张口倚息之势平息，肢冷汗出减，口涎明显减少，胃纳稍增，室内活动增多。呃逆、嗳气仍频，大便 2 日一次，量少，小便清利，夜尿仍多，舌淡不荣，脉沉弱。中阳渐温，摄纳稍复，证见转机，然下元精亏，非能速生，虚气冲逆未减，仍守前法。

西洋参 15g　焦白术 12g　茯苓 18g　法夏 10g　陈皮 6g　益智仁 10g　枣仁 12g　制附片（先煎）10g　磁石 30g　龙骨（先煎）18g　牡蛎（先煎）18g　枸杞子 18g　巴戟天 10g　补骨脂 12g　甘草 6g

4 剂。

三诊：6 月 15 日。诸症续减，嗳气呃逆不似前频作，唇颤止，气短心空发作减少，精神好转，夜尿 1 次，胃脘冷胀，脉象稍起。再拟温中降逆、补肾潜镇之剂，前方合旋覆代赭汤方义。

旋覆花（包煎）10g　代赭石（先煎）18g　西洋参 10g　制附片（先煎）10g　杭巴戟 10g　补骨脂 12g　干姜 4.5g　法夏 10g　当归 10g　枸杞子 18g　益智仁 10g　生龙骨（先煎）30g　生牡蛎（先煎）30g

8 剂。

四诊：7 月 1 日。心情渐开朗，言语增多，看书报电视不感疲劳，晨起尚感气息短促，呃逆减，手脚回温，胃纳渐开，脉仍沉缓无力。仍拟培补脾肾、镇纳逆气为治。

高丽参 10g　黄芪 24g　焦白术 18g　茯苓 18g　制附片（先煎）18g　磁石（先煎）30g　龙骨（先煎）30g　牡蛎（先煎）30g　熟地黄 12g　当归 10g　紫石英（先煎）18g　巴戟天 12g　枸杞子 18g　益智仁 10g　砂仁（后下）10g

按：一般胃癌术后或化疗后其调治多用清润法培补中土，如麦门冬汤加减，对纳差呃逆甚有效。本例胃癌术后，胃气受损，复加肝郁肾亏，精气内虚，表现为脾阳不摄，肾阳不温，神散气逆，治在脾肾，宜补宜温、宜敛宜镇，精气内聚则气旺神增，升降复常，诸逆自平，疏解则非其治。故以大剂参、芪、附等，护虚固本，合旋覆代赭汤加磁石、龙骨、牡蛎、紫石英纳气镇逆，一贯始终，诸症解除。

案 2 刘某，女，53 岁，农村妇女。

初诊：1982 年 3 月 4 日。自幼生活贫苦，晚年子女不孝，待之甚薄，由此抑郁寡欢，胸怀不畅，近年来常心烦、头昏、耳鸣、心中空虚、短气、嗳气腹胀、夜寐惊惕。又述腰脊酸楚，全身发麻，四肢末端麻胀尤甚，继而发展为手指、脚趾肿胀刺痛，色紫暗，近来加剧，白天肢端彻骨不温，入夜则灼烧透髓，必得伸出被外。舌淡苔少，脉沉伏涩滞。曾服不少祛风除湿药，但肢节麻冷、刺痛和夜热均未减轻。

此系劳倦失养，情志抑郁，导致气血亏虚，周流滞涩，肝失疏泄，气机逆乱，不可以风湿痹痛为治。拟调气和血、疏通经络之剂，以丹栀逍遥散加减。

柴胡 10g　潞党参 18g　焦白术 10g　茯苓 10g　白芍 10g　当归10g　丹皮 6g　山栀仁 10g　生地黄 10g　香附 10g　枣仁 10g　生甘草3g

4 剂。

服药当晚汗出数遍，痛势大减；服完 4 剂，夜热和肢节痛、麻均减轻许多，情绪好转，夜眠安稳，心中空虚、气短亦好转，惟指尖仍触痛，白日凉冷、夜晚灼热。开郁通瘀已生效，继前方去山栀，加川芎10g，丹参 24g，乳香 6g，增强活血流通之力。数剂后诸症消除，经年痼疾竟获痊愈。

按：《医经溯洄集》说："凡病之起也，多由乎郁，郁者，滞而不通之意也。"本证虽以肢体关节之症为主，并见情志及睡眠失常，均因气机郁滞，情志失常，导致气机失调，久则由气及血，变生多端。郁证表现虽多，病机则在气血周流不畅，治当顺气解郁为先，佐以活血开瘀，药证相投，一举获效。

案3 王某，女，39岁，工人。

初诊：1973年8月19日，长期夫妻不和，渐至神情抑郁，两目呆滞，时悲时喜，哭笑无常，幻视幻听，自感咽干涩，如有物堵，夜难得寐，不思饮食，舌质红、苔白腻，脉弦细而数。治以涤痰开窍、清心宁神。

化红皮10g　法半夏10g　炒枳实10g　竹茹10g　胆星10g　天竺黄10g　丹参18g　远志6g　菖蒲4.5g　生龙骨（先煎）18g　生牡蛎（先煎）18g　莲子心10g　黄连6g　生铁落（先煎滤去渣，取汤煎药）100g

二诊：8月23日。服上方4剂后，神情好转，能控制情绪，不寐有改善。仍有幻听，觉他人在咒骂自己。感觉气往下坠，似难接续，脉弦细无力。上方去铁落之重镇，加益气养心之品。

红参4.5g　黄芪15g　天门冬10g　丹参18g　石菖蒲4.5g　胆星6g　化红皮10g　远志6g　枣仁10g　柏子仁10g　天竺黄10g　生龙骨（先煎）18g　生牡蛎（先煎）18g　大枣6枚　浮小麦30g　炙甘草10g　煅磁石（先煎）30g

三诊：9月20日。服8剂，已神清气爽，情绪安宁，幻视幻听消除，气下坠感消失。惟咽中仍觉不舒，以化痰开郁、养心安神、清滋肝肾为善后之计。

化红皮6g　法夏10g　胆星45g　天竺黄10g　生龙骨（先煎）24g

生牡蛎（先煎）24g　玄参15g　浙贝母10g　枣仁15g　柏子仁15g
香附炭6g　枸杞子18g　陈小麦30g　红枣5枚　首乌片24g　女贞子
18g　炙甘草10g

半年后，患者亲戚因病来门诊，询其病情早已痊愈。

按：《灵枢·口问》说："悲哀忧愁则心动，心动则五脏六腑皆摇。"
患者因夫妻关系不睦，长期情绪压抑，致肝气不舒，脾气不运，久之气
郁痰结，阻蔽神明，出现神志异常、纳差失眠诸症。咽中干涩，如有
物堵，此因痰气郁结及肝肾阴亏，不能上行滋润咽喉之故，亦由情志所
激，化火暗耗气液所致。舌质红、脉弦细而数，亦属痰气郁久化热，煎
熬真阴之象。首以解痰郁为治，待郁开痰净，方可滋阴、补气，仿黄连
温胆汤义，配一味丹参行血通络，以痰瘀同治。然病属虚中夹实，药后
虽效，中气虚陷之象亦显，故去铁落之重坠，加入益气养心之品攻补兼
施。善后调理，更增入滋养肝肾之品，以固扶本元而获愈。

案4　王某，女，24岁，护士。

初诊：1981年5月4日。1977年底因精神受刺激而发病，始则急
躁焦虑、终日兴奋、不能入眠，渐至彻夜不寐、心慌烦躁、无端悲哭、
神志失常。西医诊断为精神分裂症。两次住院治疗，大量使用冬眠灵等
控制症情，好转后出院。但抑郁沉闷，寡言语，终日面壁坐，彻夜不
能入眠。患者由其母陪伴来诊，察其目光呆滞、反应迟钝、动作不协
调、面色晦黄、唇淡无华。自述脑子昏钝，不能回答和思考问题。手心
发热，月经量少。小便黄少，舌质淡、苔白腻、脉弦缓。此乃由情志刺
激，致肝失疏泄，气血逆乱，神失所用，拟疏肝解郁、调气活血为治。

柴胡10g　川芎6g　当归10g　白芍10g　焦白术10g　香附4.5g

山栀 10g　丹皮 6g　薄荷 4.5g　合欢花 18g　甘草 3g

二诊：1981 年 5 月 18 日。服上方 8 剂，神志明显好转，目光较活，能招呼人和应答问题，对外界事物开始有兴趣，要求出外走动，记忆增加，已不躁烦，夜眠较好，饮食有增，愿恢复工作。再拟疏肝理气、养血安神、运脾化痰为治。

柴胡 10g　当归 10g　白芍 10g　焦白术 10g　茯苓 10g　苏梗 10g　香附 10g　柏子仁 18g　郁金 10g　川芎 6g　熟地黄 12g　薄荷 3g　砂仁（后下）6g　甘草 3g

6 剂。

三诊：1981 年 5 月 22 日。心境较为开朗，睡眠增加，中午亦可稍睡，精神较好，能主动、正确回答问题。开始想看些书、出外散心，能与亲朋交谈。面色较好，脉细缓，苔薄白腻。继进理气解郁、健脾养心、安神化痰之剂。

陈皮 10g　法夏 10g　炒枳实 6g　茯神 12g　丹参 12g　枣仁 10g　甘松 10g　合欢花 18g　大枣 6 枚　炙甘草 6g　佛手 6g　陈小麦 30g

6 剂。

四诊：1981 年 6 月 2 日。每值月经来潮病势加剧，抑郁、寡言，经量少、色暗。此血滞气郁也，原方加丹参 15g，桃仁 6g。

五诊：1981 年 6 月 8 日。月经已过，病情大为好转，主动叙述病情，动作协调，思维清楚。纳食稍差，乏力，夜眠易醒。此心脾亏虚，神气难以内敛所致，拟凝神散加味，益气养心、安神定志。

红参（兑冲）4.5g　焦白术 10g　茯苓 10g　怀山药 12g　炒扁豆 10g　枣仁 12g　夜交藤 18g　合欢花 18g　龙骨（先煎）18g　牡蛎（先煎）24g　炙甘草 10g　陈小麦 30g　大枣 6 枚

4剂。

六诊:6月15日。症情好转，心情舒畅，谈笑自如，行动无异常人，眠可，胃纳开。尚易惊，余无异常。以疏肝理脾、调和气血、宁心定志之剂调养善后。

柴胡 10g　当归 10g　白芍 10g　丹参 12g　桃仁 45g　香附 10g
焦山楂 10g　苏梗 10g　柏子仁 12g　焦术 10g　山栀子 10g　丹皮 6g
薄荷 3g　甘草 3g

数剂后痊愈。

痫　证

周某，男，16 岁，学生。

初诊：1978 年 5 月 27 日。6 年前患痫证，开始 4 个月一发，现 1 个月一发。发时先感胸闷，热气自胸上冲至头，旋即眩晕、惊恐、昏倒仆地，神志不清，面色苍白，牙关紧急，两目上视，口吐清涎，大哭不止，历时 10 分钟，渐渐苏醒，症状消失，除感头昏、失眠多梦、疲乏无力外，饮食起居如常。来院门诊：舌质红、苔白，脉细缓。病属肝风犯胃，痰浊阻窍的痫证。治宜养阴息风、镇静豁痰。

郁金 10g　枯矾（布包煎）6g　菖蒲 6g　远志 6g　莲子心 10g　枣仁 18g　胆星 6g　熟地黄 24g　丹参 15g　柏子仁 18g　生龙骨（先煎）18g　生牡蛎（先煎）18g　枸杞子 15g　当归 10g　生铁落（另包，先煎去渣，取水熬药）120g

二诊：10 月 5 日。服 10 剂后，4 个月来病未复发，头昏、失眠、多梦大减，舌脉如常，仍守前法。

潞党参 12g　当归 10g　熟地黄 12g　川芎 10g　郁金 10g　枯矾 6g　胆南星 6g　天竺黄 6g　法夏 10g　陈皮 10g　茯苓 12g　远志 6g　菖蒲 6g　枣仁 15g　磁石（先煎）18g　神曲 18g　竹茹 10g　黄连 6g　生牡蛎（先煎）24g　莲子心 10g　沉香 10g　水飞朱砂 6g　牛黄 15g　甘草 6g　生铁落（另加水久煎，去渣取水）120g

嘱其购买上药 6 剂，除朱砂、牛黄、生铁落外，余药共研极细末，将水飞朱砂、牛黄加入拌匀，取生铁落水与熟蜜 1000g 搅匀做丸，每丸重 10g，日服 3 次，每次 1 丸。

按：痫证多因惊恐、饮食不节和先天因素等形成脏腑功能失调，酿成痰涎风火而发病。本例肝肾阴虚，不能维阳，肝风易动，胆火随之上逆，日久灼液成痰，症见胸闷眩晕，即系风痰上逆先兆，当风动痰升，则感热气从胸上冲至头顶，风痰乱于胸中则神识不醒，上壅则口吐清涎，走经络则两目上视。胆附于肝，肝阴虚，胆气亦虚，再加风痰上扰则惊恐不安、失眠多梦；风痰聚散无常，病亦时作时止，病后一如常人。初诊用白金丸加菖蒲、远志、胆星豁痰宣窍，莲子心清心热，枣仁、柏子仁、熟地黄、丹参、枸杞子滋养肝肾，生铁落、生龙骨、牡蛎重镇安神。二诊时趁病未发，亟用丸药缓图。以四物、朱砂安神丸养血滋阴，磁朱丸与牡蛎、铁落镇静安神。其中，朱砂安神丸之黄连、生地黄、莲子心、牛黄相互配伍，清心经与胆胃之热；白金丸、二陈汤配胆星、天竺黄、竹茹、菖蒲、远志通窍除痰；参、草、蜜益脾缓急，共奏养阴息风、豁痰宣窍、心脾肝肾共治之效。

呃　逆

一、虚寒呃逆

陈某，女，30 岁，某厂职工。

初诊：1982 年 5 月 7 日。患慢性胃炎年余，脘腹饱胀，隐痛，服药未愈。近 2 个月来，胃脘痞胀则伴呃逆，嗳气频作，呃声洪亮，呃后胀减，但须臾如故。呃甚掣引两胁胀痛，呕吐清水，胃冷，得温稍减。大便隐血，溏薄不爽。太息，短气，纳呆。舌淡、苔白滑，两脉沉缓无力。辨证为脾胃虚寒，中阳不足，肝气上逆之证。宜先温升中阳、健脾培土，而后散寒降逆。先服理中汤 2 剂。

太子参 30g　焦白术 10g　炮姜 10g　甘草 6g

继用旋覆代赭汤加味 4 剂。

旋覆花（包煎）10g　代赭石（先煎）18g　太子参 24g　法夏 10g
制附片（先煎）10g　焦白术 12g　丁香 6g　柿蒂 10g　生姜 6g　甘草 6g

两方共服 6 剂后，呃逆顿除，脘痞、腹胀消减大半，胸胁痛止，嗳气、矢气多，思食，精神转佳。逆气得平，拟疏肝和胃为治，用柴胡疏肝散合理中汤调理肠胃。6 个月后呃逆未再复发，余症基本好转。

按：本例呃声虽高亢，但太息气短、胃凉、舌淡、脉虚、腹满时减、减后复胀等，皆为中土虚寒所致。必先温复中阳，后进降逆之品，若首投大队重坠止呃之剂，则已衰之中阳岂堪受伐，必致脾阳益伤，贻害更甚，不可不察。

二、顽固呃逆

潘某，男，46 岁，射洪县小学教师。

巴蜀名医遗珍系列丛书

初诊：1981年10月29日。呃逆持续年余，诱发原因未明。体壮少病，素嗜烟酒辛燥，呃逆每发必10余日方解。呃声不扬，但掣动有力，坐时可摇椅，卧则动床，连续发作必吐出大量黏涎白沫。经中西药、针灸理疗治疗，或无效或少效，发作如故。

初诊前，每4日发作一次，呃逆频作，呕黏冻白泡甚多，胸膈满闷引痛，脘痞不舒，嗳气，矢气，纳食不馨，大便干燥，时鼻衄，小便浑黄，舌苔薄白、质红瘦，脉细弦缓。辨证为阴亏胃燥，气逆痰阻。先拟降气化痰、和胃调中以开胸痞，用半夏泻心汤加减。

黄芩10g　黄连4.5g　法夏10g　瓜蒌壳10g　瓜蒌仁10g　白芥子6g　紫菀10g　石菖蒲6g　枇杷叶10g　莱菔子6g　茅根30g　甘草3g

3剂。

二诊：11月4日。胸脘痞塞消除，呕吐黏沫大减，呃逆掣动减弱。但轻呃频仍，脘中灼热。此中阻痰湿已化，继以滋阴润燥、降逆止呕为治。麦门冬汤加味。

沙参14g　麦门冬18g　京半夏12g　代赭石（先煎）18g　大枣4枚　甘草3g　粳米15g

4剂。

三诊：11月19日。患者求愈心切，将4剂药并为2剂煎服，1剂服完，呃逆即止，余症皆消，停药半月，未再发作。舌质红而乏津、苔薄，再予填补胃阴、和胃降逆法以巩固疗效。用麦门冬汤合旋覆代赭汤方义。

沙参30g　麦门冬30g　石斛10g　花粉10g　法夏10g　代赭石（先煎）18g　旋覆花（包煎）10g　柿蒂5枚　黄连3g　芦根30g　甘草3g

6剂后停药，后未再发。

按： 本例乃好食辛辣，劫伤胃阴，嗜酒生湿，酿痰中阻，令胃失和降而呃逆呕吐；呕逆频发，更伤胃津，故舌红苔少、便燥溺赤。张石顽说："呃逆呕吐者，胃虚有痰。"本例胃燥津亏为本虚，湿痰壅塞为标实。标证不除，气机不顺，则本虚难复。故先化痰理气、调中降胃，一俟壅塞得通，继进大剂养阴润燥、和胃降逆之麦门冬汤加味，顽固呃逆得以平复。

巴蜀名医遗珍系列丛书

噎膈

唐某，男，36岁，渡口市职工。

初诊：1981年2月15日。进食时食管烧灼梗阻，胸后壁梗涩疼痛，食后10余分钟必呕吐，病已经年。西医诊为反流性食道炎，钡剂造影为食道下端狭窄，屡治少效，来蓉求治。

患者消瘦，疲惫，疑虑重重。每餐进全流质饮食，入即吐出食物并夹多量稀涎。胸骨中后及近胃脘处灼热疼痛，掣引肩背。心悸气短，腹胀嗳气，口苦咽干，不寐，大便干结难出，小便黄少，舌红、苔黄中腻，脉弦微数。此乃胃中燥热久郁，津亏液耗，痰气瘀结而胃失和降，导致食道梗阻，证属噎膈。现已津亏液涸，胃气虚损，邪热壅塞，腑气难通。宜标本兼顾、补虚泻实、滋润通降配用，急护垂绝之胃气。以大半夏汤合枳实栀子豉汤、大黄甘草汤加味。

人参（白晒参）6g　法夏10g　焦山栀12g　香豉10g　炒枳实10g
竹茹10g　陈皮10g　天门冬18g　花粉18g　生大黄4.5g　甘草4.5g
白蜜30g

二诊：2月23日。服4剂后，食道胃脘灼热及进食梗涩减轻，疼痛掣引消失，腑气渐通。食流质食物后仍反胃呕吐，但次数减少，时间延后（半小时后呕出）。嗳气、咽干等症有减。再进前法，上方去大黄、陈皮、竹茹，加代赭石、苏子、柏子仁、枸杞子。

三诊：连服8剂后，灼热疼痛、窒塞、嗳气等基本消失，可进饮食，食后1小时许吐食物残渣及酸水，量已减少。气短心累缓解，精神转佳。仍咽干，舌红少津，然苔腻已退，脉趋缓和。用《金匮要略》麦门冬汤加味，养阴润燥、和胃降逆。

沙参 30g　麦门冬 30g　法夏 12g　黄连 4.5g　怀山药 18g　代赭石（先煎）18g　大枣 6g　谷芽 12g　麦芽 12g　粳米 30g　甘草 6g

四诊：3 月 27 日。服上方 15 剂，灼痛、梗阻已除，口和，咽不干，纳食知味，能进一般食物，不再呕吐。共调治 1 月半，患者体重增、精神爽，持方回去继续调治。12 月来信，已完全康复。

按：本例为燥热津亏所致的噎膈兼反胃呕吐。用大半夏汤润燥补虚、和胃降逆以通关格；枳实栀子豉汤消郁通窒，祛胸膈邪热；大黄甘草汤通腑泻火，去肠滞。三方合用有润燥养阴、降逆泄热之效。并遵《景岳全书》所教："此病最不易治，既能受补，必须多服，方得渐效，以收全功，不可性急致疑，一曝十寒，以自误也。"故守《金匮要略》麦门冬汤方义，顾护中气，调治善后，多服获愈。

巴蜀名医遗珍系列丛书

痞　证

案 1　张某，男，42 岁，剑阁县姚家乡农民。

初诊：1978 年 8 月 12 日。自述半月前曾患感冒，愈后自感胸脘痞塞，如有物堵，大便微干燥，不思饮食。诊得胃脘按之柔软不痛，舌质淡红，舌苔黄白相间，脉弦而沉。辨证为热痞，治宜泻热消痞，大黄黄连泻心汤加味。

大黄 6g　黄芩 12g　黄连 10g　枳壳 12g

服 3 剂后病愈。

案 2　李某，男，31 岁，四川师范学院教师。

初诊：1980 年 3 月 2 日。自述心口痞满，按之柔软，已有年余。查前医处方为平胃散、理中汤等方加味内服未愈。近日来，自感畏寒短气，四肢倦怠，心烦口苦，大便初头硬，舌质稍红、苔薄白，脉沉弦。病属阳气素虚，邪热留滞心下，致中焦气机痞塞，升降失常。治以清热消痞、扶助阳气，附子泻心汤化裁。

制附子（先煎）12g　大黄 6g　黄连 10g　黄芩 10g　枳壳 10g

4 剂。

服 4 剂后，自感诸症大减，又再服 4 剂，症状消除。现尚有肠鸣不舒，病属水饮内停，改投生姜泻心汤 2 剂而愈。

案 3　王某，男，52 岁，成都市无线电七厂工人。

初诊：1980 年 7 月 28 日。自诉平素气短乏力、不思饮食，10 天前因饮用冷饮后，胃脘痞满、肠鸣、大便稀溏、心烦心慌，舌质淡红、舌苔白腻，脉沉弱。病属脾胃虚弱，中气不足，升降失常，气机痞塞。治宜补中消痞，甘草泻心汤加味。

甘草 15g　黄芩 10g　干姜 10g　法半夏 10g　黄连 3g　党参 18g
远志 12g　大枣 10 枚

服 6 剂后病愈。

案 4　赵某，女，24 岁，成都市驷马桥小学教师。

初诊：1980 后 8 月 17 日。自述半年多来心下痞满，嗳气食臭，腹胀肠鸣，大便稀溏，日行 3～4 次，舌苔白腻，脉沉弦。病属水饮食滞停积胃脘，中焦痞塞，升降失常。治宜和胃消痞、宣散水气，生姜泻心汤加味。

生姜 18g　大枣 8 枚　黄芩 10g　黄连 10g　党参 10g　法半夏 10g
炙甘草 10g　干姜 6g　枳壳 10g　神曲 12g

服 6 剂后病愈。

案 5　陈某，男 31 岁，成都钢管厂技术员。

初诊：1980 年 10 月 5 日。自述近 1 年来胸脘痞塞，恶心欲呕，口中热苦，腹痛肠鸣，大便不成形，一日 2～3 次，不思饮食，舌质淡红、舌苔黄腻，脉沉弦。曾服香砂六君、理中丸及西药 B 族维生素、干酵母等，均未获效。证属少阳邪热结于心下，脾胃不和，升降失常。治宜和中降逆消痞，半夏泻心汤化裁。

法半夏 15g　黄芩 10g　黄连 6g　炙甘草 10g　党参 12g　荷叶 10g
生姜 10g　大枣 5 枚

服 8 剂后，痊愈。

巴蜀名医遗珍系列丛书

按： 痞满一证，在伤寒多因误下或下之过早，致胃气受伤，邪热结于心下而成痞；在杂病则因胃阳素虚，内有痰饮，郁久成热，阻滞气机而成。其基本病机均为寒热互结，清浊交混，气机升降失常，阻滞心下胃脘，而以心下痞满，按之柔软不痛，呕逆嗳气或兼有肠鸣下利为特征。故其治疗则以寒热并用、辛开苦降、补泻兼施、调理气机为法，而以《伤寒论》诸泻心汤最为常用，再视其寒热虚实偏重与其兼夹诸证之不同，而分别选用和适当化裁。若证属无形邪热聚结心下者，则宜选用大黄黄连泻心汤以泄热开结，如案 1 之治疗。如心下痞而复恶寒者，则属痞证兼有表阳不足之证，治宜选用附子泻心汤，以三黄清泄痞热，以附子温阳助表，如案 2 之治疗。如中阳虚弱，胃气伤甚，而见干嗳食臭、肠鸣下利者，此为证偏于虚，即宜选用甘草泻心汤，以缓中补虚为重，如案 3 之治疗，此即《伤寒论》所说"此非结热，但以胃中虚，客气上逆"之痞证。如有水饮内停，阻滞气机者，则先用生姜泻心汤以宣散水气、和胃消痞，如案 4 之治疗。如寒热互结，交混错杂而致者，则选用半夏泻心汤寒温合用、苦辛开泄，以宣通气机，如案 5 之治疗。要在辨证得当，运用得宜，即可奏效于反掌。

《张氏医通》说："诸痞塞及噎膈……并宜连理汤、干姜黄芩黄连人参汤、黄连汤、诸泻心汤选用。"并引朱丹溪所说："古方治痞，用黄连、黄芩、枳实之苦以泄之，厚朴、生姜、半夏之辛以散之，人参、白术之甘以补之，茯苓之淡以渗之。既痞同湿治，惟宜上下分消其气。如果有内实之证，庶可略与消导。世人痞塞，喜行利药以求速效，虽暂时快通，痞若再作，危殆滋甚。"证以上举 5 例治疗及平素临证所见，若合符节，足可为痞证辨治之取法与借鉴。

案 6　高某，男，44 岁，干部。

初诊：1978 年 5 月 11 日。1 个月来，胸部满闷，胃脘痞塞，心烦，时呕恶，喉间有痰不舒，口干苦，舌质红、苔白微腻，二便正常，脉弦滑。湿热夹痰，郁阻胸膈，治以三香汤加味，清热除痰、芳化湿邪。

淡豆豉 100g　降香 6g　郁金 10g　瓜蒌壳 12g　炒枳实 4.5g　焦山栀 10g　旋覆花（包煎）10g　马兜铃 10g　枇杷叶 12g　通草 6g

二诊：5 月 20 日。服 4 剂后，症状未减，反觉进食后胸脘压迫疼痛，舌脉未变。此属胃虚而胆热犯之，气机上逆，痰涎壅滞之象。拟清胆降逆、祛痰和胃，旋覆代赭汤合温胆汤去枳实与之。

旋覆花（包煎）10g　代赭石（先煎）18g　太子参 18g　法夏 10g　陈皮 10g　茯苓 18g　竹茹 10g　生姜 10g　甘草 3g

三诊：5 月 27 日。服 3 剂后，胸膈痞塞、疼痛、呕恶大减，但胸部仍有满闷感，脉弦滑。上方去茯苓加苏梗 10g，藿香 10g，大枣 5 枚，芳化和中。服 3 剂后，恢复健康。

按：本例中虚痰结，胆胃之气上逆，症见胸脘痞闷、呕恶心烦；胃虚胆热犯胃而口干、口苦，胸脘疼痛，脉象弦滑，舌质红、苔白腻。初诊只顾到宣降肺胃、芳化湿邪，但未从胆胃气逆、湿痰壅膈入手，故痰饮内聚未解，水停更甚，胸脘压迫疼痛增加。后均以温胆汤加味为治，而兼用旋覆代赭汤补虚镇逆，更加苏梗、藿香以畅气醒胃而获效。此即《伤寒附翼》所谓"旋覆半夏作汤，合代赭末，治顽痰结于胸膈，痰沫上涌者最佳。虚者加人参甚效"之义。

案 7　郑某，男，49 岁，干部。

初诊：1982 年 3 月 5 日。主诉胃脘正中部发现包块如鹅卵大，已月余，兼脘腹胀痛、不思饮食。经某医院检查，未得明确结论。曾患十二指肠球部溃疡多年，1981年11月做胃镜检查，溃疡稍愈，但又发现萎缩性胃炎，今出现包块，患者甚为恐惧。细诘之，知大年初二食汤圆较多，晚10时又食油炸带鱼，睡至凌晨2时，突发脘痛、胃中翻腾、呕吐大作，吐出食物、黏涎，至天明方止。此后即感胃脘隐痛，痞胀梗滞，渐觉胃脘正中部有物结聚，扪及包块如卵大、质软。饭后膨胀，不能多食，嗳气频作，时恶心，胸膺胀，喉间有痰，腹部软，无肠鸣水响，二便尚可。舌淡红而光，中心少许腻苔，脉稍细弦。脉症合参，系饮食不节，宿食呕逆而伤中土，复令胃气空虚，疏转不行，滞气、宿食与痰湿相合，聚而成痞。当虚实并调，拟健脾理气、化痰散结为治。

太子参24g　茯苓10g　焦白术18g　陈皮6g　法夏10g　枳实10g　草果仁10g　莪术10g　煅瓦楞（先煎）18g　甘草6g

6剂。

按： 方中用六君子汤调理中焦、补助胃气，重用白术合枳实，寓枳术丸方义，消痞化食尤善其功，术之用量倍于枳实者，以其虚多实少。草果疏肝和脾、畅达气机，合煅瓦楞软坚消痰而不伤正，莪术破积祛瘀而气血皆调。药后包块渐消，脘腹胀痛、不思饮食诸症亦解，后以调脾养胃收功。

胃脘痛

案 1　毕玉华，男，49 岁，工人。

初诊：1975 年 5 月 30 日。反复胃脘疼痛 30 余年，春秋季症状加重，1974～1975 年间曾两次因上消化道出血入当地医院治疗，钡餐检查确诊为十二指肠球部溃疡，服胃舒平、注射止血剂后，症状好转出院。近 1 个月来胃脘疼痛又作，逐日加剧，饥时痛甚，得食痛减，胃脘嘈杂、灼热，呃气反酸，舌质红、苔薄白，脉弦数。属肝气犯胃之胃痛，拟疏肝泄热、和胃理气治之。

焦山栀 10g　黄连 6g　青皮 10g　吴茱萸 4.5g　煅瓦楞（先煎）18g　木香（后下）10g　砂仁（后下）10g　草果仁 3g　延胡索 6g　炒川楝 10g　神曲 10g　甘草 3g

5 剂。

二诊：6 月 6 日。上方服后，胃脘疼痛、灼热及呃气均减轻，仍反酸，近因饮牛奶后上腹不适、肠鸣腹泻。苔白腻、舌尖红，脉弦。肝胃气机渐得疏理，但脾运不健较为突出，治宜益气健脾、渗湿止泻，佐以疏肝和胃。

潞党参 24g　焦白术 10g　干姜 6g　茯苓 18g　猪苓 6g　泽泻 10g　黄连 3g　吴茱萸 6g　甘草 3g

4 剂。

三诊：6 月 13 日。腹泻已止，胃脘仍隐痛反酸，舌尖红、苔白，脉弦。再拟疏肝和胃、燥湿运脾为治。

陈皮 10g　法夏 10g　黄连 6g　吴茱萸 6g　乌贼骨 10g　草果仁 10g　煅瓦楞（先煎）18g　神曲 10g　炒麦芽 12g

4 剂。

四诊: 6 月 20 日。胃脘痛消失, 反酸减轻, 仍守原法, 加清肝化瘀之品, 5 剂后诸症愈。

黄连 10g　吴茱萸 4.5g　煅瓦楞 (先煎) 18g　乌贼骨 10g　神曲 10g　炒麦芽 18g　青皮 10g　草果仁 10g　焦山栀 10g　丹参 18g

按: 胃脘痛一症, 首辨寒热虚实、在气在血, 并须权衡轻重缓急。初发实证为多, 病在气分, 日久虚实夹杂, 寒热交错, 或由气滞渐致血瘀。本例胃痛长达 30 余年, 不惟中气已虚, 情志亦受影响, 酿成肝郁气结化火, 横逆犯胃之证。故胃脘痛势急迫、嘈杂反酸、有灼热感等, 舌红、脉弦数亦属肝郁化热之象。首剂以泄肝和胃缓其急迫, 黄连、焦山栀配吴茱萸、草果苦湿泄肝胃之火、辛开肝胃之郁, 佐木香、砂仁、青皮、川楝、延胡索、神曲理气和胃止痛, 再以煅瓦楞制酸、甘草和中。一俟肝胃郁热势减, 即针对脾湿泄泻, 着手健脾和胃、扶助中气。最后仍以调和肝胃之剂, 加活络化瘀之品 (久痛入络) 而收全功。整个治疗过程, 祛实避免峻剂攻伐, 以防损脾害胃, 补虚忌用壅补滋腻, 以免胃气呆滞, 且孰先孰后, 亦自有法度, 不可不察。

案 2　苗某, 男, 64 岁, 干部。

初诊: 1982 年 6 月 12 日。患者于 1977 年因胃溃疡行胃大部切除, 术后经常腹泻, 便溏不爽, 1981 年后胃脘疼痛发作加剧, 胃镜检查为胃炎, 服胃炎合剂等痛势缓解。1982 年元月后胃病复发, 入某医院按慢性胃炎治疗 50 余天无效。现每日仅能进食稀饭 100～150g, 食入胃即泛恶, 午后腹部膨胀满闷尤甚, 时有憋胀欲裂、疼痛难忍之感。嗳气、矢气虽多而满胀不减, 心烦不寐, 手脚心潮热, 入夜均需伸出被外, 口苦干腻，终日头目昏沉，心慌气短，困倦懒动，少腹胀而隐痛，大便日1～2次，呈灰绿色溏酱，小便黄少。西医会诊为男性更年期综合征、植物神经功能紊乱、慢性胃炎，以激素及健脾理气中药配合治疗，未见好转。查苔白厚、中黄腻，脉象左右沉软。辨为中州湿热遏郁，上阻胸膈，下滞肠间，治宜清化湿热，用雷氏芳香化浊法加减。

藿香叶 10g　佩兰叶 10g　苍术 10g　焦山栀 10g　淡豆豉 10g　白蔻壳 10g　法夏 10g　荷叶 10g　佛手 10g　芦根 30g　通草 6g

4剂。

二诊：6月15日。脘腹胀痛显著减轻，全身困乏、头目昏胀亦减，精神增加，心境平静，胃纳渐开，口已知味，舌有津润感。苔仍厚腻，口干，溺黄赤，脉濡弱。再进芳化、燥湿、渗利之剂。

藿香 10g　佩兰 10g　苍术 10g　草果仁 1.5g　焦山栀 10g　黄柏 10g　茵陈 10g　白蔻仁 6g　荷叶 10g　佛手片 10g　滑石（先煎）12g　芦根 30g

三诊：6月18日。症情大减。脘腹胀痛基本消除，饮食增加，精神转好。惟胸膈不舒，似有灼热感，小便量多仍黄，苔黄中腻，再予清化湿热、宣通胸膈法，前方去黄柏、茵陈，腻苔渐退，小便转清利。胸膈仍疼满不适，时呕恶，短气音低，微觉烦热。中焦湿热渐化，然胃气不足，胸膈虚痞，宜辛开苦降、宽痞和胃、清化湿热，泻心汤加味。

太子参 18g　淡干姜 2.4g　黄连 2.3g　黄芩 6g　藿香 10g　法夏 6g　滑石（先煎）12g　枳实 4.5g　桔梗 4.5g　白豆蔻（先煎）6g　佛手 10g

3剂。

五诊：6月24日。药后痞满解除，胸膈舒畅，呕恶、烦热均止，气短声微好转，噫气频多，头目已觉清爽，每日能食300～350g，食后不觉胀满，腻苔退净，脉尚濡数。继续清化余邪、调理胃肠，以固疗效。

太子参 15g　黄芩 10g　雅连 3g　淡干姜 1.5g　法夏 10g　枳实 6g
白豆蔻（后下）6g　薏苡仁 18g　焦山栀 10g　淡豆豉 10g　通草 10g
芦根 30g

　　按：本例症状以胸痞、脘腹胀满疼痛、纳差便溏、周身烦热困乏为
主，且病程长久难愈。临证抓住病势缠绵、胃肠胸膈痞满闭塞、烦热身
困及苔厚黄腻、脉濡数等特点，知系湿热中阻、枢机不利、清浊相混、
升降逆乱，以芳香醒脾、清化湿热、疏通壅塞、斡旋中州为治疗大法，
兼轻宣肺气、渗利小便，启上闸而开支河，5 诊而获愈。并未囿于诸种
病名而无所适从，仍按中医辨证施治，而针对湿热胶结之理，深明一个
"守"字，证不变，法亦不变。如胸无定见，朝寒暮热，杂乱施治，每
多贻误，前医未效，正犯此戒。

　　案3　缪某，男，43 岁，干部。

　　初诊：1980 年 6 月 9 日。主诉胃脘反复疼痛，大便时干时稀，已
10 多年。曾经当地医院诊断为胃溃疡，用西药及中药疏肝健脾、清利
湿热治疗，长期未能控制。近来疼痛频发，不时出现心下正中短暂烧灼
性刺痛，一瞬即过。终日觉胃中空虚，食入少许即感胃脘胀满，故饥而
不敢多食。头昏倦怠，心悸，眠差多梦，手脚心发热。口干苦，唇色晦
暗，形瘦，面色不荣。肠鸣，大便稀溏不成形，日 2～3 次。舌苔微黄
腻，舌质两侧瘀暗，脉左关弦数，右关、尺弦。证属胃阴不足，瘀滞阻
络，拟滋阴养胃、活血化瘀，兼柔肝缓急为治。

沙参 24g　麦门冬 10g　石斛 10g　怀山药 18g　蒲黄（包煎）10g　桃
仁 6g　丹参 18g　赤芍 10g　佛手 4.5g　黄连 4.5g　吴茱萸 1.5g　甘草 3g

4 剂。

复诊：6 月 15 日。药后即感胃疼痛及椎刺灼痛感消失，胃脘痞满亦减，头目清爽，烦热、心悸减轻，睡眠较好，大便成形，口不腻，纳增。患者多年来晨起前有阳亢、阴茎勃起不衰现象，继而右侧头痛。此肝阴虚，相火亢旺之故，再守前法，去左金丸，加柔肝泻火之属。

沙参 18g　白芍 18g　石斛 10g　麦门冬 10g　炒蒲黄（包煎）10g
花粉 18g　桃仁 6g　丹皮 10g　胆草 4.5g　甘草 3g

4 剂。

患者服药后，胃脘症状已不明显，阳事亢旺现象及右侧头痛好转，拟益胃汤加味，嘱带方回当地调养。3 个月后来信，病症基本消除。后随访 3 年，未再发。

按：本例胃痛治验关键在于辨清证属阴虚夹瘀所致。从病史看，发病已长达 10 余年，久病必然伤正入络，提示有正虚及胃络瘀滞之可能。再者根据长服疏肝健脾、清利湿热之剂罔效，提示肝郁脾虚或中州湿热胶滞并非症结所在。进而分析证候特点，胃脘疼痛频作而急，伴短暂烧灼锥刺样疼痛，是为阴虚胃络瘀滞作痛之特征；患者形瘦而面色不荣、手脚心发热，亦属阴虚体质；脉弦数，亦常为阴虚肝郁之象；唇色紫暗、舌边瘀滞则为络瘀无疑。故直以养胃阴、化络瘀、兼用左金丸泄肝和胃治之，4 剂而获显效。继而述及晨起前阳亢易举及右侧头痛之事，亦乃阴虚肝旺，值清晨肝气升发，犯上作痛，均与前诊辨证相符，仍守养阴化瘀，佐柔肝泻相火，病遂得愈。本例审证时因详查病史、证候及体质特征，进行综合分析，故能一矢中的。

案 4　朱某，女，49 岁，纺织厂职工。

初诊：1979 年 7 月 17 日。主诉因过食柿子后胃脘常感不适、心下胀痛，反复发作已近10年，稍食油腻即腹泻。经胆囊造影诊断为慢性胆囊炎。近年病情加剧，疼痛频作，经中西药多方治疗无效。又述1963年因肾下垂手术后，即感尿频、尿急、尿痛，时见血尿。平素性情急躁易怒，甚至怒而晕厥。现右上腹攻撑疼痛，引肋下及胃脘塞满痞胀，胆囊肿大可扪及，痛时更明显。精神萎靡，短气乏力，纳差，干呕频作。下肢皮下紫癜，五心烦热，眠差，多梦易惊，大便稀，日2次，口干苦，舌质淡，舌尖微红，边有齿痕，脉沉涩。综观病情，乃饮食不节，脾胃受损，加之多怒伤肝，肝郁气结乘伤脾土，如叶天士《临证指南医案》中说："恼郁动肝致病，久则延及脾胃，中伤不纳，不知味，火风变动，气横为痛为胀，疏泄失职，便秘忽泻。"肝胆气郁横逆脾胃，则见心下攻撑胀痛反复发作，气郁而聚，久则癥块隐没。气郁化火，则五心烦热，虚烦惊悸。他如纳差、倦怠、短气、腹泻、皮下紫癜等，皆属中气虚弱，气不摄血。先予丹栀逍遥散合四逆散疏肝理气清热。

丹皮10g 山栀仁12g 柴胡10g 白芍10g 炒枳实4.5g 川芎6g 当归10g 生白术18g 茯苓18g 泽泻10g 甘草3g

二诊：7月26日。服6剂，顿觉精神好转，脘腹疼痛稍减，纳增，烦热大减，口不干苦。但2日前因食油腻、肉食，腹泻稀水，一日7～8次，上腹胀痛又加剧，心累气短太息，头昏乏力呕吐，四肢不温，舌苔薄白，脉沉迟无力。此系肝气开始疏达，郁热渐去，而脾胃复伤饮食，气虚阳微更甚，土愈虚则木愈克，亟当扶土抑木，予柴芍六君子汤，加黄芪、山药、炮姜，以增加益气温中之力。

柴胡10g 白芍10g 潞党参24g 陈皮10g 法夏10g 焦白术10g 茯苓10g 炮姜4.5g 怀山药18g 甘草3g

三诊：7月31日。上方连服4剂，腹泻、气短、心累减轻，皮下紫癥减少，食欲渐增，肋下已不胀痛。胃脘仍胀满，时作痛，干呕，口乏味，头昏，前额胀痛，视物昏花，舌苔白微腻，脉沉迟。肝木克土之势虽有减缓，然脾胃虚寒，清阳不升，浊阴不降，土虚木克之势尚难速解。法当温中健脾、散寒行滞，投枳实理中汤加黄芪、木香、砂仁。

太子参24g　黄芪24g　焦白术18g　炒枳实10g　干姜6g　木香（后下）6g　砂仁（后下）6g　甘草3g

四诊：8月9日。服上方8剂后短气减轻，肿大胆囊明显缩小，紫癥消失。再进前方，加草蔻10g。

五诊：8月16日。服5剂后，短气、胃脘胀痛等症更为轻减，惟近日又尿急、尿黄、灼热涩痛、手足心发热，此乃下焦湿热郁滞，用六君子汤合四苓散加味，温运中焦而兼清利下焦。

太子参18g　茯苓18g　法夏10g　炒黄柏4.5g　陈皮10g　干姜4.5g　生白术10g　猪苓6g　泽泻10g

六诊：8月21日。服3剂后，尿急、尿痛消除，手足心热亦减，尚觉咽喉梗塞、气道不舒、嗳气始减，苔白微腻、质淡，脉弦缓。系脾虚肝郁，气滞痰阻，法当健脾调气、行滞散结，前方去清利之品，加半夏厚朴汤。

苏梗10g　茯苓10g　半夏10g　太子参24g　焦白术18g　枳实10g　白豆蔻（后下）10g　淡干姜6g　甘草3g

七诊：8月23日。服2剂后，咽喉梗阻感消失，诸症更为好转。复因食油腻，又致腹泻稀水，一日7～8次，气短欲绝，心下空虚，食欲不振，眠差，苔白，脉沉弱无力。此系脾阳大伤，中气下陷，治宜急急固扶中土、升阳举陷，用补中益气汤加味。

红参6g　潞党参30g　焦白术18g　生黄芪30g　茯苓10g　枣仁

10g　当归 10g　陈皮 3g　升麻 6g　柴胡 6g　甘草 3g

八诊：9月1日。服4剂后腹泻止，气举神增，睡眠亦好。然胃脘时而发胀，口无味，苔薄白，脉沉迟。仍宗前法，益气温中、培补脾胃，前方去柴胡、升麻，加炮姜 6g，炒枳实 3g，砂仁（后下）6g，同时配合人参养荣丸，坚持服用一段时间。

九诊：12月6日。3个月后复诊，病情大有好转，精神振作，眠食俱佳，干呕、脘腹及肋下疼痛等症消除，仅上脘偶觉冷胀不适，胆囊包块缩小但尚可扪及，苔薄白，脉已有力。此后天之本渐复，拟予健脾益气、温中行滞加软坚散结之品。

太子参 24g　焦白术 18g　砂仁（后下）10g　煅瓦楞（先煎）15g　茯苓 18g　炒枳实 10g　陈皮 10g　法夏 10g　干姜 6g　吴茱萸 4.5g　莪术 4.5g　木香（后下）6g　甘草 3g

8剂。

患者后来信说：上方服完8剂后肿大胆囊包块消失，全身情况一直良好，虽食油腻不再腹泻。其余症状亦基本消失，体重增加，精神大异从前。

按：本例脘腹痛，西医诊断为胆囊炎，反复发作多年不愈。对此类痛证，人多谓胆属六腑，以通为用，每用大柴胡汤等清疏、通降。而本例着眼于治病求本，前先抓住疼痛的病机在于肝脾不调，其主因又在于脾胃素虚，以致肝胆乘虚横逆脾胃。故治疗重点在培补脾胃，兼调肝胆。先拟疏肝解郁，用丹栀逍遥散治标证之急，一俟郁滞减轻，即坚持培补中土本元，先后以香砂六君、枳实理中，以及大剂补中益气合人参扶正固本、大补脾元。在第五、六诊中，虽夹杂湿热、痰滞等症，亦仅个别药味加减进退，始终坚持主法，终令虚损之中土复健，肝胆和畅，诸症悉愈。

腹　痛

一、寒积腹痛

案1　冀某，男，55岁，干部。

既往病史：于1971年4月起，腹冷痛，胀满，痛即欲便，便后稍减，一昼夜痛泻四五次至十余次，或稀或溏，直至空腹后稍适。自觉腰冷如冰，虽热敷而不温，拔火罐病可暂缓。经大便常规、钡餐X线摄片和乙状结肠镜检，除见回盲部及乙状结肠充血外，余无特殊发现。拟诊过敏性肠炎等，先后两次住院，经中西药治疗，效不佳，且觉小腿无力和隐痛，辗转前来就诊。

自诉原在部队工作，长期露宿等，后每遇阴冷雨雪时，便有腹痛、便急、食滞之候，经对症治疗即消失。1959年调至西藏工作，8个月后，腹痛、便溏复发并伴失眠，检查无特殊发现，数次住院经中西药治疗无效，后自练气功获效，直到此次旧病又发。

初诊：1973年3月10日。少腹冷痛，喜热饮，怯冷食，舌苔白、质胖，脉沉细弦，余症全如上述。参考病史，显系阴寒内盛，中土寒凝，脾肾阳虚，运化失职所致。宜以温肾暖脾为主，拟用附子理中汤加味。

盐附子（先煎）25g　肉豆蔻10g　干姜片12g　潞党参25g　生白术20g　茯苓皮30g　炒白芍12g　广木香10g　炙甘草12g

二诊：3月23日。上方服4剂后，诸症明显好转，痛泻减少，但小腹凉痛仍较甚。此中土虽得温煦而下焦积寒未去，拟辛热大剂以温肝肾之阴寒，稍加大黄、枳实、厚朴以推动肠间寒积。

盐附子（先煎）30g　干姜片20g　上肉桂10g　法夏25g　川厚

朴 10g　炒枳实 10g　北细辛 6.5g　广木香 10g　盐小茴香 12g　焦白术 20g　炒白芍 10g　吴茱萸 10g　生大黄（另煎片刻，冲服）10g

三诊：3月27日。服2剂后腹痛转急，腹泻次数亦增，腹中又冷胀不适。去大黄，又进2剂，痛泻减。本例虽为虚中夹实，但其实邪乃无形之寒气，非有形之积滞，可知仍宜以温经散寒为主，佐以培土扶阳，建立中气。

黄芪 30g　附片（先煎）30g　桂枝 20g　白芍 20g　生姜 10g　大枣 3 枚　炙甘草 10g　小茴香 10g　吴茱萸 10g　丁香 10g　良姜 12g　饴糖（兑服）30g

四诊：4月1日。服4剂后，腹中痛、胀、发凉之感显著减轻，惟少腹左侧隐痛拒按。此厥阴寒凝初开之象，宜专师劲旅，温开肝经沉寒痼冷，用当归四逆加吴萸生姜汤化裁。

当归 10g　桂枝 20g　附片（先煎）30g　赤芍 10g　细辛 6.5g　吴茱萸 10g　小茴香 10g　广木香 6.5g　桃仁 10g　木通 10g　甘草 6.5g　生姜 10g　大枣 6 枚

冲服半硫丸。

服半硫丸2日，自觉不适，停用。服4剂后，少腹隐痛拒按消失，但仍腹冷、便溏不解，仍本上方加减，入理气活血之品。

当归 16g　桂枝 20g　白芍 10g　附片（先煎）30g　白术 10g　细辛 10g　吴茱萸 10g　小茴香 10g　广木香 10g　桃仁 16g　木通 10g　炙甘草 6.5g　生姜 6.5g　茯苓 10g　太子参 30g　高丽参 25g　丁香 10g　台乌药 10g　橘核 10g

以台乌药、橘核、小茴香、木香暖肝理气；当归、桂枝、桃仁通络逐瘀；重用人参补虚安中。其余大队温药，皆为温散厥阴寒凝而设。

服 4 剂后诸症悉减，腹痛消失，大便渐趋正常，舌脉亦平。但腹中略有凉感。乃改汤为丸，每服 10g，早晚各服一次，调理两月而安，未再复发。

按： 本病乃寒积三阴，虚中夹实之患。病位在少腹，病情主要为冷痛。故附子理中汤服后仅初见成效，是脾肾之阳虽温，但厥阴之寒凝未开。《伤寒论·辨厥阴病脉证并治》说："手足厥寒，脉细欲绝者，当归四逆汤主之。若其人内有久寒者，宜当归四逆加吴茱萸生姜汤。"说明着眼点全在内有久寒。患者早年坐卧山洞，饮冷吞雪，以致寒邪稽留三阴。当其少壮，气血充实，正能胜邪，不致发病。中年以后，气血渐衰，复处高寒之域，外寒引动内寒而发病。且几经发作而转重，其时可谓久矣；病在足厥阴肝经脉所过之少腹，其位可云深矣。肝肾同居下焦，脾胃大肠一气相通，用附子理中汤法温其脾肾，厥阴肝经沉寒痼冷之证始趋明显，故终以当归四逆加吴茱萸生姜汤加味温肝散寒、养血通脉以收功。用半硫丸及大黄不应者，以阴寒凝滞非有形之邪结踞大肠；病在厥阴肝经，故通其腑气无益。于此更悟《内经》"谨守病机，各司其属，有者求之，无者求之，盛者责之，虚者责之"之论，在临床上确有其指导意义。

案 2 黄某，男，重庆某中学教员（20 世纪 30 年代）。

以急腹症收住教会所办宽仁医院。外籍医生诊断为急性阑尾炎并发腹膜感染，须急做手术，并索医金 120 个银元。患者无此重金，且惧开刀，以友情求治于余。

患者面色惨白，腹冷痛甚剧，拒按，时欲解便而不能出，欲矢气而不能通；小便亦闭，四肢逆冷，脉沉伏而微，苔白质淡。问诊时知前日晚饭后又贪食凉面一大碗，乃发病。以其素体虚弱，中阳不运，冷食积滞，寒阻中土，气机不通则痛作矣。拟大剂枳实理中汤。

人参 10g　干姜 10g　焦白术 10g　枳实 15g　甘草 3g

煎后将药汁纳入瓶内，暗遣人送至病所，分次服用。翌日晨，患者步入余诊处，连连称谢，言夜间一剂尽，天明大便通、小便利、疼痛霍然而愈。后以健脾温中之剂调理而安。

按:《诸病源候论》说:"腹痛者由脏腑虚，寒冷之气客于肠胃膜原之间，正气与邪气交争相击故痛。"叶天士《临证指南医案》中亦说:"脉沉微，腹痛欲大便，阴浊内凝，乃阳气积衰，通阳必以辛热。"这与本例极为切合。此温通之法，《张氏医通》中记述颇详。

二、厥阴寒凝腹痛

徐某，男，38 岁，西充县小学教员。

1972 年 3 月诊治。自述始发病时，外生殖器麻木紧缩，继而四肢麻木、小腹冷痛、手足发凉，病已 1 年，治疗无效，来院门诊。见其舌苔灰黑而润，舌质淡，脉沉细涩，此厥阴寒凝，血脉不通，宜温经散寒止痛，以当归四逆汤加味与之。

当归 10g　桂枝 6g　细辛 3g　炒小茴香 6g　木瓜 10g　吴茱萸 6g　赤芍 10g　甘草 6g　木通 6g　生姜 10g　大枣 10 枚

8 剂。

服药后，各症均减，四肢麻木间隔时间延长，外生殖器麻木紧缩时间明显缩短，小腹冷痛亦减，手脚转暖，舌苔灰黑消失，脉象清晰可按，续服上方 6 剂而愈。

按: 肝之经脉络阴器，过少腹。本例外生殖器麻木紧缩，继而四肢麻木、小腹冷痛，系寒伤厥阴，血脉凝滞。手足厥冷，乃阳气不得宣达四末所致。舌质淡、苔灰黑而润、脉沉细等症乃水湿陈寒内停之征。故用当归四逆汤加味治之，温散厥阴肝经之寒滞，祛除内停之水湿，药证相投，守方得愈。

三、寒湿腹痛

刘某，女，23 岁，学生。

初诊：1978 年 6 月 9 日。自述 5 年前因头昏晕疼痛，长服枸杞子、熟地达 2kg 余，自感头昏痛稍减，但又食少嗜卧、身软乏力，未予治疗。后因大怒痛哭后，渐至视物昏花，眼前如蚊蝇飞舞，自服苦寒清肝之石决明，症不减，反致五心烦热，加服羚羊角粉，共计 40g 余，烦热稍减。即去游峨眉山，值夏日炎炎，身汗如洗之际，忽遭雷雨，山上寒风刺骨，衣里冷湿。次日晨，雾云迷漫，寒气袭入，急急下山，行至山脚，月经来潮，色红量多，腰冷小腹坠胀，面目浮肿，3 日经尽，浮肿、坠胀亦随之消失，但又五心烦热，坐卧不宁，喜用冰搓手，大便秘结，食欲亢进，自服番泻叶、酒大黄、大承气汤等，大便暂通，停药如故。如此 3 月，便秘未愈，更增小腹坠胀、冷痛，诸般调治，奈证情繁杂，不得要领，终未获效。现小腹寒冷坠胀作痛，五心烦热，喜触冷物，视物模糊，有如蚊蝇飞移，大便秘结，小便清长，舌质淡红而润，苔少，脉细缓无力。先拟肾著汤加味，温脾胜湿，摄纳虚浮之阳。

干姜 12g　茯苓 30g　甘草 30g　生白术 30g　半夏 12g　白芍 12g

二诊：6 月 17 日。4 剂后大便通畅，腰冷及五心烦热减轻，但腹中雷鸣，小腹冷胀疼痛难忍，月经又临。舌质红、苔薄白、脉细无力。药后得效，虚阳有所摄纳，内寒真象毕露，拟大剂温肝暖胃、补养气血之剂为治。

吴茱萸 10g　桂枝 10g　当归 10g　白芍 18g　川芎 10g　丹皮 6g
潞党参 10g　阿胶（烊化）10g　麦门冬 10g　法夏 10g　生姜 10g　紫
石英（先煎）18g　甘草 6g

4剂。

三诊：6月22日。月经呈块状排出后，小腹胀痛减轻，仍觉冷，舌
质淡、苔薄白，拟肾著汤。

甘草 30g　干姜 18g　茯苓 30g　生白术 30g　天雄片（先煎）24g
法夏 12g

4剂。

四诊：7月1日。腰及小腹冷痛大减，仍视物昏花，如有蚊影，腹
中雷鸣，舌淡、舌边瘀紫，脉细缓无力。上方去法夏、天雄片，加桂枝
10g，红花 10g，2剂。

五诊：7月8日。视物变清晰，蚊影消失。小腹仅早晚时有冷感，
手足心热，腹中雷鸣反加重。仍予温运脾肾、蠲饮利湿之剂。

甘草 30g　干姜 12g　茯苓 30g　生白术 30g　制附片（先煎）24g

4剂。

六诊：7月20日。症情良好，腹冷痛及腹中雷鸣消失，惟五心仍觉
烦热，以肾气丸调补肾气，摄敛虚浮之阳。

大熟地 18g　怀山药 18g　枣皮 10g　泽泻 4.5g　茯苓 10g　牡丹皮
10g　肉桂 10g　制附片（先煎）24g

服4剂后，诸症痊愈。

按：本例初期因自服大剂厚味滋腻，影响脾胃运化，湿饮内停，加
之性情郁怒，暗耗肝阴。肝开窍于目，目为精之窍，肝之精气不得充盈

两目，水气却上蒸迷蒙，致视觉昏花，有如蚊蝇飞绕。此时理应养肝除湿，反误用苦寒清肝，不仅肝阴愈伤，中阳亦受戕伐。继因登山劳累，于身热汗出之时又遭风雨雾露之侵，时值经潮，寒湿乘虚而入，流着于内。正如《金匮要略·五脏风寒积聚病脉证并治》所说："……身劳汗出，衣里冷湿，久久得之，腰以下冷痛，腰重如带五千钱，甘姜苓术汤主之。"患者随后出现便秘，亦非热结阴亏，乃阴寒内盛，脾肾气化不行，大肠传导失司，即肾为胃关，肾司二便之义。用苦寒峻下之味，徒伤阴耗气，病焉得愈！故初诊径投肾著汤，加半复燥湿运脾、白芍柔肝护阴，4剂得手。二诊，腹中雷鸣，乃阳气欲复，与阴寒相争激而作声，小腹冷痛甚，乃下焦虚寒，气血不足，故以吴茱萸汤、桂枝汤、四物汤三方合用，加阿胶、麦门冬、紫石英养血暖宫。缓解后，仍守肾著汤加味治之，终使阴寒消散。最后以肾气丸调补阴阳、强固肾气，虚阳得潜，烦热即除，诸症悉愈。

四、虚寒腹痛

何某，男，60岁，射洪县干部。

初诊：1981年11月13日。10余年来少腹和脐周冷痛，反复发作，每发腹内拘急如冷风扇入，疼痛1个多小时方缓解，严重时日发数次。胸脘闷胀，入冬畏寒尤甚，入夜则周身四肢酸楚疼痛，长期夜难安寐，入睡后常惊惕呻吟，平时倦怠，纳少，多食则腹胀吐酸，小便滞涩而夜尿频多，苔白滑润，脉沉涩。辨证为脾肾阳虚，中焦寒凝气滞，先拟温中散寒，大建中汤加减。

潞党参24g　干姜10g　蜀椒6g　吴茱萸6g　砂仁（后下）10g
青皮10g　广木香6g　饴糖30g　甘草6g

3 剂。

复诊：11 月 16 日。少腹脐周冷痛显著好转，肢体痛减，脘痛胸闷消除，夜眠惊叫已止。四肢仍有凉感，夜尿多，苔少质淡，脉仍沉细缓涩。拟补肾扶脾、温阳散寒，肾气丸加减。

肉桂 6g　制附片（先煎）10g　熟地黄 18g　枣皮 10g　怀山药 18g　枸杞子 18g　覆盆子 18g　小茴香 10g　补骨脂 10g　杭巴戟 12g　益智仁 10g　台乌药 10g

继服上方半月，遂愈。

按：《金匮要略·腹满寒疝宿食病脉证治》说："夫瘦人绕脐痛，必有风冷。"《诸病源候论》说："久腹痛者，脏腑虚而有寒。"本例年老，腹痛缠绵日久，拘急冷痛如风贯入，责之于脾肾阳虚，阴浊内凝；长期肢身疼痛、夜眠惊呼、脘痞胸满，亦因阳气不得宣发，寒凝气滞所致。大建中汤温中散寒而止疼痛，功力甚著，佐吴茱萸、砂仁、青皮、广木香，以散寒理气，温通并行，诸症自减。脾阳根于肾阳，关系至密，中阳久虚，累及肾阳亦虚，故继之补火生土，脾肾并调，用肾气丸加味守服而愈。另，腹痛满胀之疾，须慎用白术，以免有壅中之弊。

胁　痛

案1　梅某，男，46岁，工程师。

初诊：1975年2月22日。右侧胁肋疼痛4年多，经地方和部队医院先后检查，均诊断为肋间神经痛，曾用普鲁卡因肋间神经封闭治疗，服解热止痛片和逍遥散、龙胆泻肝汤、一贯煎等方药100余剂，疗效不显。仍隐痛，时刺痛，痛处固定，入夜或贴卧凉席痛势更剧。舌体紫暗，脉沉涩。辨证为寒凝血滞，瘀血入络，用叶天士温通血络法。

当归须10g　赤芍10g　广茜根10g　炒蒲黄（包煎）10g　五灵脂（包煎）10g　丹参10g　桂枝10g　乳香10g　炒小茴香6g　香附炭10g　青葱管3根

二诊：3月1日。进4剂后，疼痛大减，本前方再服4剂。

三诊：3月8日。胁肋隐痛消除，右侧入夜时无不适，但牙龈、口舌生疮疹，用清泻胃热、凉血驱风施治。拟清胃散加味。

升麻4.5g　当归10g　黄连6g　丹皮10g　生地黄10g　神曲10g　炒麦芽10g　僵蚕10g　防风10g　黄芩10g　细辛3g　白芷10g

服2剂后，胁痛未作，牙龈热痛及口舌疮疹亦愈。

按：人知肝脉布胁，胆脉循胁，胁痛多肝胆为病，然施治须药证相符，方能奏效。本例胁痛辨为寒邪深入血络，是因右胁刺痛部位固定、舌体紫暗、脉涩等症为瘀血阻络之据；入夜或睡卧凉席痛势特甚，亦是寒主凝滞、收引之故。叶天士所谓久痛入络即与本病相合。故初诊以温血通络为治，4剂后病势大减。二诊守方重服，右侧胁肋疼痛消除。复因新感风热，加之药性偏温，胃燥复生，出现齿痛及口舌疮疹，给清胃散加清热驱风之品，二剂即平。4年之患，两旬而愈。前医以疏肝、柔肝、清肝泻胆诸法不愈者，药证未符之故。

案 2 杨某，女，38 岁，成都某研究所职工。

初诊：1980 年 11 月 10 日。患慢性肝炎并胆囊炎 5 年，服中西药虽多，但右胸胁部位疼痛绵绵，掣引后背作胀，肝功化验转氨酶一直偏高，嗳气频作，急躁，稍不遂意即发怒，心烦失眠，脘痞纳差，头昏乏力，口中长期涎腻干苦，大便干，舌红苔薄腻，脉双手弦滑微数。证为肝胆气郁，痰热阻滞，治拟疏肝清热、涤痰理气。

柴胡 10g　黄芩 10g　黄连 6g　瓜蒌 12g　法夏 6g　枳壳 10g　青皮 10g　桔梗 10g　花粉 15g　甘草 3g

二诊：11 月 17 日。药后疼痛稍减，但右胁引胸前痞塞仍甚，且右胁下如掌大灼热疼痛，小便短黄，大便干结，口干苦。前方去桔梗、花粉，加延胡索、焦山栀、川楝、郁金各 10g，增强疏肝利胆之效。

三诊：11 月 21 日。服上方 4 剂，效果仍不明显，口干苦，夜间尤甚，胸痞胁胀，灼热刺痛时作，脉证如前。一再潜思，始悟此乃病延日久，疏泄失司，气血郁滞，痰湿化热，伏郁不透之故，法当疏泄肝胆、清透邪热为治。

丹皮 10g　山栀仁 12g　柴胡 10g　白芍 10g　枳壳 10g　延胡索 10g　川芎 4.5g　郁金 10g　茵陈 15g　白茅根 30g　麦芽 12g　甘草 6g

服药后，胁肋及胸背灼热、疼痛消除大半，心烦口苦亦减，小便清长。续服 4 剂，尔后适量增入健脾和胃之鸡内金、炒谷芽等调治半月，痛胀消失，二便恢复正常，眠食均好转，查肝功各项指标均正常，遂停药。

按： 本证初投柴胡陷胸汤不效，说明证因肝气郁结，胆胃失和，气滞湿遏，久而化热蕴伏血分，难以外透，单纯用疏肝泄热、行气除湿之品难以奏效，必须配合清泄厥阴伏热之品，故选入山栀仁、粉丹皮，取其善清肝胆屈曲之火，再以川芎、郁金气血两透，重用茅根，清利阴分湿热，使从小便而解，合以茵陈、生麦芽等皆能透解伏热，合疏利肝胆、健脾和胃诸药，使气、血分郁热一并清解，肝舒脾畅，疼痛得愈。

案3 郑某，女，37岁，剑阁县长岭公社农民。

初诊：10月13日。高热持续20天不退（体温37.8℃～39℃），口干口苦，呕恶不食已半月。全身瘦削，肌肤甲错，身目俱黄，黄疸指数32U。呼吸喘促，胸胁苦满，心烦不安，神糊吃语。舌苔黄燥，舌质干绛，脉虚数无力。病属肝胆湿郁，秽浊阻窍，津亏热炽，气阴欲渴。急用加减复脉汤合犀角地黄汤化裁，重加人参，冲服安宫牛黄丸，共奏滋养气阴、凉营开窍之功。

红人参10g　大生地24g　麦门冬18g　阿胶（另包，烊化）10g　白芍18g　犀角粉1.5g　牡丹皮10g　安宫牛黄丸2粒

2剂。

二诊：10月15日。服上药2日后，神识渐清，呕恶止，心胸烦躁、呼吸喘促大减。但高热仍存（38.5℃）。惟觉腹中饥饿难忍，虽进米粥、馒头150g，饥饿仍未尽除。神疲欲眠，余症同前。证属气阴大亏，肝风扰胃，仍本前法，加龙、牡潜镇息风。

红人参10g　大生地24g　麦门冬18g　阿胶（另包，烊化）10g　白芍18g　犀角粉3g　生龙骨（先煎）24g　生牡蛎（先煎）24g

三诊：10月30日。服上方4剂后，T形管自行脱落，身目发黄减退，胃中饥饿大减，肌肤甲错好转。舌体润泽，苔黄已退。后以加减复脉汤

进退 94 剂，病人健康恢复。

按：本例系高热持续，阴液耗亏，而又经胆道探查取石、胆囊减压等手术，致使精血愈伤，兼以肝胆湿郁，秽浊阻窍，酿成气阴两虚、津亏热炽等正虚邪陷重证，急宜清滋气液及凉营开窍为首要。因肝肾阴伤已极，故用加减复脉汤合犀角地黄汤，重加人参以扶正救逆。冲服安宫牛黄丸凉营开窍。服后气津初复，邪热得减，神气得清，阴虚津亏之虚象大显，故饥饿难忍，引谷自救，有虚风欲动之象。遂以前法去牛黄丸，以滋养气阴为主，更加龙牡重镇息风，服后气津得复，风息热泄，身目俱黄消除。继以加减复脉汤 90 余剂，历时 2 月余，终告痊愈。

案 4　杨某，女，48 岁，剑阁县元山公社农民。

初诊：1974 年 2 月 25 日。

病人素患痛症，入院前 3 日，于赶集返家途中，突发右上腹剧痛，伴以发热恶寒、呕恶头痛。发病后经当地医生诊疗，病痛未减。现疼痛未除，呕吐苦水，坐卧不宁，大便 3 日未解，小便色如浓茶，急诊住院。入院时体温 39℃，呼吸 24 次 / 分钟，脉搏 128 次 / 分钟，血压 80/60mmHg，心率 128 次 / 分钟，神志清楚，皮肤及眼目轻度黄染，右锁骨中线肋缘下偏左扪及鸭蛋大梨形包块，腹部无反跳痛，肝脾未扪及。住院后经抗感染、静脉补液、对症治疗，体温降为 38℃，腹痛停止。但第 2 日突见神志恍惚、呼吸急促、脉细数而弱，血压 50/40mmHg，血红蛋白 103g/L，白细胞 36.8×10^9/L，淋巴 6%、单核 0%、酸性 2%、带核 15%、中性 77%，尿少。印象：胆道感染伴败血症及中毒性休克，加用氢化可的松、乳酸钠液、升压药 654-2、毒 K、输氧等措施，血压继续下降。病者家属要求中医治疗。

症见闭目昏睡，呼之不应，身浮肿，腹胀大，口燥唇裂，鼻翼扇动，5日未大便，小便量极少。舌质绛，苔黑而燥，牙齿燥黑，脉细数无力。辨证为里热炽盛，无水舟停，阴液干涸，邪实正虚。治宜清热增液、益气养阴，用张锡纯白虎加人参汤，以山药代粳米，合用增液汤加味，更配以疏通大小便的外治法。

红人参 10g　生石膏（捣细，先煎）30g　麦门冬 18g　肥知母 15g
大生地 24g　广玄参 18g　怀山药 24g　白茅根 30g　枸杞子 15g　甘草
5g　鸡子黄 1 枚

2 剂。

嘱患者家属以上药用水煎去渣取汁后，入鸡子黄搅匀，徐徐少量喂入，每日 1 剂。外用肥皂塞肛，热盐加葱熨脐腹以通利二便。

二诊：服第 1 剂及盐葱熨腹、肥皂塞肛后，便意频作，解出黑色硬结粪块 5 枚，小便通利，量亦增多。神志渐清，呼之能应，身热渐减（37.8℃）。舌苔微黄、舌质红绛无津，小便黄少，脉细数。仍宗前法。

红人参 10g　生石膏（先煎）24g　怀山药 18g　白芍 18g　枸杞子
12g　大生地 18g　熟地黄 15g　沙参 24g　玄参 10g　牡蛎（先煎）24g
鸡子黄 1 枚

2 剂。

三诊：神志清，能食粥少许。口舌干燥，身痛乏力，大便已不硬结。舌质红绛有津，脉象细数。

党参 30g　怀山药 18g　枸杞子 18g　白芍 18g　生地黄 24g　麦门
冬 18g　生牡蛎（先煎）30g　阿胶（另包，烊化）18g　生甘草 5g

四诊：服上方 4 剂后，诸症好转。后以益气养阴之法，辅以藕粉、米粥调养月余，病得痊愈。

巴蜀名医遗珍系列丛书

按：本例为里热炽盛，阴液干涸，邪实正虚之证。由于里热内伏，脉不见浮洪；阴液耗损，不能上潮，症见口唇燥裂、苔黑乏津、齿燥便干；邪热深陷，故神昏不语；二便不利，故身肿胀满，皆属热盛津伤而致肠燥溺涩。故仿《温病条辨》黄龙汤义，以张锡纯白虎汤加人参合增液汤清热增液、益水行舟。不用大黄逐肠胃之结，以免重伤气阴，代之以葱盐热熨脐腹及肥皂塞肛以通利二便的外治法。此即《温病条辨》所说："温病中，下之不通者……其因正虚不运药者，正气既虚，邪气复实，勉拟黄龙法，以人参补正，以大黄逐邪，以冬地增液……以大队补阴而生。"张锡纯亦说："遇阳明热炽，而其人素有内伤或元气素弱，其脉或虚数或细微者，皆投以白虎加人参汤……以生山药代粳米，则其方愈稳妥，见效亦愈速。"药后热退神清、二便通利，邪得出路，气津渐复，最后以益气养阴、糜粥调养而收功。

鼓　胀

案1　何某，男，30岁，蒲江县教师。

患者于1980年7月初发病，全身乏力、腹胀、食欲减退、厌油、全身皮肤及巩膜发黄，入当地医院治疗半月，经保肝、抗病毒及对症治疗，无好转。进而出现腹水、两肋胀满、呕吐腹泻。查肝功能：转氨酶389U，脑絮（+++），麝浊18U，黄疸指数35U。于7月下旬转送某医院，以病毒性肝炎活跃期收入住院部，诊断为亚急性肝坏死。治疗中病情持续加重，肝功能恶化，腹水迅速增多，下肢浮肿，小便极少，蛋白比例倒值，总蛋白5.9g，白蛋白2.55～3g，牙龈时出血，咳痰和鼻孔中有血丝和少量紫黑色血块，精神衰惫，脘腹胀闷，纳差，时欲泄，便溏不爽。除用西药常规治疗并用激素、乙肝灵及输血外，两月内连续输入人体白蛋白10支，水肿短暂得控，停用白蛋白则肿胀如故。医生认为，患者肝功能损害严重，难以挽救。患者家属抱一线希望，转请中医会诊。当时患者面色萎黄晦暗，全身皮肤发黄，精神委顿。腹周77cm，膨隆如鼓，两肋痞胀微痛，虽矢气而腹满不减。小便短赤，夜尿频少，用大剂西药利尿，小便仅能维持700mL/d，下肢浮肿，按之凹陷。肛门坠胀，频频欲泄，但泄少而不爽。日纳食100～150g，食后痞胀更甚。唇深红而干，口甜腻乏味。舌质红，无苔少津。脉象左弦细，右沉缓无力。动则气短，夜寐不安，多梦易惊。

初诊：1980年10月5日。症如前述，脉症合参，乃肝脾失调，土虚木败，气郁水结，而致痞满鼓胀。急当扶正固本，大力培运脾土而疏肝木。以香砂六君子汤加味。

　　白晒参6g　潞党参18g　焦白术10g　茯苓18g　陈皮6g　法夏

10g　砂仁（后下）4.5g　枣仁10g　黄连3g　枳实1.5g　枸杞子18g
牡蛎（先煎）18g　甘草3g

4剂。

二诊：10月11日。药后小便稍增，下腹坠胀稍减，不矢气，但嗳气，腹满硬胀，大便日四五行，小便黄赤。舌质光红，舌苔中后部黄腻。再运脾理气，佐以利湿通络。

枳实10g　白术18g　青皮6g　砂仁（后下）6g　茯苓皮18g　焦山栀10g　丹皮10g　白茅根30g　茵陈10g　苍术10g　玄参10g　车前子（包煎）10g　佛手10g　香橼4.5g　通草6g　丝瓜络10g

3剂。

三诊：10月20日。尿量增加，可达1100～1300mL/d，胀满已减。口能知味，肠鸣矢气，大便稍成形。但腹围如故，肋胀引两背，动则气短心累。脉象左弦，右缓弱无力。再拟培土泄木、调理肝脾。

潞党参18g　白晒参6g　焦白术10g　茯苓18g　陈皮6g　法夏10g　砂仁（后下）4.5g　车前子（包煎）10g　枳壳3g　佛手4.5g　鸡内金10g　炒谷芽15g　甘草3g

四诊：12月2日。服上方10剂后，病情明显好转，胸胁及脘腹痞胀更为减轻，小便量白天有所增多，下肢水肿消失，腹围减至70～73cm。眠、食均较前好转。11月28日，病员食油腻和生冷水果后，病情骤然反复，呕吐3次，食物残渣中带少量紫黑血块，头昏乏力，心空悸，汗出，呃逆频作，嗳气腥腐。脉沉细，舌质光红、少苔。乃中气受损，肝胃气逆之象。急固气养阴、和胃降逆，拟生脉散合旋覆代赭汤。

白晒参10g　陈皮4.5g　麦门冬10g　北五味10g　法夏10g　茯神

12g　枣仁 12g　焦白术 10g　旋覆花（包煎）10g　代赭石 15g　竹茹 10g　柿蒂 7 个

3 剂。

嘱熬糊米水频频呷服。

五诊：12 月 8 日。连服 3 剂后，前述症情明显缓解，再续服原方 4 剂，病情稳定。但小便量又少，日仅 800～1000mL；胸脘及胁背痞胀，心下满闷；腹胀肠鸣，便溏，口干，每餐仅食 50g 许，食后犹感脘闷腹胀。唇红，舌燥少津，脉细弦微数。系虚热与水湿搏结，中焦升降失司，拟清热利湿以消痞满，泻心汤加减。

黄连 4.5g　黄芩 10g　法夏 10g　枳实 2.5g　淡干姜 4.5g　白豆蔻（后下）6g　猪苓 10g　泽泻 10g

4 剂。

六诊：12 月 18 日。脘痞及腹、胁胀满有减，腹部按之和软，小便增至 1200mL/d，色渐清。但小便余沥不尽，舌苔中后复腻。依前法加宽胀清利之品。

白晒参 10g　黄芩 6g　黄连 4.5g　干姜 10g　法夏 10g　厚朴 4.5g　白豆蔻 6g　大腹皮 10g　广玄参 12g　花粉 10g　茅根 30g　车前子（包煎）10g

2 剂。

此后，在泻心汤的基础上，酌情配合六君子汤以补胃气，并兼与宽气、利尿、滋液复方并进，约 20 剂，病情稳步好转，下肢水肿未再发生，腹部膨隆消失，腹围减至 68cm，胀满大减，大便成形，日 1 次。纳食增加，每日可进食 150～300g，精神渐复，可轻微活动，小便增至 1400mL/d。肝功能检查：转氨酶正常，蛋白仍偏低。于 12 月底出院，继续服用中药调治，除配合少量西药利尿外，停服其他西药。

七诊：1981 年 1 月 5 日。小便量恢复正常，每天 1700 ～ 1800mL，但白天尿少，夜间尿频。纳食后尚觉脘腹饱胀、口中乏味，肠鸣，大便时溏。腰膝酸软，目睛干涩，唇干，舌红少津，脉仍细弦缓弱。患者中土生机虽复，但病久精气亏虚，当补益脾肾、培补根本。

红参 6g　焦白术 10g　黄芪 18g　茯苓 18g　砂仁（后下）10g　木香（后下）6g　陈皮 6g　法夏 10g　熟地黄 18g　菟丝子 18g　巴戟 10g　怀山药 12g　枣皮 10g　泽泻 10g　车前子（包煎）10g

此后，在六君子汤的基础上，或合一贯煎养阴柔肝，加重谷麦芽、砂仁、鸡内金等健胃运脾，或合茅根、椒目、防己等利水化湿，同时配合杞菊地黄丸早晚服用。并注意和情志、节房室、慎饮食。服药 2 个月，胀满消除，饮食及二便正常，腹围恢复正常（66cm）。1981 年 2 月底，复查肝功能，各项指标显示正常，蛋白总量由原来 5.9g 增至 6.6g，白蛋白由 2.5g 增至 3.8g，基本治愈。续用六味地黄丸调理收功。

按：鼓胀起于肝脾不调，发病在肝，累及脾肾。治疗应始终以调理脾胃为主，《金匮要略》说："见肝之病，知肝传脾，当先实脾。"用六君子汤为主加减化裁，贯穿始终，有补益中气、荣灌四旁、扶土荣木、升清降浊、去胀消鼓的妙用。后期以脾肾双补为法，因病久，肝脾日虚，累及肾脏，肾气不足，无以充养脾土。本病例为肾阴亏虚，水不涵木，以致肝脾益衰，虚者愈虚；又肾虚则膀胱气化不利，水湿为患，故后期在实脾中兼用滋补肝肾之剂以收全功。本例舌红少津，阴精虚耗，故用六味地黄丸合菟丝、巴戟等滋阴精以扶肾气，助疏泄以升津利水，是乙癸同治、脾肾双补之义。

治疗这类本虚标实的肝疾腹水，不可妄用攻伐，忌求速效，应慎选行气利湿、消积化瘀之品。本例以扶正固本为主，兼以疏利，是使鼓胀和水肿渐次消减，肝肾功能逐步恢复的关键。《顾氏医镜》说："鼓胀起于脾虚气损，治之当以大补之剂培其根本，少加顺气以通其滞，有类积者，以消导去其积，有夹热者，加寒凉以清其热，如单用大补而佐使不明，则必致壅滞，而胀愈甚矣。"本例治疗即体现了补中有通、阴阳互济、滋阴助阳的原则。而达到扶正祛邪、补而不滞的目的。

案2 陈某，男，46岁，成铁局干部。

初诊：1974年7月15日。病员于2个月前巩膜及全身皮肤发黄，右肋胀痛，脘连腹胀，厌油，不思食，便溏，双下肢浮肿，肝功异常，以急性黄疸性肝炎收入当地医院，治疗月余，未能缓解，更出现腹水，肝功能进一步恶化，白球比倒置，为1.8/4.6，伴脾功能亢进，凝血酶原时间延长，血象低，诊断为肝硬化，转来治疗。患者面色黧黑，全身晦黄，消瘦，神疲，腹胀如鼓，脚踝至膝肿甚，右肋痛，午后低热，时鼻衄，腹满便溏，不能食，小便短赤，口苦，苔黄腻，脉弦缓。合参脉症，乃土虚木郁，肝脾湿热蕴积血分，以致气血瘀阻，水道不利，而成中满鼓胀之证。病系标实本虚，急则治其标，治宜清利湿热、疏运肝脾，佐凉血通瘀之品，方用丹栀逍遥散合茵陈四苓散加味。

川柴胡18g 当归10g 生白芍10g 生白术18g 炒枳实10g 板蓝根15g 丹皮10g 焦山栀10g 茵陈24g 车前子（包煎）18g 郁金10g 延胡索10g 白茅根30g 茯苓皮24g 炒谷芽12g 炒麦芽12g 甘草6g

服15剂后黄疸消退，低烧除，鼻衄亦止，小便较前通利，腹水有减，纳增。但右脘、胁痞胀隐痛，气短心累，肝功能有所恢复，但白蛋白仍低，脉弦缓，重按无力，舌边有紫瘀。此湿热之邪虽减，但肝络久瘀，气血壅滞，癥积未消，乃于运脾疏肝之中增入活血通络、消导癥积之药，攻补兼施，缓图而效。

潞党参30g　黄芪30g　柴胡10g　茯苓18g　焦白术10g　陈皮10g　法夏10g　白芍10g　炒枳实10g　郁金10g　莪术10g　三棱4.5g　茵陈18g　丹参24g　桃仁10g　白茅根30g　甘草10g

1个月中约服20剂，腹水全消，浮肿亦平，胁胀、腹满显著减轻，短气心累好转，食欲复常，肝功能续有改善，乃以平补气血、调治肝脾之归芍六君汤善后，至1973年底获愈。肝功能恢复正常，眠食俱佳。此后随访状况一直良好，已上班工作。1982年来蓉，见其康复如常人。

案3　任某，男，43岁，在某铜矿工作。

初诊：1981年1月9日。平日嗜酒，性急躁易怒。1个半月前患感冒、腹泻，服西药泻暂止，但不思饮食、恶心呕吐、头晕腹胀，继而全身发黄，腹水骤起，日趋严重。以急性肝炎、肝硬化入当地医院治疗，无明显好转，转来门诊。肝功能各项指标均显示较严重损害，白、球蛋白比例倒置，黄疸指数120U。患者腹部膨隆如鼓，腹上青筋显露，全身及巩膜深黄、晦暗不泽，尿少色赤，大便泄泻稀水不畅，日多达10余次，双下肢浮肿，胁肋胀满、时刺痛。纳呆，食后胀甚，矢气稍减，继而复胀，嗳气频频，气短促，夜难平卧，困倦乏力，口干心烦，鼻衄常作，舌红、白腻苔满布、干而少津，脉虚软无力。辨证为脾虚肝郁，湿热蕴结，先拟运脾和中、疏肝化湿，以固护虚弱之中土，用柴芍六君汤加味。

白晒参6g　潞党参24g　焦白术10g　茯苓12g　柴胡10g　当归

10g　白芍 10g　石斛 10g　陈皮 6g　鸡内金 6g　炒扁豆 6g　甘草 3g

二诊：服药 8 剂，气短、神疲、腹胀有减，纳食知味，黄疸减轻。大便溏，日 3～4 次，腹鸣，小便仍少，午后畏寒，时有烘热、心烦、眠差，舌脉如前，治以调理升降、清利湿热、分消痞满之法，用东垣中满分消汤加减。

红参 6g　干姜 10g　黄芩 10g　黄连 4.5g　焦白术 18g　猪苓 10g　泽泻 10g　砂仁（后下）10g　白芍 12g　郁金 1g　枳实 10g　茵陈 18g　茅根 15g　车前子（包煎）10g

三诊：服上方 6 剂，小便增多，黄疸显著消退，痞胀减轻，肋痛轻微，腹围缩小 4cm。原方去白芍，加大腹皮、木香，继服 6 剂，下肢浮肿消除，痞胀大减，腹围又减 5cm，大便转干，鼻衄未发，口干苦消除，黄疸轻微，饮食渐复，每餐可进 150g，但食后反饱作胀，夜可平卧，但右侧肋下压痛，改红参为党参，合平胃散又服数剂。

四诊：4 月 20 日。腹水基本消完，腹围共缩减 12cm，接近正常，偶感腹胀和疼痛，舌苔退，脉转有力，饮食和二便正常，肝功能亦恢复。再以健脾和胃、理气化湿以巩固善后。

柴胡 10g　当归 10g　白芍 10g　潞党参 24g　焦白术 10g　川芎 6g　茯苓 12g　泽泻 10g　香附 6g　甘草 6g　法夏 10g

2 个月后，诸症悉愈，停药，恢复工作。1982 年 5 月随访，身体完全恢复正常。

按:《沈氏尊生书》说："鼓胀……或由怒气伤肝，渐蚀其脾，脾虚之极，故阴阳不交，清浊相混，隧道不通，郁而为热，热留为湿，湿热相生，故其腹胀大。"本例正是由于不慎口腹，不节情欲，导致脾胃损伤，运化失职，浊气壅滞于中焦，肝木亦失其条达，以致气血郁滞，湿热积聚，中满痞塞，水道不利，鼓胀遂作。《内经》说"中满则泻之于内"，"下之则胀已"，多是指实证而言。本例鼓胀腹满，但泻利频作，虚羸少气，脉象虚软，已是本虚标实，不可轻用泻利之药，宜补脾制肝、分消疏导较为妥当，故治疗先用归芍、六君等补益肝脾、运化中土，稍加理气、除湿之品，意在扶助正气；继用中满分消汤，补虚泻实、升清降浊、疏理中焦、消除壅塞，加入茵陈、茅根、车前子清利血分湿热，郁金、枳实等破滞消积，合方中扶正之味，虽通利而不伤正，使鼓胀之势得以逐步消减。并本"衰其大半而止"的原则，后期以柴芍六君培补气血、调理肝脾，缓图善后而获愈。

慢性腹泻

彭某，男，62岁，内江地委干部。

初诊：1982年3月12日。1981年夏天因抗洪救灾，冒暑受湿，复加感冒，开始腹泻，使用多种抗生素，病情稍缓，但转为长期慢性腹泻。9月入某医大附院住院治疗，大便仍每日2～4次，溏稀黏涎，经20余次大便培养，多显示酵母菌、白色念珠菌和革兰阴性杆菌生长，临床诊断为霉菌性肠炎，曾先后使用制菌霉素、克霉唑、红霉素，大便一直溏稀，带多量黏液。该院会诊，认为西药不宜继续使用，故停药延请中医诊治。初诊时见病员形体虚胖，面色晦黄，少气懒言，大便每日2～3行，频觉少腹及肛门下坠，无疼痛、灼热及脓血，便后涎沫黏液甚多，食少，脘腹时胀，口淡无味，舌淡、苔白黄腻干，脉缓无力。证因夏伤暑湿，湿热蕴积，泄泻日久，中气受损，正虚邪恋，缠绵难愈，拟补中清肠之法治之。

红参4.5g　太子参24g　焦白术10g　茯苓12g　地榆18g　升麻6g
黄连4.5g　秦皮10g　枳壳10g　白头翁15g　甘草4.5g

意在用四君子汤固护中气，升麻、枳壳升发脾气而除后重下坠，合秦皮、黄连、地榆、白头翁清湿热、解蕴毒。

二诊：3月18日。服药4剂，仅腹胀、气短和下坠稍减，便溏稀如前，黏液仍多，脉象虚缓。病无明显进退，再继前法，加重升阳益胃之品。

升麻6g　柴胡10g　潞党参24g　黄芪18g　焦白术15g　陈皮6g
法夏6g　防风6g　枳壳10g　黄连3g　神曲10g　白头翁10g　甘草6g

三诊：3月24日。服前方4剂，大便每日仅1次，仍溏稀黏涎如涕，涂片和培养仍为霉菌生长，口淡无味，四肢清冷，纳食不香，心悸短气亦较明显。潜思此证正气倍伤，气虚不运，下陷而泄，黏涩肠垢已非湿毒，再从湿热清利殊有未妥。乃从前法中撤去清利苦重之味，纳入补脾固肾、升阳益胃之品，从脾肾两虚调治，以补中益气汤合四神丸加味。

升麻 6g　柴胡 10g　太子参 24g　黄芪 24g　焦白术 15g　茯苓 10g　陈皮 10g　法夏 10g　羌活 6g　防风 6g　枳壳 10g　肉豆蔻 10g　吴茱萸 4.5g

四诊：3 月 30 日。病员服后感觉良好，连进 6 剂，大便每日 1 次，成形，腹胀和下坠感消除，黏液已极少，四末温和，精神饮食俱增。腻苔渐化，脉尚不充。再于前方中加炮姜 10g，续服 8 剂，诸症均失，大便一直正常。该院连续检查大便，已全无霉菌生长。后予补中益气丸作为善后巩固，于 4 月中旬康复出院。

便 秘

一、阳虚肠燥便秘

黄某，男，73 岁，退休工人。

初诊：1981 年 3 月 27 日。自诉素有贫血，近年又患气管炎，1 个月来大便难解，用力努责需半小时以上，方能解出少许。肛门坠胀，肛头烧灼疼痛，掣引少腹及腰脊，便后 3 小时疼痛方能缓解，大便变细，干结带血，三四日一行。头昏，气短，心悸，食减，每餐仅食 50g 许，口干苦，夜间盗汗淋漓，口舌乏津，小便次数多而短黄，舌红中裂、苔剥少津，脉沉细有力。辨证为素体精气亏虚，阴分不足，燥热内伏，下迫肝肠，治宜养阴生津、润燥清热，用六味地黄汤加减。

明沙参 30g　生地黄 30g　怀山药 12g　枣皮 10g　牡丹皮 10g　玄参 18g　麦门冬 18g　肉苁蓉 18g　柏子仁 18g　枳壳 6g　寒水石 18g　蜂蜜 30g

4 剂。

二诊：4 月 10 日。肛门解便灼热疼痛大减，不再掣引少腹，大便稍粗，便血消失，每餐增至 100g，口干苦减。惟夜间虚汗多，气短心慌仍明显。此阴分燥热得减，但阴津亏耗，气液不足之象仍存在，继予滋阴润肠、益气养心之剂。原方去寒水石等，加人参益气生津，合甘麦大枣汤兼理心脾。

白晒参 4.5g　沙参 24g　麦门冬 18g　生地黄 18g　怀山药 18g　炒扁豆 10g　肉苁蓉 10g　玄参 12g　黑芝麻 10g　枣仁 10g　浮小麦 30g　大枣 6 枚　炙甘草 10g

4 剂。

巴蜀名医遗珍系列丛书

三诊：4月20日。大便隔日1次，不干结，便血消失，灼痛轻微，夜汗止，心慌、气短好转。原方去甘草、麦门冬、大枣、扁豆，适量增入枸杞子、胡桃肉等，以滋肾润燥。

四诊：5月2日。大便基本正常，日1次，不感吃力，但阴囊突然肿胀如鸡膝，坠痛，行动不便，小便短少，苔白、质淡红，脉沉细。此乃肝肾精气亏虚，厥阴经气下滞所致，原方稍加疏利肝气之品。

生地黄24g　枣皮10g　怀山药12g　丹皮6g　茯苓10g　泽泻6g
炒橘核4.5g　炒小茴香6g　荔枝核4.5g　车前子（包煎）10g

3剂。

服药两剂后小便通畅，阴囊肿胀全消，再予地黄汤加滋肾润燥之品数剂调理，诸症悉除，二便自调，舌脉平和，病愈停药。

按：本证属年老体虚，肝肾不足。"肾司二便""肝主疏泄"，肝肾精血亏虚，津亏肠燥故便秘难解，又兼阴分伏火，燥热下迫，故肛头灼痛连及腰腹，脉见沉细有力，以六味地黄汤加人参益气生津、玄参、麦门冬等养阴，合肉苁蓉、枸杞子、芝麻润肠通便，加寒水石清泄伏热，症即缓解。努责日久，气虚下陷，郁滞肝脉，致阴囊肿坠如疝，法当疏理，但本例乃阴亏燥热之体，辛燥行气之品不可过投，仅用少量荔枝核、橘核、小茴香疏肝行滞，合地黄汤标本兼顾而收功。

二、气虚肠燥便秘

孙某，男，57岁，干部。

初诊：1981年12月7日。自诉2个月来晨起后颜面及下肢浮肿，小便减少，全身乏力，食欲下降，精神不爽，小便常规检查未见异常，予红霉素治疗。患者体胖，素有内痔、肛裂，自认"体虚多火"，常服大剂量清凉泻胃火之药，石膏用至100g左右。此次服红霉素10大，共80余片，浮肿未减。两周来反而大便干燥，日趋难解，诱发肛裂、痔疮，大便已3日不解，肛门坠胀灼痛，掣引少腹，用力努责，尤为痛苦。气短，头昏，腹胀，欲便不能，口唇干燥，不欲饮水，舌质淡、苔白少津，脉虚细涩。此为气虚血结，津亏肠燥之便秘，宜补中益气、和血润燥。

太子参24g　黄芪15g　当归10g　枸杞子18g　柏子仁18g　红花4.5g　酒大黄6g　枳壳10g　火麻仁12g　升麻6g　寒水石18g

4剂。

药后大便即基本通畅，肛坠灼痛已减大半，浮肿消退，原方继服4剂，诸症悉除，肛裂、内痔未再发。

按：本例患者自认"多火"，常服清泄之药，实则胃气已伤，服红霉素后更伤胃肠，而致中气虚损，津血不润，热郁脾约，上虚下实；气虚水不化，津液不布，则留滞泛肿。故选用太子参、黄芪、升麻等益虚陷之中气，气行则水自消，此治其虚；合火麻仁、柏子仁、酒大黄、枳壳润燥通腑，佐当归、红花寓通幽汤之义，治其实；伍寒水石泄燥金之热，除肛门灼痛尤有著效。标本兼顾，一投中的，再剂收功。另外，病者气虚伏燥，方中温升之黄芪剂量以中小为宜，如过量恐助燥金之实。

三、精亏肠燥便秘

宋某，男，78岁，干部。

初诊：1981年2月26日。主诉：大便长期干结难解。患者系退休高龄干部，形体消瘦，精神衰惫，语言低微，四肢颤抖，行动迟缓，需人搀扶。10年前患阿米巴痢疾，经治疗后获愈，6年前又患结肠炎，现检查结肠已明显变细。反复便秘，日趋难解，约10～15天方得一行，尚须服用大量麻油润肠，热水坐盆，甚则用手抠，大便干结如羊粪硬球，排解无力，努责过久，肛坠疼痛，肠风下血，服泻下通便药，便结更甚。气短太息，心悸汗出，气息不足，心烦，目不欲视，食少，每餐仅食少许稀软食物，常需输液和输入能量合剂等维系。食后脘闷、嗳气，少腹怯冷、时隐痛。小便清长，夜尿多。舌颤抖，舌淡，苔中后黄腻，脉象两寸沉弱，关尺弦缓稍大。所服前药，以通便泻下、滋阴清热、润燥滑肠之剂为多，皆乏效。乃思此高龄病人，证属下元亏损，精气虚极，血枯液涸，肠燥便秘，累及日久，大肠之传导渐将废弛，施治当着眼于肾。即拟大剂滋肾真精、补益气血以培其本，佐以润肠通导为治。

人参10g　黄芪60g　熟地黄24g　肉苁蓉18g　当归10g　龟板胶（烊化）12g　鹿角胶（烊化）12g　枸杞子18g　柏子仁10g　火麻仁10g　砂仁（后下）6g　怀牛膝10g　枳壳4.5g　蜂蜜15g

10剂。

二诊：3月28日。药后大便一周一行，仍干结，但便血止，有矢气，解便时仍需用手抠和服用大量麻油。肛坠腹胀减轻，气短好转，饮食增加，晨可进牛奶250g，面食50g，中午50g，下午可食稀粥100g，精神稍佳。入夜下肢冷、上身微汗。口燥不欲饮，余症如前，舌脉未变。培补精血已见功效，继进前方，腑气已有通转之机，乃因势利导，配合小剂麻仁丸，每次1.5g，日1次。

三诊：4月11日。上方合麻仁丸服后，肠鸣响，泻下先溏后便，大便甚多。服10剂，大便可4～5日一行，不用香油润肠，仍干结，解时费力，但腹痛、肛坠续减，自觉中气增强，精神好转，言谈不感吃力，食欲渐开，胃纳增进，肢颤减轻，全身情况较好。舌淡，苔微腻。嘱以清淡食物、糜粥调养，迭进补益精气、健脾润肠之剂，以冀肾精充润，输转传导之功能恢复正常。

高丽参 10g　黄芪 60g　鹿角胶（烊化）12g　当归 10g　肉苁蓉 18g　枸杞子 18g　熟地黄 18g　柏子仁 18g　焦白术 10g　砂仁（后下）6g　陈皮 6g　白芍 10g　枳壳 4.5g　麦门冬 10g　怀牛膝 6g

麻仁丸减为每日 1/4 丸。

四诊：5 月 12 日。上方共服 10 余剂，大便 4～5 日一行，转为条状软便，解时无痛苦，肢颤消除，气短头昏、心悸汗出均大为好转，夜尿、肢冷亦减轻，口中津润。停服麻仁丸，原方易高丽参为党参，黄芪量减为 24g，去焦白术、陈皮、牛膝、麦门冬、白芍，守滋肾益脾、气血双补之法，缓调善后，又历月余，始趋平善，大便稳定为 3 日 1 次，自解，无不适感，精气还原，诸症渐次痊愈。

按：年迈体弱者便秘，多因阴气亏虚，血竭津枯，不能下润大肠，而致腑气难通，理当润燥养血为治。本例前期屡用此类治法而无效，解便更难，全身益衰，可知单纯从阴津亏损、脾约肠燥，或老年气血虚弱考虑，泛投滋润通降之剂，亦不对证。细审本例脉症，系病患日久，"穷必及肾"，下焦精血枯乏，其虚火燥结，皆因肾精亏虚之故。肾司二便，肾精亏虚，精不化气，气不化液，开阖失司，传导失职，如《医学正传》说："肾主五液，故肾实则津液足而大便润，肾虚则津液竭而大便秘。"肾虚者肾之精气亏虚也，单纯用滋肠通泄，则难奏效，通泄日久，反损正劫精，滋凉太过则遏滞气机，更令精不化气，皆属弊端。故施治关键在于补肾填精，药用甘温滋润，选用大剂鹿角胶、熟地黄、肉苁蓉、枸杞子、牛膝滋肾填精，重用人参、黄芪益气培本，当归、柏仁补血，稍用枳壳、麻仁通润腑气，适量加麻仁丸以助传导，有补而不滞之妙。精枯肠结，病笃日久，有形精血难以速复，乃守滋肾益精、调养气血之方近 60 余剂，肾精渐充，传导始复。

热毒痢

案1　鲁某，男，52岁，剑阁幺店公社农民。

初诊：1981年9月12日。自述近来收割稻谷繁忙，1日前突发腹痛，大、小便不畅。自服六一散后，小便虽获通畅，但病情加剧，下利脓血，恶寒喜温覆，虽和衣戴帽而卧并加厚被覆盖，仍寒战不止；胸腹灼热，手不可近。现症气粗似喘，呕恶时作，面红目赤，心如火焚，渴饮冷水，腹痛手不可触，下痢鲜血，里急后重。手足厥冷，躁扰不宁。脉象滑数，舌质干裂，苔黄燥生芒刺。病属疫毒深伏脏腑，上犯膻中，扰及神明。处以凉膈散化裁。

生大黄（另包，后下）10g　生栀子10g　连翘12g　黄芩12g　淡竹叶10g　牡丹皮10g　地锦草18g　薄荷（后下）6g　甘草5g　芒硝（另包，分次兑服）10g　牛黄（另包，分次兑服）3g

1剂。

二诊：便血及后重大减，气粗似喘，渴饮冷水及心烦狂躁均失。面目红赤，腹痛肢厥、寒战及胸腹灼热已除。思饮米粥，但仍呕恶时作。舌仍干裂，中部有黄燥苔。病系脏腑热毒未尽，津液伤损，仍本上方加减。

生大黄（另包，后下）6g　黄芩12g　黄连6g　北沙参18g　法夏6g　麦门冬10g　粳米30g　地锦草18g　生甘草5g

2剂。

三诊：呕恶及便血后重已止。口干欲饮，肛部微坠。脉细数，舌质微红、舌苔黄燥。再用益胃生津、清解余热之法施治。

北沙参24g　麦门冬12g　花粉18g　玉竹10g　怀山药12g　知母10g　炒谷芽12g　地锦草18g　生甘草5g

2 剂。

四诊：服后诸症俱宁，惟感身疲乏力，嘱以绿豆粥调养半月而康复。

案 2 李某，男，38 岁，剑阁县群运社工人。

初诊：1981 年 9 月 16 日。由其妻扶来就诊。头倾不立，面容憔悴。自述患痢疾已 2 日，腹痛按之尤甚，大便脓血，每日 8 ～ 10 次，里急后重。饮食不思，夜不能寐。舌质红、苔黄黑而燥，脉象细弱而数。病属气液大伤，毒热滞于肠道。方用增液承气汤加减。

红人参 6g　大生地 18g　玄参 18g　麦门冬 10g　黄芩 10g　白芍 10g　地锦草 18g　生大黄（另包，后下）5g

2 剂。

二诊：服上药中，大便解出硬结粪块 12 枚，外裹脓血，于解出后腹痛即止。2 剂服完，脓血已无，头始能抬，面色微红润。但仍夜寐不眠，舌质红、苔黄黑而燥，口干，手指有时蠕动，脉细弱而数。改用二甲复脉汤加味。

红人参 10g　大生地 18g　黑芝麻 24g　阿胶（另包，烊化兑冲）12g　麦门冬 12g　白芍 12g　生鳖甲（先煎）18g　生牡蛎（先煎）24g　生甘草 6g

4 剂。

三诊：服后黄黑燥苔消退，舌质转红润，睡眠安，手指蠕动停止。嘱以黑豆芡实粥调养，旋即康复。

案 3 赵某，男，42 岁，剑阁元山铁器社工人。

初诊：1974年11月2日。自诉患痢疾已1周，经医治无效。初病发热恶寒，腹痛胀满，里急后重，大便脓血，不欲饮食。现夜热不眠，烦躁口渴，时有神志恍惚，腹及背部见10余处瘀斑。舌质深红、舌苔黄黑而燥，脉沉数。方用犀角地黄汤加味。

犀角粉6g　生地黄18g　白芍12g　牡丹皮12g　紫草9g

2剂。

二诊：热退神清，大便脓血已止，紫斑色泽变淡且无新生，里急后重大减。现仍口干时烦，舌质红、苔黄黑而燥，脉沉细而数。改用黄连阿胶汤加味。

黄连5g　黄芩10g　白芍18g　阿胶（烊化）12g　鸡子黄（入药汁搅和内服）1枚

2剂。

三诊：渴止斑消，心烦及里急后重消除。脉转沉缓，舌质如常。嘱以绿豆粥善后。

按：热毒痢，古称疫痢，由感受暑热疫毒之邪直犯肠道所致，多发于夏秋之季，起病暴急，病势险重。证候以壮热烦渴、腹痛腹泻、下利脓血及里急后重为特点。治宜清热解毒为主。若邪毒炽盛内陷心营，而出现神昏抽搐者，又当清营凉血、开窍息风。若邪盛正伤，正虚邪陷，甚至气虚欲脱者，又当益气固脱。如夹有积滞阻塞肠道者，又须参用荡涤消导之法。

上述3例虽均属热毒下痢，但案1系疫毒内伏，寒热格拒的阳盛格阴之证，内而心如火焚，渴饮冷水，手足躁扰不宁，脉滑数，舌干裂、舌苔黄燥生芒刺；外则阳气闭郁于内，不能外达，而见手足厥冷、寒战不止，虽衣帽厚被其冷不减。且上焦有无形热邪充斥，面目红赤渴饮凉水，气粗似喘；中下二焦有形积滞，阳明腑实，呕恶时作，腹痛，手不可触，下痢鲜血，里急后重。遂用釜底抽薪之法，以凉膈散清阳明积热，使疫毒从大便而出，用牛黄、栀、芩、连翘、竹叶清解心肺火热；配辛凉轻扬宣散的薄荷，使无形之热邪得去，面目红赤等症得解；地锦草凉血止血；淡竹叶引热下归膀胱，从小便而出。闭郁之阳气由内而达于外，肢厥寒战得除。案2为气液大伤，热毒滞肠，以增液承气汤去芒硝之峻下，加白芍、地锦草增水行舟、凉血解毒，用红参以补元气之伤。服后虽里急后重、下利脓血等症得除，阳明积滞燥结得下，然因阴血大损，虽有甘寒增液之品，但因下焦精血耗损，水不涵木，故虚风内动，见手指蠕动等，故转用滋阴潜阳的二甲复脉汤，使精血得充，虚风得息，同时嘱食用芡实黑豆粥滋养脾肾，先天后天同治。案3为疫毒壅于肠道，血络被伤，故首用犀角地黄汤凉血消斑，继以养阴清热的黄连阿胶汤而收功。

巴蜀名医遗珍系列丛书

休息痢

张某，女，30岁，内江铁路职工医院护士。

初诊：1981年10月12日。自述3年前因患急性痢疾，经西药内服、输液等抗感染治疗月余，症状基本控制，但腹痛腹泻间歇发作，少则每日2～3次，多则5～6次，断断续续服苦寒燥湿的中药和抗感染的西药，两年多未效。后经某医院做乙状结肠镜检，结论为慢性结肠炎。现症：患者全身羸瘦，面色晦暗无华，语声低微，神疲气弱，小便短少，下痢日行5～6次，完谷不化，偶带脓血，黯淡不鲜，腹痛喜按，得温则减，四肢不温，恶寒蜷卧，欲寐不得，纳呆食少，舌淡苔少，舌体胖嫩有齿痕，脉微细。体温36.5℃，血红蛋白105g/L，白细胞$5×10^9$/L，淋巴40%，嗜酸性3%，分叶核56%。大便稀溏，色淡黄，伴有少量红白色黏液，涂片未见阿米巴滋养体，乙状结肠镜下见肠黏膜充血水肿，并有散在性朵状表浅溃疡。病属脾肾阳虚，阴寒凝滞，气血阻滞，肠道受伤的休息痢。治宜温阳散寒、涩肠固脱，桃花汤与真人养脏汤合方化裁。

赤石脂18g　干姜8g　白芍10g　太子参18g　当归10g　白术10g　肉桂6g　木香6g　诃子12g　肉豆蔻（去油）10g　罂粟壳12g　甘草5g

8剂。

二诊：11月2日。病员服上方8剂后，下痢每日减至1～2次，无脓血，但仍有神疲乏力、四肢不温、恶寒蜷卧、腹中疼痛、舌淡苔白、脉沉细等真阳衰微，沉寒未除之征。于原方加重干姜用量到10g，另增制附片10g，以获回阳救逆之功。服药10剂，阳虚阴寒诸证全除，纳谷香，下痢腹痛止，随访年余未发。

按：本例病员系医者过用苦寒燥湿药，虽湿热毒邪得除，但脾肾阳气大损，痢疾余邪入里寒化，出现久泻不止、完谷不化、滑脱不禁等少阴虚寒见症。《伤寒论》说："少阴病，下利，便脓血者，桃花汤主之。"《素问·至真要大论》说："寒淫于内，治以甘热。"故以桃花汤与真人养脏汤化裁，以添温中散寒、涩肠固脱之力，药后病势虽有转机，但病久阴寒内盛，真阳衰微。《伤寒论·辨少阴病脉证并治》中又说："少阴病，脉沉者，急温之，宜四逆汤。"因而在原方中重用温里回阳的干姜、附片扶阳而逐阴寒，寒去阳复而获愈。

虚寒痢

冯某，女，36岁，剑阁某医院医生。

初诊：1978年8月。始病时，全身恶寒，欲呕，腹痛，日下痢红白脓冻10余次，里急后重。自服白头翁汤，肌注庆大霉素、青霉素后，疗效不显。病已两月，脉沉无力，舌苔白，口不渴，面色晦暗，形体消瘦，语言无力，不思饮食，日下痢5～6次，大便乌黑如泥，里急后重，少腹冷痛作胀，手足不温，喜覆衣被。病属虚寒下痢，当归四逆汤加味。

当归10g　桂枝10g　白芍18g　细辛3g　木通6g　甘草6g　白豆蔻仁6g　黄芪18g　乌梅12g

服2剂后，恶寒消除，手脚转温，下痢每日1～2次，上方继服4剂，痢止病愈。

按：病始时全身畏寒、欲呕，为外感寒邪，本可表散而愈，反予治热痢下重之白头翁汤，苦寒败胃，致表寒乘虚内陷，脾阳受损，寒湿久郁，由气分伤及血分，故血色晦暗、大便如田泥。此时卫阳既虚，表亦未解，故用当归四逆汤温经散寒，又于调营通滞方中配黄芪升阳补气、乌梅酸敛固肠、白豆蔻温化寒湿，服6剂痊愈。

久 痢

案1 戴某，男，43岁，某厂干部。

初诊：1980年10月28日。患者自1973年患痢疾后，反复不愈，大便时溏时泻，夹带赤白黏液。今年3月开始下利脓血，近2月来加重，曾在某院做乙状结肠镜检及病理切片检查，诊断为慢性非特异性溃疡性结肠炎，经中西药物治疗未见明显好转。现痢下赤白黏冻，白多赤少，日4～5次，尤以晨起为甚，脘腹每觉下坠，即欲下利，腹部胀痛，肛门灼热，里急后重，口干不欲饮，舌苔微黄厚腻，松泡无根，脉濡软。此乃痢疾迁延，中气下陷，湿热滞留肠中。法当益气升清、清化湿热。宗东垣法，以升阳益胃汤加味。

潞党参24g 黄芪24g 焦白术18g 升麻6g 柴胡6g 羌活4.5g 炒枳实6g 黄连6g 苦参10g 神曲10g 粉葛根10g 甘草3g 荷叶10g 茯苓18g

6剂。

二诊：11月7日。大便脓血明显减少，每日仅2～3次。纳食后觉腹胀、嗳气，口干不欲饮，舌质淡红，苔腻渐化，仍宗前法。

潞党参30g 黄芪30g 焦白术10g 白豆蔻（后下）6g 砂仁（后下）6g 升麻6g 柴胡6g 神曲10g 木香4.5g 黄连4.5g 白头翁10g 甘草5g

6剂。

三诊：11月17日。上方服6剂后大便一日一行，色暗褐，有少量脓血，胃脘尚感嘈杂不舒，腹胀，舌苔白腻。此乃脾胃不健，湿热未清。治宜健脾和胃、化湿清热。六君子汤合香连丸加味。

陈皮 10g　法夏 10g　潞党参 15g　焦白术 10g　炒枳实 4.5g　黄连 4.5g　草蔻仁 4.5g　砂仁（后下）6g　海蛤粉 18g　木香 4.5g　甘草 3g　茯苓 15g

6 剂。

四诊：11 月 24 日。大便已无脓血，但有白色黏液，腹痛，肛门灼热、里急后重，舌苔根部黏腻。气虚下坠，湿热留滞肠道，腑气不利，宜佐调气，选补中益气汤、香连丸、三奇散合用。

潞党参 24g　黄芪 24g　焦白术 10g　当归 10g　升麻 6g　柴胡 6g　陈皮 6g　黄连 6g　木香 6g　防风 10g　枳壳 10g　甘草 3g

4 剂。

五诊：12 月 1 日。服上方 4 剂，腹痛、肛门灼热、里急后重等症均除，大便成形，但有少量黏液，口苦吞酸，脘腹嘈杂不适。治宜疏肝和胃，以升柴六君子汤合左金丸。

潞党参 24g　法夏 10g　焦白术 10g　陈皮 10g　吴茱萸 4.5g　黄连 4.5g　升麻 3g　柴胡 4.5g　甘草 3g　茯苓 10g

六诊：12 月 8 日。服药后前症均已缓解，胃纳亦可，惟大便偶见黏液，舌质淡、苔薄腻，脉濡弱。嘱慎调饮食，予参苓白术散（以太子参易人参）加苦参研粉吞服善后。

按：本案病情迁延日久，反复发作，导致中气下陷，脾运不健，加之湿热滞留大肠，腑气不利，证属正虚邪恋，故随证坚持以升阳益胃汤、补中益气汤、升柴六君子汤、香砂六君子汤等益气升清、健脾和胃，佐以香连丸、苦参、白头翁等清化湿热毒邪，当归行血和营，三奇散调理气机，所谓"行血则便脓自愈，调气则后重自除"。另外，注意调摄饮食，防其复发亦甚重要。

案 2 胡某，男，33 岁，成都某设计院技术员。

病人于 1975 年患痢疾 1 个月，用西药治疗后泻痢暂止，但大便一直溏薄，常带黏液和少量脓血。每因饮食不慎或劳倦受凉而反复发作，间或便秘，每次腹泻延续 3～4 天，泻后腹中空坠，心悸脘闷，呕恶嗳气，少腹两侧隐痛，约半月方能缓解。1979 年夏做痔疮手术后，腹泻加剧，日达 20 余次，便下脓血、黏液，大便多次培养，无细菌生长。经疗养、治疗 3 个月，未见好转。在某医院钡盐灌肠检查，诊断为慢性溃疡性结肠炎，伴左侧附睾炎，服药无效。

初诊：1979 年 11 月 19 日。面色无华，形体消瘦，体重仅 46kg，气短心慌，动则喘息，泻痢日 8～9 次。多则半小时一行，泻下赤白黏液甚多，里急后重，腹痛坠胀，痛引左睾，矢气不畅，手脚不温，纳少眠差，小便短少，舌质淡苔腻，中、根部灰黄，两脉沉弱无力。此症起于饮食不节，过度劳累，复感外邪，湿热内蕴，脾运失健，伤及脏腑，正气日衰，毒邪难去。病已缠绵经年，本元大亏，故症见脾胃虚寒，中气下陷，湿热积毒蕴滞结肠，乃正虚邪恋、寒热夹杂之证。拟扶正固本、调理升降，用补中益气汤合三奇散、驻车丸加减。

黄芪 30g　红参 10g　柴胡 10g　升麻 6g　陈皮 4.5g　焦白术 10g
防风 6g　枳壳 4.5g　地榆 15g　炮姜 12g　阿胶（烊化）10g　木香 3g
甘草 3g

二诊：服药 8 剂，气短心慌明显好转，不喘息，少腹坠胀和里急后重减轻。日下痢 4～5 次，少腹及左侧腹股沟掣痛，大便仍多黏涎，夹赤白，手脚欠温。再予清肠化湿、调气和血之剂，用薏苡附子败酱散加味。

制附片（先煎）10g　生薏苡仁 24g　冬瓜仁 18g　地榆 10g　肉苁

巴蜀名医遗珍系列丛书

蓉 10g　败酱草 18g　生白芍 12g　当归 10g　炮姜炭 12g　枳壳 4.5g
木香 6g　甘草 6g

三诊：连续服 13 剂后，泻利基本控制，黏液脓血减少，腹痛缓解，精神好转，饮食增加。但不能食油腻，左侧少腹时而掣痛，痛时可摸到条状结块，舌质淡红、苔黄腻，脉弦缓。此中气渐复，脾胃运化初开，但肠中湿热尚未除尽，继与益气和血、除湿解毒之剂，内服外用并投，以期根治。

白芍 30g　甘草 15g　黄芪 18g　怀山药 30g　苦参 6g　地榆炭 18g
蒲公英 30g

煎汤服。

黄柏 30g　苦参 60g　地榆 30g　白头翁 15g　滑石 30g　赤石脂 15g

浓煎做保留灌肠。

病人于 1980 年 2 月携带上两方回武汉探亲，服第一方 8 剂后停药，每日用第二方保留灌肠 1 次，坚持用药 50 天。腹痛、腹泻、便秘均消除，大便每日 1 次，无黏液脓血。5 月经武汉某院检查 3 次，均确定结肠肠壁光滑，无溃疡及出血点，病即痊愈。随访年余，未再复发，病员身体康复，眠食俱佳，体重由 46kg 增加到 56kg。

按： 本例辨证施治首先抓住了脾胃虚寒，中气下陷是久痢病机的"本"，而湿热蕴肠，搏结气血，泻利脓血为其"标"，故先扶正固本，大剂补中益气汤补脾胃、调气血、升清阳，以挽下陷之中气；继而连续用薏苡附子败酱散加味，清肠化湿、解毒祛瘀，收到了扶正祛邪之效。本例长期泻痢下重，腹中空坠，皆系气虚下陷，与一般湿热痢之里急后重有所不同，于补中益气汤中寓三奇散（黄芪、防风、枳壳）补中气而调升降，则下重自除。对气虚久痢、下重坠胀者，每用此法获佳效。本病缓解后易复发，配合局部用药灌肠，亦甚重要。方用黄柏、白头翁、地榆、苦参，清热解毒、除湿止痢，合赤石脂、滑石涩肠止利，敷补肠壁伤损，内外合治而获效。

案3 邱某，女，45岁，在某社队企业局工作。

初诊：1973年10月20日。主诉近两年来腹痛、腹泻，大便黏涩，中夹白色黏冻，反复难愈。经某院确诊为慢性结肠炎，服中西药治疗年余未效。现脘腹胀满，左侧小腹胀痛，尤以饭后2～3小时后为甚，触之感觉有食指状条形硬物。便秘与腹泻交替发生，腹泻时为黏液脓冻便，坠胀不爽，伴头晕、气短、心累心悸、全身畏寒、肢冷、面色萎黄，舌质淡、舌苔根部白腻，脉沉细而弦。病属痢久中气虚寒，湿毒痼积深伏肠道，先拟温阳益气、破结行滞。

红人参6g　大黄10g　制附片（先煎）18g　细辛6g　薏苡仁30g
红藤30g　炒枳实10g　炒地榆18g　白芍18g　甘草6g

4剂。

二诊：11月2日。患者自服上方10剂，头昏、心累、短气消除，寒冷大减，但仍腹痛、腹泻黏液脓冻大便，舌苔白腻，脉沉弦。中寒渐消，而湿毒痼积仍留滞未去，拟化腐浊、去湿毒，兼疏肝理气。

柴胡10g　白芍12g　枳壳10g　红藤30g　败酱草30g　蒲公英18g　滑石（先煎）18g　苦参12g　延胡索12g　小茴香12g

并以苦参30g，黄柏30g，红藤60g，蒲公英180g，白头翁180g，煎水取汁灌肠。

三诊：11月24日。服上方近20剂，并坚持每日灌肠，病情恢复良好，腹痛腹泻已止，大便成形，左侧小腹条形物触之消失，精神转佳，饮食亦增，面色较前光泽，白腻苔基本退净，脉细缓。后以四君加怀山药、滑石、地榆炭、白芍，配合健脾丸每日服用，稀米粥调理月余，完全康复。

案4 张某，女，27岁，护士。

初诊：1977年11月20日。自述从1972年起，出现腹胀、大便秘结，始则3～5天大便1次，继则5～7日1次，常需服蓖麻油、番泻叶、大黄粉等，方能解出。到1977年2月，开始交替出现便秘与腹泻，泻下黏液脓血、里急后重、左下腹疼痛，经所在医院检查，诊为慢性结肠炎。用西药磺胺、氯霉素、庆大、黄连素，中药椒梅理中汤、四逆散、白头翁汤、真人养脏汤等治疗，症未缓解。症见脐周阵痛，喜按，胃脘胀满不舒，手脚不温，患者面色萎黄，肌肉瘦削，倦怠无力，食欲差，大便时泻时秘，舌质淡、苔白，脉沉细而弦。证属中气虚寒，湿毒留滞肠间，先拟温阳导滞之大黄附子汤化裁。

制附片（先煎）4.5g　肉桂6g　厚朴10g　炒枳实10g　生白芍10g　木香6g　生大黄4.5g

3剂。

二诊：11月26日。药后痛势稍减，手脚温暖。腹泻加剧，每日3～4次，脓血黏冻减少，里急后重明显，时汗出，舌苔根部白腻，脉象细弦，拟桂枝加芍药汤和营止痛。

桂枝12g　炒白芍18g　生甘草10g　生姜10g　大枣2枚　广木香10g

3剂。

三诊：11月30日。服4剂后，脐腹疼痛缓解，腹泻日2～3次，里急后重减轻。温阳益气，佐消积导滞，用枳实理中汤化裁。

太子参24g　焦白术10g　炒枳实10g　茯苓18g　干姜6g　神曲10g　炒谷芽12g　鸡内金6g　肉桂4.5g　砂仁（后下）6g　生甘草3g

四诊：12月6日。服4剂后，大便泻出黑色硬块数枚，脐腹痛及腹泻减轻，里急后重已不明显。仍守前法。

太子参24g　茯苓18g　焦白术10g　砂仁（后下）6g　木香6g　神曲10g　炒枳实6g　肉桂6g　厚朴10g　生姜6g　法夏10g　甘草6g

五诊：12月20日。服上方6剂，脐腹疼痛消除，腹泻已止，但大便稀溏，带少许黏液，腹内肠鸣，胃纳仍少，舌苔白，脉沉细而弱。此邪毒已去大半，气血渐调，然正虚未复，拟参苓白术散补益脾胃、升清降浊。

太子参18g　焦白术10g　怀山药15g　炒扁豆10g　炮姜炭4.5g　砂仁（后下）4.5g　莲子心10g　芡实10g　炒谷芽12g　茯苓10g　陈皮6g　甘草4.5g

6剂。

六诊：1月2日。肠鸣已止，精神较前好转，大便仍溏，纳食无味，再拟补气健脾、开胃涩肠，以缪仲淳资生丸化裁。

太子参18g　焦白术10g　怀山药15g　炒扁豆10g　茯苓10g　陈皮6g　白蔻仁（后下）6g　泽泻10g　藿香10g　桔梗10g　莲子心10g　芡实10g　薏苡仁18g　炒谷芽12g　炒麦芽12g　甘草4.5g

上药6剂共研末，蜂蜜1kg为丸，每丸重10g，每次2丸，日服3次。1978年来信说，药后病愈，未再复发。

案5　岳某，男，49岁，技术员。

初诊：1979年5月24日。主诉4年前因患细菌性痢疾未彻底治愈，转成久痢，缠绵不愈。腹泻每日7～8次，甚或10～20次不等，泻下豆腐状黏液便或脓血性黏液便，每次便末均有少许成形大便，右下腹阵发性疼痛。1978年在某院做乙状结肠镜检，发现直肠9cm处有多个绿豆大溃疡，表面糜烂出血，14cm处肠黏膜充血水肿。大便常规：白细胞（+++），脓球（++），红细胞（++），吞噬细胞（++），经用三磺片、庆大霉素加生理盐水灌肠1个月，疗效不显。又出院经中药二妙散、三奇散、驻车丸、乌梅丸、赤石脂禹余粮丸、鸦胆子等加减治疗1年余，仍无显效。现病人形体消瘦，面色萎黄，倦怠乏力，纳差。每日腹泻4～5次，呈脓血黏液便，每次便末均有少许成形便，里急后重，右下腹阵发性疼痛，舌质红、苔根部白厚微黄，脉弦滑而细。辨证属脾虚夹湿毒之久痢，拟攻补兼施、健运脾气、除湿解毒。

红人参6g　怀山药30g　地榆炭30g　滑石（先煎）18g　赤石脂30g　三七粉6g　鸦胆子（装胶囊）30粒

6剂。

上药煎剂分3次服；鸦胆子胶囊，每次10粒。

另以苦参24g，黄柏30g，红藤60g，蒲公英180g，白头翁180g，浓煎取汁灌肠并熏洗坐浴。

二诊：6月26日。上方共服8剂，大便每日减为2次，脓血黏液仅少许，腹痛减轻，但感坠胀，舌脉同前。继以理气化滞、排脓解毒为治。

柴胡10g　炒枳实10g　白芍10g　蒲公英30g　生薏苡仁24g　冬瓜仁18g　焦山楂10g　鸡内金10g　甘草6g

6剂。

三诊：7月10日。大便黏液脓血消失，腹痛止，坠胀减轻，大便仍溏稀，日2～3次。以天水涤肠汤化裁，健脾利湿、活血导滞。

怀山药30g　白芍18g　滑石（先煎）24g　甘草6g　银花藤18g地榆炭24g　三七粉（另包，每次1.5g，日3次）30g

4剂。

四诊：7月20日。服药共8剂，大便成形，日1～2次，偶带少许黏液，无脓血，精神较好，倦怠乏力有所恢复，舌淡红、苔薄白，脉弦缓。用健脾柔肝，兼理余邪法善后。

太子参18g　白术10g　茯苓18g　白芍12g　黄连6g　甘草6g滑石（先煎）18g　地榆18g

6剂。

嘱服完上方后，另服健脾丸3瓶，每次10g，日服3次。药后病愈，未再复发。

按： 慢性非特异性溃疡性结肠炎，主要表现为腹痛、腹泻，呈黏液脓血便，或腹泻、便秘交替，症情时轻时重，迁延难愈，属于中医学中泄泻、肠风、久痢或休息痢范畴，多由饮食不节、情志失调、痢疾治不及时或治疗不当等导致。临床每见病人面色不华、倦怠乏力、纳差、手脚不温或畏寒、下腹阵痛、里急后重、下痢赤白状如脓涕、舌苔白腻、脉沉细弦数。多属脾胃虚弱，湿毒深伏肠道，以及肝郁乘脾，气滞血瘀之证，病情甚为顽固。《本草纲目拾遗》说："其积日久，渐次下坠，竟至大肠下口，直肠上口交界处，有小曲褶，隐匿于此，为肠秒最深之处，药所不到之地。证则乍轻乍重，或愈或发，便则乍红乍白，或硬或溏，总无一定。"本病治疗应视病情而予清热解毒、导滞排脓、温通破滞、活血祛瘀、行气止痛、健脾疏肝、化湿坚阴、温中固涩等法攻补兼施、寒热并调。在健运脾胃或温中固涩时，注意湿毒秽浊是否排尽，以免闭门留寇。本病毒秽痰瘀往往固结深伏，故需反复涤荡，基本病机属本虚标实，故攻不可峻厉、补不可壅滞，勿犯虚虚实实之弊。选方用药上，温通破滞常用《金匮要略》大黄附子汤，《千金要方》温脾汤化裁；清热解毒、导滞排脓常用白头翁汤、红藤、败酱草、苦参、地榆、薏苡仁、冬瓜仁、鸦胆子等；温运脾阳、缓急止痛用桂枝加芍药汤加味；活血祛瘀选当归、三七、赤芍等；行气止痛选四逆散、木香、香附、延胡索、川楝、橘核、小茴香等；后期健脾调胃常以参苓白术散加减，或加鸡内金、焦楂运脾化滞、清补而不壅滞。治疗过程中，患者饮食宜清淡，少食多餐，辛辣厚味、生冷瓜果均属禁忌。药物内服与灌肠配合运用，首以汤剂，后用丸药巩固疗效，可望根治。

消　渴

案 1　张某，男，50 岁，德阳二重厂干部。

初诊：1980 年 6 月 4 日。主诉：阵发性心慌心悸已 3 年，西医检查为高血脂、冠心病，曾入当地医院治疗未见好转。近日来口渴特甚，频繁引饮，心烦，夜间小便 4～5 次，体重减轻 5kg，查血糖偏高，尿糖（+++），诊断为糖尿病。西医用降糖药配合中小量胰岛素，中医按消渴施治，投甘寒养阴之剂，用玉泉丸、参麦散、白虎加参汤等，症情未见控制，遂来求治。当时症见夜尿多，心悸，心慌，头昏失眠，小便浑浊起泡，口渴多饮，一昼夜超过 4 瓶（2L 水瓶），口黏腻、时发苦，五心烦热、懊侬，初起饮食增多，近来锐减，大便先干后溏，苔黄腻，脉濡缓。辨证为湿热蕴结中焦，气不化津，必先令湿热分解，湿化热清，方可益脾转输为治，拟三仁汤合栀子豉汤。

藿香 10g　薏苡仁 24g　杏仁 10g　白豆蔻（后下）10g　法夏 10g　厚朴 10g　大腹皮 10g　陈皮 10g　焦栀 10g　淡豆豉 10g　滑石（先煎）12g　通草 6g

二诊：6 月 12 日。服药 6 剂，口渴失眠、口中涎腻等症减轻，脘腹闷胀好转，血糖有所下降，尿糖（++～+++），夜尿仍频而多泡沫，口渴，活动后心慌头昏，不耐烦劳，苔渐退，脉缓无力。宜调理脾胃、输转津液，用七味白术散健脾化湿、益胃生津为治本之计。

潞党参 24g　焦白术 10g　茯苓 10g　藿香 10g　木香（后下）10g　粉葛 12g　花粉 12g

三诊：7 月 10 日。患者服上方 17 剂，症情大有好转，复诊时精神爽快。喜诉：数月来口中干腻发苦，现舌上已有津液润泽，甚感舒适，口渴大减，日饮水1瓶即可，腹胀轻微，饮食知味，活动后不感心累，小便次数减少、色黄浊而臭，仍有泡沫，晚间心烦，头面散发小疖疮，查血糖又有下降，苔黄中腻，脉滑微数。运脾输津已获效，诸症得减，七味白术散不宜再服，恐温燥太过反伤津液，宜宣化中焦兼清利下焦余滞湿热，拟三仁汤加味。

白蔻仁（后下）10g　法夏10g　厚朴10g　苍术10g　黄柏10g　玄参18g　薏苡仁18g　藿香10g　滑石（先煎）12g　通草6g　杏仁10g　竹叶10g

6剂后，血糖降至正常。尿糖转阴，心慌、心悸和睡眠大有好转，饮食、二便亦趋正常，基本告愈。

案2　邹某，男，45岁，水电设计院干部。

初诊：1981年2月27日。主诉：发病3个月，口渴多饮而不得解，日饮水3瓶以上，小便黄，夜尿频多，每晚4～5次，纳食增多而形体日见消瘦，食后腹胀，大便干，口淡无味，肢体倦怠，检查血糖、尿糖无异常改变。服玉泉丸和类似处方无效。舌红、苔黄厚腻，脉濡数。辨证为湿热中阻，津不上承，宜芳化清利为治，投三仁汤加减。

藿香叶10g　佩兰叶10g　白蔻仁（后下）10g　法半夏10g　焦山栀10g　淡豆豉10g　草果仁3g　滑石（先煎）12g　芦根30g　通草6g

复诊：1981年3月2日。服药4剂后，口干渴大减，饮水减少，口中知味，小便次数减少，颜色转清。但脘腹灼热，入夜心胸烦闷，舌质仍红、苔中后黄腻，脉濡数，继与前法佐以甘寒清热、益胃生津之品。

丹皮10g　焦山栀10g　淡豆豉10g　白茅根18g　玄参10g　石膏（先煎）24g　知母10g　苍术10g　白蔻仁（后下）6g　藿香10g　甘草

3g

服 3 剂后，口渴、溺频完全消除，饮食、二便已正常，脘腹灼热未再发生。苔净，脉象和缓，停药。

按： 消渴一症，多认为是燥火内灼，津液枯竭，或虚热内动，精亏阴耗，责之肺燥、胃热、肾阴虚。上两例消渴投以多剂润燥养阴之剂罔效，盖因证非阴虚，病机在于湿热遏阻中焦，脾土受困，不能输转津液之故。《内经》指出："脾与胃以膜相连耳，而能为其行津液。"并论述了"饮入于胃，游溢精气，上输于脾，脾气散精，上归于肺……水津四布，五经并行"的过程。脾之气机受困，不能散精，致津不上承，故渴而饮多，水精直趋于下则饮一溲一。而脾之不能散精转输，在本案又因于湿热之结聚，湿热不除，则脾失健运，消渴终难消除。故案 1 先投清化湿热之剂，令其分解，再进运脾化湿、升津止渴之七味白术散；案 2 以三仁汤加减，芳香化湿、运脾生津。均在宣化中焦湿热的基础上调理中焦之升降转输，消除了脾为湿热所困，气不化津的症结。然案 1 偏虚，案 2 偏实，故加减又各不同，方中配伍苍术有敛脾精之功效，昔施今墨先生用以降血糖，治疗隐性糖尿病屡获佳效，今再伍以玄参，防其过燥，有制其所短而用其所长之妙。

案 3 郭某，男，60 岁，老干部。

初诊：1981 年 5 月 14 日。患糖尿病 16 年，一直未得痊愈。现血糖偏高，尿糖（++），控制饮食，日不超过 250g，喝水较多，一日 3～5kg，夜尿频，每晚 6～7 次，小便浑黄如脂膏。形寒怯冷尤甚，背脊常凛凛畏寒，四肢多年不温，腰痛无力，精神衰惫，易患感冒，夏天亦常着棉、皮之服，衣帽齐全，炎暑天气温达 30℃以上时，背卧晒烫之石板，甚觉舒适。自述从前曾患遗精多年。诊其脉沉弦细，舌质淡、苔薄白。此属下消日久，肾精亏虚，下元不摄之故。拟温固下元、滋填肝肾、健脾实卫为治。

鹿角胶（烊化）12g　生黄芪 30g　焦白术 10g　怀山药 18g　枣皮 10g　龙眼肉 10g　麦门冬 10g　益智仁 10g　熟地黄 18g　炒杜仲 18g　五味子 10g　甘草 30g

10剂。

复诊：5月28日。药后血糖降至正常，尿糖转阴，背脊寒冷大减，四肢已感温和，夜尿 3～4 次，小便颜色亦转清，口不甚渴，饮水减少，患者感觉良好，精神增加。脉细弦，仍感无力，舌淡、苔白少津。再进大剂温阳益气、滋肾固涩之剂，以图根治。

鹿角胶（烊化）12g　上安桂（后下）3g　制附片（先煎）10g　黄芪 60g　潞党参 30g　焦白术 10g　熟地黄 18g　枣皮 12g　龙眼肉 10g　枸杞子 18g　炒杜仲 18g　桑寄生 18g　杭巴戟 12g　淫羊藿 24g　益智仁 10g　炙甘草 6g

10剂。

药后畏寒肢冷消失，血、尿糖均正常，夜尿每晚仅 1 次，颜色正常，饮食复常，精神亦好。

按：《内经》说："五脏皆柔弱者，善病消瘅。"指出五脏虚弱是消渴产生的重要因素。本例青年时久患遗精，肾精亏耗，后患消渴日久，下元失于固摄，夜尿频多，状如脂膏，精气更亏，肾阳不能温煦，卫外不固，症见形寒怯冷、易患感冒，总属下消虚证。《景岳全书》说："下消者下焦病也，小便黄赤，为淋为浊，如膏如脂，面黑耳焦，日渐消瘦，其病在肾，故又名肾消也。""凡治消之法，最当先辨虚实。"故本例初诊即以温补下元为主，益火之源，以消阴翳，用鹿角胶、龙眼肉、益智仁、杜仲；然"善补阳者，必于阴中求阳，以阳得阴助而生化无穷"，故伍以熟地、五味子、麦门冬、枣皮，阴阳并济，其中益智仁与枣皮更有摄敛肾脾精气之功；中焦为生化之源、营卫生发之地，而脾气尚有统摄精微之力，故再以黄芪、焦术、山药补脾实卫。初诊得效，仍以原法大剂投之，以病久正衰，正气回复一时，难能持久，必须继续培补，方能巩固疗效。

案4 陈某，男，50岁，工人。

初诊：1978年10月5日。近半年来常感疲乏无力，形体消瘦，小便频数，饮水后即小便，夜间尿浑浊如脂，面色黧黑，耳轮焦干，腰酸肢软，阳事不举。查空腹血糖偏高，尿糖（+++）。舌质淡、苔白，脉沉细无力。证属肾阳虚衰，气阴不足，法宜温阳补肾、益气养阴。方用金匮肾气丸加黄芪。

熟地黄24g　枣皮12g　泽泻10g　茯苓10g　丹皮10g　制附片（先煎）10g　肉桂3g　生黄芪30g　生山药30g

前后共服百剂，诸症悉除。查空腹血糖降至正常，尿糖阴性；脉舌正常。嘱其购肾气丸续服3个月，以巩固疗效。

按：本例证属久病及肾，肾阳虚衰，气不摄津，水不化气，故用金匮肾气丸加黄芪，温肾益气为治，然须久服方效。

巴蜀名医遗珍系列丛书

痹　证

一、湿热入络成痹

蒋某，男，38 岁，技术员。

初诊：1978 年 12 月 5 日。两个月前曾淋雨受湿，后感腰骶部酸软，未予治疗。随后突然腰骶沿右大腿后侧腘窝至小腿外侧、后脚跟，酸胀疼痛、疲乏无力，医院诊断为右下肢坐骨神经炎。曾用维生素 B_1、B_{12}，以及针灸和中药温经通络之品治疗，效不显。现右下肢在弯腰、屈膝或伸直腰膝时疼痛难忍，天晴稍减，阴雨加重。站立、行步时，身躯微向左侧倾斜，睡眠时只可左侧卧。口干，舌质淡红、舌苔少，脉濡数。病属寒湿郁久化热，湿热入络，拟清热除湿，佐以通络，仿《温病条辨》中焦宣痹汤化裁。

苍术 10g　木瓜 10g　薏苡仁 24g　防己 10g　怀牛膝 10g　蚕沙 10g　豆卷 24g　炒黄柏 10g　桑枝 24g　草薢 12g　松节 10g

4 剂。

二诊：12 月 14 日。腰骶至右下肢疼痛大减，脉舌不变。湿热仍盛，上方去防己、松节，加茵陈 10g，苦参 4.5g，续服 4 剂。12 月 26 日来院，病已痊愈。

按： 本例前医以阳虚不能卫外，寒湿乘虚入络，屡进温经通络之品，使湿邪郁久化热，症见口干、舌质淡红、脉濡数。至此不可再用常法，即当转手以清热除湿为治。方中苍术、黄柏、牛膝、薏苡仁即四妙散，善清下焦湿热，余如木瓜、蚕沙、茵陈、防己、苦参、草薢、豆卷、桑枝随宜加减，均为清热除湿、通络止痛之品，本案始为寒湿外受，继因久病误治，故仍从湿热下注议治获愈。

二、阴虚湿热成痹

案1 宋某，48岁，宁夏银川干部。

初诊：1980年9月14日。双下肢红肿疼痛两年多。患者于1987年初冬长途出差后，右下肢小腿疼痛，继而双踝关节以下及脚掌红、肿、灼痛，逐渐向上发展。行动困难，腿脚无力，下肢时感麻胀，皮肤触觉迟钝，严重时会突然跌倒，下半身不能活动，二便失禁，但神志清楚。经当地及北京某医院多次检查，均疑为脊椎四、五腰椎间盘病变，神经压迫粘连，椎体陈旧性病变和神经根炎。住院治疗无明显好转。现双脚、踝、膝部红肿，皮肤紫暗，疼痛时掣引大腿内侧至臀部和胯内麻胀，少腹拘急引痛，腰脊酸胀，小腿肌肉明显萎缩，夜晚痛甚，自觉下肢骨内蒸热而无汗，脚欲伸出被外，白天脚掌发凉、趾发麻，触地疼痛，步履艰难，需要搀扶，神萎，食少，口干苦，时干呕，小便不畅，大便干燥，4～5日一次，苔白厚腻、质淡边紫、有齿痕，脉沉细而数、两尺无力。此乃阴虚湿热之痹证，病由肝肾不足，精血内虚，兼夹湿热下注所致，以清热渗湿为主，佐以养血和阴，从当归拈痛汤义化裁。

葛根10g　升麻10g　苍术6g　生白术10g　当归10g　猪苓10g　泽泻10g　茵陈12g　苦参10g　黄芩10g　栀子10g　防己10g　火麻仁15g

二诊：服4剂后，双脚麻胀及踝膝红肿得减，脚掌触地疼痛大为好转，髀关掣引作痛和少腹拘急均减轻，但小腿疼痛仍剧，踝关节以下夜则发烧、昼则发冷不减，腰脊酸胀，步履无力，入夜口干苦，大便燥结，小便短赤，舌苔厚腻，脉沉细涩。今湿热壅阻之象已见疏利，宜补益肝肾为主，佐以清利，改用虎潜丸加减。

炙龟板（先煎）18g　当归10g　生地黄18g　锁阳10g　肉苁蓉

10g　枸杞子 18g　白芍 10g　知母 6g　黄柏 6g　石斛 10g　柏子仁 10g
怀牛膝 10g　五加皮 6g　鸡内金 10g

三诊：服上方 8 剂后，明显好转，已能缓步前来就诊，但起步仍无力，夜尿多，脚掌发麻、感觉迟钝，口干唇燥，大便干结，一日 2～3 次。夜汗、心烦、气短、乏力，舌白质淡、苔已少，脉沉数、重按无力。乃病久津血枯燥，不能润养。当补益脾肺、益胃生津，合以通络疏筋，拟东垣清燥汤加减。

红参 6g　潞党参 30g　黄芪 24g　焦白术 10g　丹参 24g　茯苓 10g
当归 10g　麦门冬 10g　五味子 10g　乳香 10g　玉竹 10g　石斛 10g
木瓜 10g　怀牛膝 10g

四诊：11 月 14 日。服上方后，诸症更减，守服 20 余剂后，双下肢疼痛基本消除，烧灼掣引感未再发生，睡眠好转，行步较前有力，能骑自行车来看病，口中和，二便调。惟右下肢脚掌心触地时仍有梗刺样疼痛，脚掌有增厚如穿袜之感，局部皮肤发红，脚趾发麻，天气变化或多步时，右下肢小腿内偶感牵掣胀痛和发麻，阴囊潮湿。再拟养肝肾、益精血，配合通络除湿，长期服用。

炙龟板（先煎）18g　当归 10g　白芍 10g　川芎 6g　黄芪 15g　知母 10g　黄柏 10g　乳香 10g　没药 10g　红花 10g　怀牛膝 10g　木瓜 10g　木通 10g　豆卷 30g　甘草 3g

其间，适当交替服用当归拈痛汤数剂，诸恙解除，步履恢复正常，身体亦渐康复。

按：本例辨证为阴虚湿热成痹，始终以养血和阴、滋补肝肾、清利湿热为治，最后从痿证治法，兼以东垣清燥汤加味，善后得愈。痹与痿之辨，一般以痛与不痛区分。但临床辨治常有关联。特别是湿热久痹，浸渍肌肤，留滞关节，瘀塞经络，久则化火伤阴，肝肾亏损，脾虚肺燥，以致经脉失养，宗筋不润，肌肤不营，均可发生痿证。本例除下肢关节红肿、灼痛和肌肤发麻、感觉异常外，兼腰膝酸软、小腿肌肉萎缩，起步无力，已渐趋痿废。故第二步治疗侧重补益肝肾、滋阴清热，先以当归拈痛汤养血、清热、祛湿，涤除关节、经络间壅滞之湿热，再用虎潜丸化裁，滋补肝肾、育阴清热，使灼热疼痛得以消减。然肝肾之精血有赖于脾胃之生化，肺胃津气不足则津液精血化源减少，宗筋失养，筋骨肌肤失营，故远端肢节麻木萎软，缠绵难愈。经云："阳明者五脏六腑之海也，主润宗筋，宗筋主束骨而利机关也。"李东垣指出："燥金受湿热之邪，绝寒水生化之源，源绝则肾亏，痿厥之病大作，腰以下痿软瘫痪不能动。"故终乃仿"治痿独取阳明"之义，投益胃生津、清金润肺之法，以滋化源，用东垣清燥汤加减，大剂益气养血、充津润燥之品，佐以通络活血、疏利经络，令气血流通，脏腑功能旺盛而病自愈。但痿痹日久，难收速效，培补正气，治宜缓调，医者病者均当注意。

案 2 鲁某，女，50 岁。

初诊：1981 年 5 月 15 日。近 1 年来低热反复发作，体温 37℃～38℃。汗出心烦，胃脘痞胀。半年前开始出现双下肢踝、膝关节疼痛，行动不便，下肢浮肿，灼热掣痛，右趾痛甚。时恶心，口干苦，午后低热，眠差，小便黄少，大便秘结，舌苔左侧光剥、右侧黄腻，质红，脉虚弦。曾服大活络丸，无效。证属阴虚湿热痹痛，先拟清化湿热、通利经脉、宣痹止痛。

银花藤 15g　海风藤 15g　茵陈 10g　连翘（后下）10g　苍术 10g

黄柏 6g　木瓜 10g　怀牛膝 10g　豆卷 10g　防己 10g　通草 3g

二诊：6月1日。服 8 剂，疼痛、灼热减轻许多，午后低热较前轻微，下肢浮肿消退。小便转清，大便较畅。但感关节拘急、强硬不灵，右踝至膝掣引作痛，右脚麻木刺痛，苔白腻。药后湿开热化，症已减轻，阴虚之患，可以滋矣，拟苦甘合化，养阴通络、柔肝伸筋。

玄参 10g　生地黄 12g　白芍 15g　玉竹 10g　扁豆 10g　薏苡仁 18g　石斛 10g　木瓜 10g　怀牛膝 10g　秦艽 10g　甘草 3g

4 剂。

三诊：6月5日。下肢疼痛、麻木及关节强痛拘急均明显减轻，眠可，纳食增，偶有低热，舌苔干净、舌尖仍红，仍以上法治之。

白芍 18g　甘草 10g　玉竹 10g　生地黄 18g　木瓜 10g　怀牛膝 10g　薏苡仁 18g　豆卷 18g　丹皮 10g　桑枝 18g　石斛 10g　花粉 10g　玄参 10g

坚持服完 8 剂，痊愈。

按：此例痹证，除肢节疼痛、灼热、麻木外，尚有午后低热、心烦眠差、纳差脘闷、小便黄少，此系湿热痹痛无疑。然单纯湿热患者大便多溏而不爽，苔腻脉濡数，该患者大便反秘结，舌苔左侧光剥，脉虚弦，提示阴虚津亏，且关节强硬拘急，亦属阴虚失于濡养，故以阴虚湿热痹证为治。初诊因湿热胶结，滋阴有碍化湿，故先清化湿热、通络宣痹，待湿开热化，痹痛减轻，即着手养阴生津、柔肝缓急以治其本，待津液恢复，筋骨得润，病遂得愈。

案 3　杨某，女，20 岁，大学生。

初诊：1981 年 12 月 25 日。因持续发热，体温 38℃～40℃，关节疼痛，于 9 月 12 日入本市某医院。查咽部充血，肌肤红疹，淋巴及肝脾肿大，血沉、血清蛋白和小便爱迪计数均增高，诊断为结缔组织疾病。使用大量激素、抗生素治疗 2 月余，高热得以控制，出院后维持激素治疗，逐渐减量。目前高热虽退，午后仍时发低热，形体虚胖浮肿，呈满月脸，动则气短心悸，下肢及腰脊软弱无力，肢节仍痛，鼻衄，肌肤红疹，小便短少，舌红少苔，脉虚细微数。本证初系湿热化火，深入营血，稽留日久，耗伤精血，而令肾阴亏损，肾气虚馁，无力主水，肾水上泛而浮肿虚喘，午后潮热乃阴虚内热所致，精血虚于下则腰膝痿软，虚热扰犯血络故鼻衄红疹。目前血分热势已减，但余邪仍留滞经络肌腠，治疗必专以滋益肾之精气为根本，稍佐疏通筋络之品。嘱停用激素，拟六味地黄汤加味，补肾强精、疏络祛邪。

熟地黄 18g　枣皮 10g　怀山药 18g　枸杞子 18g　丹皮 6g　泽泻 6g　女贞 18g　首乌片 18g　炒杜仲 18g　续断 10g　茯苓 18g　木瓜 18g

复诊：1982 年 1 月 8 日。服药 8 剂，午后低热即除，精神好转，心悸、气短减轻，关节疼痛轻微，腰脊和下肢渐觉有力。自发病后月经已 3 月未至，药后月经来潮。尚感消化不佳，纳食不馨，矢气，泛酸，脘腹微胀。肾精初复，阴血化生，守前法，兼调脾胃，原方中减女贞、首乌片，加砂仁、鸡内金、炒谷芽、炒麦芽，调服月余。至 2 月 21 日复诊时，已服 36 剂，欣然相告，体重已恢复原样，形体不复臃肿，面部浮肿消退，发热、肢节疼痛及鼻衄红疹均消除，舌脉正常，精神胜过从前，本期复学，全天上课学习均能胜任。

三、风寒湿深伏化热成痹

案 1　廖某，男，58 岁，凉山某矿干部。

初诊：1980年11月10日。在山区工作已20多年，10年前曾患肺结核，现已钙化。由于长期野外工作，早年露宿卑湿，遂患风湿疾，反复发作，近年加重，右侧上、下肢关节酸楚、掣痛，肢端发麻，今年延至右肩臂不能上举，活动受限。畏寒特甚，不敢早起，起则冷痛彻骨，甚至寒战，如履冰雪，近火亦不温。但每到上午10时后，开始颜面发烧、烘闷、口干、心烦、心累、气短、全身无汗，到午后4时方止，继而又寒栗发冷、右半身肢节掣痛等。曾在当地和外地辗转治疗，多以风湿、寒湿或阴虚施治，疗效不显。就诊时形体消瘦，饮食睡眠均较前减少。右肩关节和大腿股骨、膝盖痛楚如虫啮、针刺，步履艰难。发冷及颜面烘热如前。全身有紧束发胀感，四肢乏力，二便正常，舌质深红、少苔，脉沉数有力。综观病情，乃寒湿郁久化热，深伏阴分，留滞筋骨关节，而成湿热痹痛，先宜透邪达表，拟青蒿鳖甲汤加减，以冀深伏血络之邪外透。

胡黄连10g　银柴胡10g　青蒿10g　丹皮10g　鳖甲（先煎）18g　桑枝18g　红花10g　延胡索10g　川楝10g　甘草6g

二诊：服4剂后，得微汗，疼痛大减，轻松许多，口干苦消除。但平旦、日晡发冷，午后颜面冲热如故。于前方中加丝瓜络18g，羌活10g，独活10g，以增强通络透表之力。

三诊：服3剂后，每晚时时汗出，右臂冷痛遂大减，已可上举和转动，晨起发冷和午后冲热时间大为缩短。惟下肢尚感重滞酸痛，夜眠差，舌质红、边有紫瘀、苔微腻，脉右沉濡数、左弦数，继与清热利湿、通瘀透络之剂。

青蒿10g　丹皮10g　苍术10g　黄柏10g　薏苡仁18g　大豆黄卷24g　独活6g　灵仙根5g　海桐皮10g　红花10g　甘草3g

四诊：服 8 剂后，正午前颜面烘热全除，心烦气短已不明显，畏寒消失，右肩关节活动自如，可步行半小时，但右下肢筋骨于日暮时尚有短暂冷痛。精神、饮食恢复正常，小便黄少，舌质红，苔中、后部黄腻，脉仍沉弦而数。此系伏郁之邪已得透发，拟清热除湿、舒筋通络，以除经络、骨节间之湿热。

秦艽 10g　豆卷 24g　蚕沙 10g　薏苡仁 24g　丹皮 10g　茵陈 10g　姜黄 10g　防己 10g　丝瓜络 10g　桑枝 18g　海风藤 15g　通草 6g　芦根 30g

服药至 1981 年 2 月，畏寒、烘热全消，冬令时筋骨剧痛未再发生，肢节掣引感消除，能一气健步上五楼宿处，眠食良好，精神焕发，继续服药以固疗效。

按：本例症见肢节掣痛，筋骨彻冷，肌肤不温，甚则寒颤鼓栗，酷似寒湿痹痛，似宜大辛大温之品，但细凭脉象，沉候中弦数有力，舌质红而少苔，四肢冷，颜面冲热，乃断定形寒彻冷之表象并非本质，而属寒湿化火，深伏筋骨，痹阻血络，全身无汗，表气郁闭，阴分郁热不得宣泄，与《内经》谓"诸禁鼓栗，如丧神守，皆属于火"的病机相同。湿热深伏，阳气郁闭不适，则肌肤彻冷，寒栗鼓颔，郁热上冲则头面烘热，必得令伏邪宣泄外透，气机宣畅，留滞经络、气血间之湿热方有松动之机，故先投青蒿鳖甲汤。如吴鞠通说："邪气深伏阴分，混处气血之中，不能纯用养血，又非壮火，不能任用苦燥，故以鳖甲蠕动之物，入肝经至阴之分，既能养阴，又能入络搜邪；以青蒿芳香透络，从少阳领邪外出；细生地清络中之热；丹皮泻血中之伏火。"然本证属于湿热郁滞，恐滋腻留邪，故去生地，更增银柴胡、胡黄连清解虚热；久痛络脉瘀阻，配红花、延胡索、桑枝通络，川楝疏畅肝气，合奏清散、透发、搜邪之功；继进燥湿、清热、通络之剂，数年痛疾，乃得霍然而解。

案2 涂某，男，48岁，四川音乐学院教师。

初诊：1980年7月11日。患者原为西藏部队文艺工作者，长期在高原生活，患有严重风湿，曾右半身瘫痪，治愈后，肢节常游走疼痛，已10余年。就诊前腰脊疼痛，双下肢重滞发凉，麻木酸胀，两脚踝关节红肿灼热，掣引脚趾作痛，步履困难，畏寒，背心尤冷，身面浮肿，头昏倦怠，心烦胸闷，手脚心午后发烫，无汗，全身皮肤有紧束感，头面额间麻胀。近月来全身皮肤不断发出细小湿疹，奇痒难受，头生痱瘰小疮甚多，热水浴后暂感轻松。脘腹闷胀，呕恶，大便溏而不爽，日2～3次，小便黄少，口干不欲饮，苔黄厚腻，脉沉而涩。细思患者久处高原，深入少数民族聚居之地，不避严寒从事创作，日履雪地，夜卧帐篷，寒湿之气深入太阳少阴二经。《内经》说："伤于湿，下先受之。"始得病时，寒湿之邪伤太阳之经，又下从涌泉而入胫骨，内侵腰俞、背俞，久则内蕴化热，外则风寒邪气郁闭经络，腠理不通，汗无从出，此诸症所由生也。此时当疏通经络、松透肌表，配合清热除湿，如能得大汗一通，则治疗较易。

羌活10g　苍术10g　生白术10g　防风10g　防己10g　桂枝10g　川芎6g　藁本6g　灵仙10g　炒黄柏10g　桃仁10g　怀牛膝10g　槟榔片10g　厚朴12g　狗脊12g　甘草6g

每日服药后，再用热水浴身，务令汗出透彻。

二诊：服药4剂，每日热水洗浴熏蒸，全身透汗，出至脚心。全身又出小疹无数，尤以腹部脐周最多，但不奇痒。1周后湿疹逐渐稀疏，浑身紧束绷胀感消除，背心已不发冷，头重、脘闷、腹胀均减轻，下肢发凉麻木和掣痛缓解，但踝部红肿仍剧，腰脊疼痛重滞，晨起活动后可暂减，口干苦，苔黄腻、质微红，脉濡数。表邪已透，湿热留滞，清利湿热、通经活络为治。

独活 10g　薏苡仁 24g　苍术 10g　炒黄柏 6g　苦参 10g　木瓜 10g　乳香 10g　红花 10g　灵仙根 10g　桑枝 24g　木通 6g　甘草 6g

三诊：服 4 剂又得微汗，腰脊不痛，下肢抽掣消除，纳增神爽，踝关节肿痛有减，全身皮肤仍有少许小疹，痱痤发出，行路重滞之感亦减，舌腻，脉缓。续进清湿热、利筋骨、通络止痛之剂。

苍术 10g　黄柏 10g　大豆黄卷 10g　薏苡仁 30g　防己 30g　蚕沙 15g　紫苏叶（后下）10g　槟榔 10g　灵仙根 10g　川牛膝 10g　桑枝 24g　甘草 4.5g

四诊：服药 6 剂后，下肢麻胀再未发生，脚踝掣引脚趾疼痛消除，红肿消退，步履如常，纳食亦可。惟大便溏薄，小便黄少，口干苦，肛门湿痒，阴囊潮湿多汗，尚有少许湿疹，臀部及大腿后侧时感酸胀，脉弦缓，苔腻。此湿热流入厥阴之经为患，拟柴胡渗湿汤。

柴胡 10g　黄芩 10g　龙胆草 6g　苍术 12g　薏苡仁 24g　桑寄生 18g　生白术 10g　猪苓 6g　泽泻 10g　灵仙根 10g　甘草 6g

服 4 剂后恢复正常，行动自如，随访半年，未复发。

四、瘀血入络成痹

谢某，女，36 岁。

初诊：1973 年 3 月 2 日。2 个月前，行路不慎，右踝关节扭伤，当即内服止痛片、消炎片等药后，肿胀消除，痛势减轻，未再服药。半月后，右下肢突然阵发性疼痛，腿伸直时，痛势从右臀部向大腿后侧和小腿部放射，如触电样灼热疼痛，屈伸时疼痛减轻。舌质淡红、舌边有瘀点，脉沉细而涩。辨证为瘀血阻络，以四物汤加味，活血通络。

当归10g　川芎6g　赤芍10g　怀牛膝10g　红花4.5g　乳香6g
没药6g　木瓜10g　生地黄12g　丝瓜络10g　伸筋草12g

服4剂病愈。

按：本例右踝关节损伤后，未彻底治愈，瘀血未除，气血运行受阻。《素问·痹论》说："痹……在于筋则屈不伸。"肝藏血主筋，故用调肝活血养血之四物汤加红花、乳香、没药通瘀，木瓜、丝瓜络、伸筋草、怀牛膝舒筋通络，直达病所，气血运而经络通，4剂病愈。

五、痰瘀入络成痹

薛某，男，41岁，地质队工人。

初诊：1980年12月19日。自诉从事地质野外钻探工作20年，3年前手指关节开始麻木胀痛，指端皮肤麻木发红，指尖触物或遇冷则刺痛尤甚，渐向腕部发展，握拳无力；头项强急，右侧肩背酸楚，头每俯仰必掣引双手指发麻作胀，按压手腕内侧正中亦感麻胀，神情痛苦，西医诊为颈椎病综合征、臂丛神经炎，治疗无效。曾配合针灸，服用除风湿、通经络、活血化瘀中药多剂及骨质增生丸等，均无好转。近来病情加剧，右上臂活动困难，双下肢重滞、步履乏力，伸脚亦感发麻，背恶寒甚，胸闷，咽喉不利，时唾清稀痰涎。二便正常，眠食尚可，舌苔白腻、质淡，脉沉弦缓。辨为痰瘀阻络之痹证，先拟燥湿涤痰、疏通经络之剂，用导痰汤加白芥子、二术、薏苡仁、桂枝、姜黄、灵仙根、红花、乳没，并配合指迷茯苓丸，早晚各服4.5g。

复诊：1981年1月26日。服上方20剂后，双手指麻木疼痛大减，触物刺痛亦轻微，指尖肤色渐趋正常。唾痰甚多，头昏乏力，胃中泛恶，时呕清稀涎沫，肩背强急，按之酸楚，背寒未减，苔中稍腻，脉沉缓。此药后痰瘀松动，气血稍通，然中宫寒湿仍盛，再拟温阳散寒、燥湿化痰，执中央以运四旁，而杜生痰之源，拟方遵桂枝加附子汤方义。

桂枝 12g　白芍 10g　制附片（先煎）24g　生白术 18g　茯苓 24g　防己 10g　生姜 10g　大枣 4 枚　甘草 3g

服 4 剂后泛恶即止，背寒减，肩背舒展。改附片为天雄片，重加黄芪、粉葛、灵仙根，再服 6 剂，手指麻胀未再发，触物不痛，背寒止，头颈活动自如，肢节酸楚亦少发生。喉间尚感痰阻，时唾清痰，法当健脾理气、燥湿化痰，兼温通手厥阴经脉，继予下方，病人于 1981 年 2 月底回原单位调治。

（1）丸药方：潞党参 30g　焦白术 120g　胆南星 30g　茯苓 30g　苍术 30g　法夏 30g　陈皮 30g　白芥子 15g　益智仁 15g　桂枝 15g　全蝎 10g　砂仁（后下）15g　木香（后下）10g　甘草 10g　泽泻 10g　灵仙根 15g

共为丸，早晚服 4.5g。

（2）水药方：当归 18g　赤芍 10g　桂枝 18g　北细辛 6g　天雄片 18g　淮木通 10g　生白术 18g　茯苓 18g　生姜 10g　大枣 6g　甘草 3g

1 个月后函告，依方服药 7 剂，丸药 1 帖，诸症平复，停药恢复工作。

按：患者初因野外工作多年，风餐露宿，感受风寒湿气，盛壮时，未即发病，邪气留伏于内，渐及脏腑，影响脾之运化及气血流行，渐而酿生湿痰血瘀，上下内外走窜，阻塞血脉经络，而痹痛作矣。张石顽对此类病症之辨治甚为精当："中脘留伏痰饮，臂痛难举，手足不能转移，背上凛凛畏寒者，指迷茯苓丸主之。痰饮流入四肢，令人肩背酸痛，两手软痹，若误以为风则非其治，当导痰汤加姜黄、木香，不应，加桂枝以和营气。"又指出："中指麻木，属胃中湿痰死血，二陈汤加术、附、桃红。"其论正合本病。患者虽中阳虚馁，寒湿壅盛，却不宜先用大剂温阳燥湿之品，因痰瘀阻络，再肆躁动，恐有鼓动邪气走窜壅塞经络之弊，必先去其经络中顽痰血瘀，疏通气血，再以温阳散寒、燥湿理痰之剂，方为得当。故针对病机，治疗步骤上采取先疏导后温补，先理经络后治脏腑，是本病获愈的重要治则。

六、寒邪成痹

赵某，女，32岁。

初诊：1989年3月2日。患风湿性关节炎5年余，遇寒即发，反复不已。5日前因受凉再度发病，肢体关节疼痛，日渐加重，下肢尤甚，行动不便。抗"O"1250U，血沉40mm/h，黏蛋白4.7mg%。病者面色苍白少华，两膝关节寒冷如冰、难以屈伸。舌质黯、苔薄白，脉沉紧。寒为阴邪，日久必损阳气，阳气虚衰，阴霾弥漫，气血为之痹阻，法宜温阳通络、散寒止痛。药用金匮肾气丸，每次10g，每日2次；另用三七片，每次4片，每日2次。服药1个月，病人面色微转红润，自觉全身温热、关节畏寒疼痛减轻。继服上药2个月，疼痛全除。复查抗"O"、血沉、黏蛋白均正常。随访半年多，病情未发。

按：本例属寒邪久羁，痹阻经络，日久伤损阳气，肾阳虚衰，不能温煦气血，致阴寒留著关节经络，久痛不愈而成寒痹。观其骨节寒冷如冰，遇寒即发，面白无华，舌暗，脉沉紧等，皆由肾阳虚衰，寒闭经络使然，故用金匮肾气丸合三七温肾散寒、通痹活络而愈。

七、痹证兼疝气案

王某，男，51 岁，伐木场干部。

初诊：1973 年 11 月 25 日。自述从元月起，右侧臀部至小腿转筋跳痛频发，痛如刀割，身汗出，间隔 2～3 分钟一次，觉患肢灼热，喜触冷物，水袋冷敷，痛势可减，否则疼烦不堪。不欲饮食，夜难入寐。经肌注维生素 B_{12}、B_1，以及中药息风通络及针灸治疗，未得缓解。现转筋疼痛未减，反增右下肢屈曲难伸，需扶杖而行。右侧腹股沟扪及两个鸡卵大包块，胀坠作痛。舌苔白，脉沉弦而涩。病属寒湿痹证，兼厥阴寒疝，寒湿已有化热趋势。先拟柴胡桂枝汤加味。

柴胡 12g　桂枝 10g　黄芩 10g　潞党参 18g　炒川乌 10g　焦山栀 10g　炒橘核 10g　荔枝核 10g　杜仲 24g　续断 10g　怀牛膝 10g　甘草 6g

二诊：1974 年 1 月 10 日。服上方 24 剂，服至 4 剂时，痛热减轻，发作间期延长，可弃杖行走几步。服至 7 剂时，右腹股沟包块变软；至 15 剂时，包块仅存 1 枚；服至 20 剂时，所余包块缩至核桃大小，肢节烦热减轻。右下肢仍时转筋疼痛，舌苔白，脉弦涩。拟养血通络、除湿宣痹治之。

当归 10g　炒白芍 10g　熟地黄 15g　川芎 6g　台乌药 10g　苍术 10g　薏苡仁 24g　怀牛膝 10g　独活 10g　海桐皮 10g　红花 10g　木瓜 10g　生甘草 6g

三诊：3 月 23 日。服上方 46 剂。服至 8 剂时，痛势大减，转筋每 3～4 小时发作一次。服至 46 剂时，包块消除，右下肢能伸直，已不烦热，弃杖行走，能食眠安。尚腰膝乏力，右侧小腹隐痛，舌苔白，脉象弦涩。治仍拟养血通络、除湿止痛，佐以强筋壮骨。

巴蜀名医遗珍系列丛书

当归 10g　川芎 6g　白芍 18g　熟地黄 15g　苍术 10g　薏苡仁 15g
怀牛膝 10g　海桐皮 6g　红花 10g　小茴香 6g　独活 10g　桑寄生 18g
续断 10g　甘草 10g

病员于 1979 年来蓉探视，告知服 3 诊处方 37 剂后，病始痊愈，此后未复发。

按：该病员多年在军队及伐木场工作，野外作业时易遭寒冷雨湿，痹气袭入，凝滞经脉，气血不通，故痹痛、屈伸不利。寒湿深入下焦，流窜厥阴肝经，气寒血凝，聚而成疝，腹股沟处长包块，坠胀疼痛。久之寒湿有化热趋势，以邪在厥阴，易成寒热交错之证。因而出现患肢喜冷、烦躁汗出。初诊以柴胡桂枝汤和解内外，疗肢节烦疼，清厥阴郁热，加辛热气雄的川乌直入经络，温经逐寒，芍药、甘草柔肝缓急止痛，小茴香、橘核、荔枝核驱散肝经寒凝，杜仲、续断、怀牛膝补益肝肾，俾下焦阳气渐复，阴寒消散，厥阴郁热亦得清理，诸症递减，即转而养血通络、除湿宣痹。以痹证日久，未有不伤损气血者，一味温燥，有伤血耗气之弊，故以四物汤加红花养血通络，配海桐皮、独活、桑寄生、续断、怀牛膝补肝肾、强筋骨、宣痹活络，苍术、薏苡仁、木瓜除湿疗转筋，守方长服，终使气血复旺，痹证得愈。

历节痛风

益西朗杰，男，50 岁，藏族干部。

1969 年下肢骨节开始疼痛、红肿，趾节尤甚。延至 1971 年初，双膝肿大变形，下肢瘫痪不用，曾到内地治疗 3 次，诊断为痛风性关节炎、血栓性脉管炎。经中西医药及针灸治疗，有所好转。1980 年 5 月，因爱人病逝，哀伤过度，加之劳累受凉，病复发，从病足掣引腰臀剧痛，彻夜难眠，发热不退，再次转来成都求治。

初诊：1980 年 10 月 24 日。患者瘫痪，身半以下麻木疼痛，肌肉萎缩；耳郭、膝部及左手中指均有硬结小核，按之疼痛；关节肿胀，屈伸不利，右下肢尤剧，足触地则痛引股膝；天阴加重，如针刺火灼，需毛毡厚裹，他人背负就诊；面红目赤，白睛血丝满布，唇色暗红；发热无汗，口干渴，不思饮食；小便短赤热痛，大便干结，日 2～3 次，解便时肛门灼热；舌质深红，苔厚腻，脉弦大而数。脉症合参，乃湿热蕴毒，深入筋骨，瘀阻血分，滞塞经络所致。先予大剂清热解毒、活血通络。

银花藤 30g　连翘 12g　茜草根 15g　红花 10g　桃仁 10g　赤芍 10g　茵陈 18g　薏苡仁 24g　防己 10g　怀牛膝 10g　松节 10g　桑枝 24g　丝瓜络 15g　蚕沙 10g　滑石（先煎）18g　茅根 30g

二诊：10 月 27 日。服 4 剂后，足心微汗，诸症有减。前方去桃仁、赤芍、怀牛膝、丝瓜络、茅根，加海风藤 15g，黄豆卷 18g，丹皮 10g，苍术 10g，黄柏 10g，木瓜 10g。

三诊：10 月 30 日。服 4 剂后，由于气候转变，收效不显。于前方中，加生石膏 30g，三七粉 6g，冲服，增强清透之力，骨节烧灼掣痛微有减轻。深思此症乃湿热蕴毒深入血分，蟠踞经隧，浸淫筋骨，故清解气分过量，反有凝滞湿邪之虑，而一般除湿通络之剂，难入经隧而达筋骨，乃改用入络清透重剂，深入营血筋骨，直捣邪气蕴伏之所，选千金犀角散、当归拈痛汤二方随证施用。先以千金犀角散加减。

犀角 3g　羚羊角 1.5g（二药锉末先煎 1 小时）　山栀 12g　大黄 10g　茜根 10g　升麻 6g　苍术 6g　黄柏 10g　银花藤 30g　桑枝 24g　滑石（先煎）18g

张石顽说："遍身骨节疼痛，肢节如槌，昼静夜剧，如虎啮之状，乃痛风之甚也。必饮酒当风，汗出入水，遂成斯疾。"《张氏医通》用千金犀角汤、当归拈痛汤加味治疗热毒流入四肢之历节疼痛。犀角、羚羊角凉血解毒，佐升麻散发伏郁之邪，佐大黄通下血分实热，伍栀子、茯苓、银花、茜草、滑石等清解透达络脉中之湿热邪毒。

四诊：11 月 10 日。服上方 4 剂后，泻溏热大便数日，潮热消除，掣痛大减，脉象数大有减。再于原方加茵陈、苦参、防己各 10g。

五诊：服上方 4 剂后，骨节肿大减退，皮下结节变软，黄腻厚苔转薄，病情明显好转。继续清透余邪，以防复萌，拟当归拈痛汤加减，清解阴分余毒、透利关节湿热，以奏全功。

粉葛 18g　升麻 6g　羌活 4.5g　独活 4.5g　当归 10g　知母 10g　茵陈 12g　白术 18g　苦参 15g　寒水石 10g　红花 10g　薏苡仁 24g　泽泻 10g　豆卷 24g　怀牛膝 10g　桑枝 18g　猪苓 10g

六诊：11 月 23 日。服上方 12 剂，下肢疼痛消除，诸症若失，仅双足略感麻木强硬。改用通经络、利关节，佐以养血活血、蠲痹除湿之品，桃红四物汤加减。

当归 10g　川芎 10g　赤芍 10g　生地黄 15g　苍术 10g　薏苡仁

18g　豆卷 24g　松节 10g　木瓜 20g　怀牛膝 10g　红花 10g　独活 10g

七诊：11 月 28 日。服上方 8 剂后，历节之症基本消除，只于气候剧变、天气阴沉时，肢体略感强硬麻胀。舌苔微腻，脉濡数无力。用黄芪桂枝五物汤合活络效灵丹化裁，补气血、活经络，以图善后。

黄芪 24g　当归 10g　川芎 10g　赤芍 10g　怀牛膝 10g　防己 10g
红花 10g　丹参 18g　乳香 10g　木瓜 10g　甘草 6g

服上方至 1981 年 3 月，已可单独行走，惟步履迟缓、灵活度较差。后经运动锻炼痊愈。

按：本例湿热蕴毒，早期不可误用滋补，但久病络虚，未有不伤及气血者，故于后期邪少正虚时，攻补兼施、扶正祛邪。《景岳全书》指出："痛痹之症，多有昼轻而夜重者，邪犯阴分也；得暖遇热而甚者，湿热伤阴之火症，有火者宜从清凉；若筋脉拘滞，伸张不利者，此血虚血燥也，非养血养气不可。"故从六诊起，酌减清利而增养血益气之品以收功。

咯　血

案1　刘某，男，70岁，成都某招待所厨师。

初诊：1980年10月9日。主诉：因近来指导学生，亲自临厨操劳月余，半月来咳痰带血丝少许，4日前又因端菜盒用力，咳嗽时吐血数口，后又连续两日咯血数次，色鲜红，始就医。经注射止血针和服云南白药后，稍得缓解。就诊时微咳嗽，咳痰多带血液，色鲜红，中夹黑色粒状结块。两胁及前胸闷胀作痛，呼吸时掣引尤剧，头昏，心悸，气短，纳差，恶闻油腻，面色黄黯不泽。无寒热，二便正常，舌质淡、苔白中心黄腻，脉弦缓。此年老气血亏虚，劳累努力，肺络受损，瘀血留阻，血不循经，气机不利之证。遵《先醒斋医学广笔记》之论："吐血三要法：宜行血不宜止血。血不行经络者，气逆上壅也，行血则血循经络，不止自止。止之则血凝，血凝则发热恶食，病日痼矣……"乃先用温经理气化瘀为治。

紫苏（后下）6g　焦芥穗10g　薄荷（后下）6g　桂枝1.5g　赤芍10g　红花6g　桃仁6g　台乌药10g　桔梗10g　枳壳10g　归尾10g　川芎4.5g　青皮6g　甘草4.5g

二诊：10月16日。服上方3剂，胸胁闷胀疼痛均消除，呼吸舒畅，咯血完全停止，痰中已无血丝及黑色结块，恶油减轻，渐思饮食。惟头昏较甚，两头颞及巅顶疼痛，口中淡，吐白色黏稠痰，苔白微腻，舌质淡，脉缓而无力。胸胁络瘀已去，气滞渐开，见气血亏虚，肝脾不足之象，归芍六君加味。

当归10g　白芍10g　潞党参24g　焦白术10g　茯苓12g　陈皮6g　法夏10g　川芎6g　天麻10g　白芷4.5g　甘草3g

4剂后诸症悉愈。嘱其勿过劳，稍事调养后已上班。

案2 罗某，男，37岁，绵阳地区公安处干部。

初诊：1981年10月16日。主诉：于1977年春曾因发热咳嗽住院，诊断为右下间质性肺炎，用青、链霉素等治疗月余有所好转，但常咳嗽、胸痛。1982年4月，病又复作，咳嗽咳痰带鲜红血液，服中药咯血有减，但咳嗽痰多、胸闷胸痛未减。求治时患者形体瘦削，面色无华，咳嗽痰多而涎浊，痰中带陈旧血色红丝，尤感左胸膺闷痛，畏寒怕冷，手心热，微汗出，口淡，苔白腻，脉细弦。脉症合参乃邪郁日久，痰热阻肺，金失清肃，延久恐生痈脓，治以肃肺清金、泄热涤痰，千金苇茎汤加味。

芦根30g　薏苡仁18g　瓜蒌仁10g　桃仁4.5g　杏仁10g　川贝母10g　蕺菜30g　滑石（先煎）12g　郁金10g　通草6g

4剂。

二诊：11月6日。服上方5剂后，诸症已见好转，咳痰显著减少，但不慎感冒发热，症有增剧。胸胁闷胀、隐痛，痰涎减少但咯血增加，两天来痰血混杂各半，神倦头昏，唇红干燥，苔白腻、质淡红，边有紫瘀，脉弦细微数。外感热邪夹郁热痰火，灼伤肺络，拟清肺化痰、宁络止血，用曹氏五味瘀热汤加味。

旋覆花（包煎）10g　茜草根10g　降香4.5g　枇杷叶10g　藕节12g　白及10g　川贝母10g　瓜蒌仁10g　胶珠4.5g　竹茹10g　芦根18g　青葱2节

三诊：11月25日。服上方6剂后，咳嗽胸痛大减，痰中未见血丝，痰转稀薄稍多，仍不易咯出，倦怠乏力，气短，大便稀溏。此邪退正安，然肺脾气伤，营血亏耗，即用甘淡滋润、补金培土之法，兼理余

巴蜀名医遗珍系列丛书

邪，调理善后。

北沙参 24g　广百合 18g　白及 10g　怀山药 18g　扁豆 10g　川贝母 10g　阿胶珠 6g　甘草 3g

服上方 6 剂后，咳嗽止，胸痛完全消除，大便正常，精神转佳，病悉愈。

案 3　魏某，女，遂宁县某公社小学教师。

患者自述于 1965 年开始咳嗽，痰液初为泡沫状，后转黄稠、腥臭，间或带少量血丝。病情时轻时重，缠绵不已。1971 年冬，每晚前半夜自觉背脊发凉，后半夜则全身潮热盗汗，下肢冰冷，持续数天后则咯血如注（约 200～300mL）。即时给以维生素 K、仙鹤草素、6- 氨基己酸和输血等，方能暂时止血，潮热盗汗亦有减轻。但 1972 年 11 月底至 12 月上旬，又发病如前，经抢救止血，直至春天病势方逐渐缓解。如此已历 7 年，经中西医多方治疗，未能杜其复发。每年 11、12 月，病员即心怯恐惧。先后在绵阳某中级医院、川医附属医院做支气管碘油造影 X 线摄片，确诊为左肺上段支气管扩张，确定手术治疗，患者未同意手术，1976 年 7 月，又突患肾盂肾炎，经肌注青、链霉素，病情好转，但未根除。患者因新、旧病并发，时届深秋，冬令将临，思想压力极大，前来求治。

初诊：1978 年 9 月 25 日。面目、四肢微肿，手足心发热，腰骶痛，夜间潮热盗汗，心烦，失眠多梦，口苦口臭，舌红苔少，脉细数无力。病员素体阴亏，久咳伤肺，久之肝肾精血亦损。肺阴伤则水之上源告竭，而不能下滋肾水；肾阴虚则不能荣润肝木，亦不能上济心火；心火盛必致刑金，故咯血不止者，乃由肾水不足，相火下炽，君火上炎所致。其手足心热、心烦失眠、潮热盗汗、脉细数、舌质红等一系列肾阴虚症状已有 7 年，可见肾之阴阳久已失去平衡，故每届冬令一阳初升之时，龙火易于升腾，夹心肝邪火冲激肺金，以致咯血不止。此外，病员因肾盂肾炎所致的腰骶疼痛、面目四肢浮肿，亦不外肾气亏虚。二病同属肾之脏气受损，故治宜泻南补北、补阴泻火为急。方用《伤寒论》黄连阿胶汤加味。

黄连 6g　阿胶（烊化冲服）12g　大生地 24g　白芍 18g　黄芩 10g
鸡子黄（冲）1 枚　白及粉（分次吞服）60g

方中除白及粉、阿胶、鸡子黄外，余药同煎，取药汁冲鸡子黄 1 枚。

二诊：10 月 14 日。服上方 4 剂，但病员因行走不便，自行服至 10 剂，始来复诊。自诉心烦失眠、潮热盗汗、手足心热等症均已大减，但腰膝软弱、骶部疼痛绵绵、面目四肢仍轻度浮肿。前方清君火以制相火，益肾阴以制肝阳，咸苦坚阴之品服至 10 剂之多，木火炎热始减。病员自觉下肢冷感特甚，时以浮肿为虑。此系肾阴渐复而肾阳不足，遂至水液气化无权，浮肿渐增，当阴阳并调，以固肾气。诚如张景岳所说："善补阳者，必于阴中求阳，以阳得阴助，则生化无穷；善补阴者，必于阳中求阴，以阴得阳升，则泉源不竭。"用金匮肾气丸平调肾之阴阳，加白及粉填补已损之肺络。

生地黄 24g　肉桂 1.5g　制附片（先煎）12g　丹皮 10g　茯苓 12g
泽泻 10g　枣皮 18g　怀山药 15g　白及粉（另包，分次吞服）60g

三诊：10 月 22 日。服上方 4 剂后，腰膝软弱、骶部隐痛、面部四肢浮肿等症减轻，但大便燥结难解，舌质红、苔少。虚火复有上炎之势，拟再用黄连阿胶汤加味以滋阴清降、润肠通便为治。

黄连 6g　黄芩 10g　白芍 18g　生地 24g　枸杞子 18g　阿胶（烊化冲服）24g　怀山药 12g　肉苁蓉 10g

巴蜀名医遗珍系列丛书

四诊：11月2日。服上方4剂，大便变软，腰骶部仍微微隐痛，下肢凉感未全消失，脉虚数沉弱。改投金匮肾气丸加味以温摄肾气，不用桂者，防其辛温入血分，恐动肺络之血，稍用制附片引火下行。

熟地黄24g　枣皮10g　怀山药18g　丹皮6g　泽泻4.5g　茯苓18g　制附片（先煎）4.5g　菟丝子18g　杭巴戟10g　枸杞子18g　肉苁蓉12g

五诊：11月11日。服上方6剂后，肾气得充，热亦下行，腰骶部隐痛减轻，下肢转暖，大便正常。但病员因家事，心情焦急，奔走劳累，停药4日，病情反复，出现面部烘热，夜间又轻度潮热盗汗，口干口苦，心烦，失眠多梦，胸腹以上发热，下肢又觉发凉，面部四肢微肿，腰骶部胀痛，舌质淡红、舌边布满齿痕，大便干燥，脉沉弱微数，两尺部隐约难寻。证属肾阴易亏难复，浮热上冲所致。冬令将临，深虑阴虚阳浮，夹心肝邪火犯肺动血。拟滋肾阴以潜阳、柔肝阴而制火，兼清养肺阴、宁心安神为治。

炙龟板（先煎）18g　生地黄12g　枣仁10g　柏子仁10g　川贝母10g　生牡蛎（先煎）18g　广百合18g　白薇10g　白芍10g　白及10g　怀牛膝10g　天花粉10g　粉甘草8g

3剂。

六诊：11月16日。服上方3剂后，面部烘热、潮热盗汗、下肢发冷等症均减轻，但午后面部四肢浮肿较甚，夜间口苦口干，时心烦，舌淡苔少、舌边有齿痕，脉沉细弱。仍宗前法，加介类潜阳及补益肺阴之品，稍佐车前子、怀牛膝以利水消肿。

龟板胶（先煎）12g　阿胶（烊化）12g　生地黄12g　怀山药12g　丹皮10g　玉竹10g　广百合24g　炙鳖甲（先煎）18g　怀牛膝10g

车前仁 10g

4 剂。

七诊：11 月 21 日。服上方 4 剂后，烘热、浮肿减轻，下肢亦转暖，惟腰骶部绵绵疼痛，脉虚细无力，尺部尤弱，仍以滋肾潜阳、润肺通腑为治。

炙龟板（先煎）24g　龟板胶（另包，烊化兑冲）10g　生牡蛎（先煎）18g　生地黄 18g　怀牛膝 18g　广百合 24g　玉竹 10g　菟丝子 18g　枸杞子 18g　鳖甲 10g　肉苁蓉 10g　炒枳壳 1.5g

八诊：11 月 25 日。因缺龟板、龟板胶，于前方中自加阿胶 12g，白薇 10g，地骨皮 10g，炒知母 10g，服 4 剂后，病势平稳，但痰中偶有血丝少许，此亦肺中虚热伤及肺络，总不外乎滋养金水二脏为治。守原方，另用白及 60g，百合 60g，川明参 120g，炖水鸭 1 只，以滋养肺脏而补虚损。

九诊：12 月 6 日。服上方 4 剂和水鸭炖药 2 只，痰中已无血丝，夜间口干苦消失，饮食知味，但大便干燥，拟清肝补肾，佐以润肺通腑。

北沙参 30g　广百合 24g　玄参 18g　怀山药 18g　玉竹 10g　黄精 30g　麦门冬 10g　白薇 10g　菟丝子 18g　枸杞 18g　肉苁蓉 10g　地骨皮 12g　生牡蛎（先煎）18g　炙鳖甲（先煎）18g　阿胶（烊化）10g　火麻仁 10g

10 剂。

十诊：12 月 19 日。服上方 10 剂后，诸症全消，亦无其他不适，眠食俱佳，面色红润，精神面貌较前大异。在上方基础上，增入清肝补肺、滋肾潜阳、益气运脾之品，做膏常服，以固疗效。

白晒参粉 60g　北沙参 60g　广百合 240g　广玄参 180g　天门冬 180g　麦门冬 180g　怀山药 180g　白及 100g　白薇 100g　地骨皮 100g　川贝母 100g　菟丝子 180g　枸杞子 180g　肉苁蓉 100g　阿胶（烊化）

100g　生牡蛎（先煎）180g　炙鳖甲（先煎）180g　炒知母60g　生地300g　谷芽100g　麦芽100g　鸡内金100g　蜂蜜适量　冰糖250g

上药除白晒参粉、阿胶、冰糖外，余药先煎，去渣取汁，浓缩后再加参、胶、蜜、糖搅拌均匀，待胶、糖溶化后收膏。日服3次，每次约10g。

后因事来蓉，喜诉其病痊愈，数年未发。

按：支气管扩张症，临床主要表现为长期咳嗽、咳唾大量脓性痰、反复咯血，以及继发感染所引起的周身毒性症状，如发热盗汗、食欲减退、消瘦贫血等。本病系久咳伤肺，水之上源告竭而肾阴亦伤，致心肝之火炽而刑金犯肺。故金水二脏不足，实为本病的主要病理。每届11月底及12月，则大咯血必然发生者，是因人身之气血阴阳无不受自然气候阴阳胜复的影响。冬至前后，乘大地一阳始萌，阳气初升，人身应之而发病。张景岳说："不知咳嗽咯唾等血，无不有关肾也。何也？盖肾脉从肾上贯肝膈，入肺中，循喉咙，挟舌本；其支者，从肺出络心，注胸中，此肺肾相连而病则俱病矣。且血本精类，肾主五液，故凡病血者，虽有五脏之辨，然无不由于水亏，水亏则火盛，火盛则刑金，金病则肺燥，肺燥则络伤而嗽血，液涸而成痰，此其病标固在肺，而病本则在肾也。苟欲舍肾而治血，终非治之善者。第肾中自有水火，水虚本不能滋养，火虚尤不能化生，有善窥水火之微者，则洞垣之目，无过是矣。"又张璐说："夫阴血之安养内外者，皆肾水主之也，肾水虚则不能安静，而血被火逼，遂溢出，血出则五脏内外之阳皆失其配，失配之阳，无根之狂阳也，有升无降，炎灼肺金而为咳逆上气。"本例始终以调补肾中水火为其主要治法。初诊用黄连阿胶汤加味，旨在滋阴降火、交通心肾。及至心肾已交，水火既济，即改用平调阴阳、补益肾气之剂，随证加减，多年咯血痼疾及兼病遂得康复。

吐 血

王某，男，58岁。

初诊：1985年5月18日。因患胃及十二指肠溃疡，于1978年做胃大部切除术，两年后因吻合口溃疡再度手术。术后病情仍未控制，胃痛阵发，稍劳则口吐鲜血。胃镜复查结论：胃吻合口充血水肿。近两月因劳累致吐血频发，多则7～8口，少则1～2口。先后服云南白药、泻心汤、黄芪建中汤等，疗效不显。病者面色萎黄，神疲乏力，胸脘懊恢隐痛，时有恶心呕吐，吐出食物残渣夹有鲜红血块，大便稀而色黑，手足清冷，耳鸣头晕。舌淡苔薄黄，脉细无力。吐血频发，气随血去，久则气伤及阳，阳气不能内守，血失益频。治宜温肾阳、健脾气，药用金匮肾气丸、香砂六君丸，每次各服10g，每日2次。服药半月，吐血渐止，胃痛未作，嘱继续服药3个月，以固疗效。

按： 吐血一症，由于胃络损伤，血从胃中上溢而出。其为证有胃热、肝火、瘀血及脾胃气虚等。本例患溃疡病多年，复经两次手术，脾胃中气之伤可知。此次因劳累而发，面色萎黄、神疲乏力等，皆脾气虚之象，气虚则不能摄血。兼以吐血频发两月有余，血伤及气，气伤及阳，脾伤及肾，导致头晕，皆肾阳虚寒之象。而吐血鲜红，则为虚火上逆，故用金匮肾气丸合香砂六君丸，补肾健脾、温阳益气为治，而肾气丸中桂、附复有引火归元之功。张石顽《医通》论呕血证治有三，其中由"阳衰不能内守而呕者，异功散研服八味丸"治之。另引喻嘉言曰："盖气与血，两相维附。气不得血，则散而无统；血不得气，则凝而不流。故阴火动而阴气不得不上奔，阴气上奔而阴血不得不从之上溢而竭矣。血既上溢，其随之气，散于胸中，不得复返于本位，则下厥矣。"

巴蜀名医遗珍系列丛书

并谓其治法"则以健脾中之阳气为第一义。健脾之阳，一举有三善：一者脾中之阳气旺，而龙雷之火潜伏也……一者脾中之阳气旺，而饮食运化精微，复生其已竭之血也。"同时还指出："古方治龙雷之火，每用桂、附引火归元之法。"以上张、喻二氏之论，证之本例，可谓相合。

紫　斑

一、阴虚发斑（原发性血小板减少性紫癜）

周某，女，38岁，成都市某厂干部。

初诊：1977年7月8日。于1974年5月开始头晕乏力，全身皮肤出现大小不等、密集成团的紫红色出血点，不痛不痒，按之不褪色，并伴牙龈、口腔出血，晨起漱口，出血尤甚。曾在中国医学科学院简阳分院附属血液病研究所作骨髓穿刺检查，诊断为原发性血小板减少性紫癜。一直服用激素、利血生、保肝药及中药清热凉血，未见好转。已病3年，近两月证情加重，并见头晕，心悸，气短，腰酸软乏力，午后手足心发热，夜间口渴思饮，失眠，食欲不振，大便紫黑，溲少，色微黄，月经先期，量少；易感冒，每致病情加重。常猝然昏倒，移时可自行复苏。以往从未接触过放射性物质。曾患风湿性关节炎、慢性阑尾炎。

患者慢性病容，发育营养中等，面色苍黄，口腔黏膜及软腭、咽部均有瘀斑，颈部、躯干、四肢均有散在性大小不等的出血点及团块，双下肢斑点密集而成瘀斑，皮损稍高出皮肤，表面光滑，无苔藓样改变，压之不褪色，牙齿、牙龈及口腔均布满血迹。舌质红，苔白少，脉象虚数，两尺尤弱。

证候分析：已病3年，且见头晕，心悸，气短，午后手足心热，夜间口渴思饮，腰脊酸软乏力，脉虚数，尺弱甚，是为肾水不足，阴虚热炽的确据；而水亏则木失滋涵，肝阳上扰清空而头晕、昏仆，肝血不足，心失所养，则失眠、心悸；肺脾气虚，则气短自汗，食欲不振。综上所述，肝肾之阴亏损，肺脾之气不足，阴虚内热，波及络脉，而导致

巴蜀名医遗珍系列丛书

本病。宜滋养肝肾，补益脾肺，佐以凉血止血。

红人参6g　怀山药18g　莲子心12g　枣皮10g　菟丝子18g　生地黄18g　女贞子10g　旱莲草15g　阿胶12g（烊冲）　地榆炭10g　仙鹤草30g　炒白芍10g　炙甘草10g　云南白药1.5g（另包，冲服）

上药煎汤，纱布过滤后，冲服云南白药1.5g，日服2次。

二诊：7月16日。服4剂后，明显好转，全身皮肤未见新的出血点，晨起口腔出血量减少。仍心悸，夜间口渴思饮，下肢多汗，舌根苔厚，脉左弦数而尺弱，右脉沉无力，仍系肝肾阴亏，虚火内燃，气分不足，治宗前法。

生地黄18g　炒白芍10g　生甘草10g　莲子心18g　菟丝子18g　肉苁蓉10g　阿胶（烊化）12g　仙鹤草30g

三诊：7月25日。服上方8剂后，未再发现新的出血点，牙齿、口腔出血续减。仍心慌，心悸，头晕，四肢困倦，舌苔白厚。气阴未复，仍宗前法。

红人参6g　麦门冬10g　北五味10g　莲子10g　怀山药15g　阿胶12g（烊冲）　菟丝子12g　肉苁蓉10g　女贞子18g　芡实10g　熟地黄12g　仙鹤草30g

四诊：8月13日。服上方4剂后，口腔、牙齿及肢体出血停止，未再复发。但仍心慌，心累，耳鸣多汗，月经量少不净，舌根苔厚腻，脉数有力。肝肾不足，脾肺气弱。仍以滋养肝肾，补益脾肺为主，佐以止血，巩固疗效。生脉散加味。

红人参4.5g　北五味10g　熟地黄18g　菟丝子12g　莲子心10g　怀山药15g　肉苁蓉10g　枣皮10g　炒蒲黄（包煎）10g　女贞子18g　阿胶（烊化）10g

五诊：8月17日。服上方6剂时，因外感风热，下肢又出现紫红出血点及片状瘀斑，关节周围尤多，鼻翼、鼻孔干燥裂口，咳嗽无痰，喉痒。肺燥咳嗽，拟润肺止咳以治其标，清润凉血以顾旧恙。

北沙参18g　麦门冬10g　炒牛蒡10g　马兜铃10g　苦杏仁10g　生桑皮10g　地骨皮12g　瓜蒌仁10g　冬桑叶10g　牡丹皮18g　甘草3g

六诊：8月22日。服上方3剂后，肺燥咳嗽愈，但又肠鸣腹泻，大便中夹食物残渣，头昏晕，面赤，口淡乏味，夜尿多，舌苔白厚，脉数。此皆脾肾不足所致，仍补益气阴，调补肝肾，俾脾气健则水津四布而泄泻可止，肾阴足则虚阳归根而阴平阳秘。

红人参4.5g　麦门冬18g　北五味10g　生地黄18g　枸杞子18g　菟丝子18g　山药15g　牡丹皮10g　首乌片15g　莲子心10g　茯苓18g　枣皮10g

七诊：9月2日。服上方6剂后，腹泻、头昏、夜尿多均有好转，但摇头时感头昏痛，自觉有热气上冲头面，右膝关节外侧又出现一处密集的紫红色出血点，肢体疲倦，脉和缓。肝肾不足，虚阳上扰，宜清滋肝肾，佐以潜镇。

潞党参18g　麦门冬10g　菟丝子18g　怀山药15g　白薇10g　地骨皮10g　莲子心10g　北五味10g　炙龟板（先煎）18g　肉苁蓉10g　怀牛膝10g

八诊：9月14日。服上方6剂后，未再出现新的出血点，但又腹胀，不寐，舌苔黄腻，脉细数。阴虚内热，积滞内停，治宜养阴清热，和胃安神。

北沙参24g　麦门冬6g　地骨皮12g　白薇10g　鸡内金10g　钗石

巴蜀名医遗珍系列丛书

斛 10g　炒谷芽 12g　焦山楂 10g　枣仁 12g　生牡蛎（先煎）18g　生甘草 6g

九诊：9 月 26 日。服上方 8 剂后，腹胀，不寐均有好转，因刷牙不慎，牙龈又出血，面部也出现少许红色出血点，自觉面部木胀不舒，脉缓。血液化验：血小板 8 万，白细胞 5400/mm^3。肝肾阴虚，风邪上扰，宜育阴益气，兼祛风、清头目。

红人参 3g　菟丝子 18g　首乌片 18g　枣皮 10g　仙鹤草 30g　怀山药 15g　女贞子 18g　菊花 10g　龙眼肉 20g

十诊：10 月 7 日。服 6 剂后病减，出血止。口干，目痒多眵，脉虚数。仍系肝肾阴虚未复，治宜滋补肝肾，养阴清热，凉血止血。

红人参 4.5g　麦门冬 10g　旱莲草 15g　阿胶（烊化）12g　菟丝子 18g　怀山药 18g　生地黄 15g　枣皮 10g　女贞子 12g　仙鹤草 24g　炒蒲黄（包煎）10g

6 剂。

十一诊：10 月 18 日。服上方 6 剂，诸症又有好转，但近两日来又觉头痛，头晕，口苦，口淡泛恶，不思饮食，脉虚数，舌苔白腻。阴虚内热，炼液为痰，胆胃痰热上逆，治宜祛痰降逆，和胃安神，黄连温胆汤化裁。

陈皮 10g　法夏 10g　枳实 4.5g　茯苓 12g　枸杞子 18g　川黄连 6g　生牡蛎（先煎）18g　菊花 10g　蔓荆子 10g　竹茹 10g　女贞子 10g　甘草 3g

十二诊：10 月 28 日。服上方 8 剂后，惟两目痒痛难耐，头晕，脉细舌淡。素体阴虚，又兼风热上乘，治宜养阴柔肝，疏风清热。

草决明 18g　甘菊花 10g　炒白芍 10g　冬桑叶 10g　夏枯草 10g

枸杞子 18g　女贞子 15g　怀山药 18g　北沙参 24g　枣皮 10g　甘草 6g

十三诊：11月4日。服上方4剂后，诸症消减近愈，惟觉头额微胀，心烦不寐。营血未复，痰热内扰，拟用酸枣仁汤加减，养血安神，清热除烦。

枣仁 18g　柏子仁 18g　广百合 24g　生龙骨（先煎）18g　生牡蛎（先煎）18g　茯苓 10g　甘草 6g

服上方8剂后，头昏胀除，能安然入睡。前后共服药70余剂，历时3月余，诸症悉愈。年余随访，紫癜未再发，其他症状也完全消除。

按： 现代医学所谓紫癜与中医文献中关于肌衄、葡萄疫、血风疮、发斑等疾患类似。历代医家将本病大体分为阳斑、阴斑两类。而叶天土在《外感温热病篇》中又有"非虚斑即阴斑"的叙述。即阳斑、阴斑之外，又别有一种虚证发斑。现代医学将本病分为血小板减少性紫癜（包括原发性和继发性）和过敏性紫癜二类。从临床特点看。过敏性紫癜多见于"血热妄行"的出血证，多属阳斑范围，治宜清热凉血，活血解毒为主。而血小板减少性紫癜多为肝肾阴虚，脾肺气弱所致，或肾阴虚乏，水亏火炽，血液受劫，或脾虚不能摄血，或肝虚不能藏血使然，总以正虚为主。临床上以补肝肾，益气阴，引火归源，补脾摄血等治法为主，凉血止血，活血化瘀则相机配合。本例反复出现紫癜及口腔、牙龈出血达3年，且见头晕，猝然昏倒，心悸，脉虚数，两尺沉弱，显为肝肾阴虚，脾肺气弱，阴虚热炽，血失宁静的虚斑。故始终抓住这一致病之本，用生脉散、左归饮、六味地黄丸、复脉汤之类加减化裁，以滋补肝肾之阴，而益脾肺之气，稍佐凉血止血之品，俾肝肾阴复则虚阳内涵，脾肺气充则气阴两复，血络宁静，诸症自安。证情虽变化多端，但治疗不离滋补肝肾、补益脾肺这个总的方向。六诊时，因饮食不慎，腹

巴蜀名医遗珍系列丛书

泻肠鸣，大便中夹食物残渣，但并不改用温燥渗利，只在滋补肝肾药中，稍佐莲子心、怀山药、茯苓等甘淡实脾，病情随即好转。在病情出现新的变化时，用药也当随证而异。如五诊时，因外感风热，下肢又出现少许紫癜，在顾本的基础上，遵急则治其标的原则，即予润肺止咳，疏散风热。又如当风热上乘，两目痒痛难耐时，即疏风清热，平肝明目，皆是其例。

本例既为虚证，故于饮食劳倦、忧郁、恼怒等七情因素均宜注意，诊治时，再三叮咛告诫，并嘱住院以保证治疗和休息，从而顺利获愈。

二、湿热发斑

曲某，男，52岁，干部。

初诊：1978年11月10日。既往中上腹部阵发性剧痛，尤以右下腹压痛为甚，伴呕恶，血性稀便，全身有散在性出血点，双下肢及臀部紫斑尤密。曾经某总医院内科检查，确诊为过敏性出血性紫癜、高血压二期。用维生素C、芦丁、强地松、双氢g尿噻、乳酸钙和中药等治疗，血压降至正常，但紫斑时发时愈，饮酒后紫癜尤甚，经治疗3月余无效。现全身散在性紫癜，大小不等，四肢多于躯干，头昏重，腰痛，口渴不欲饮，手足心热，大便溏，小便黄少，舌苔白厚而腻，舌质微暗，舌边瘀紫，脉濡数。病属肠胃湿热，熏蒸血络，法当运脾除湿，清热凉血，用不换金正气散加味。

苍术10g　厚朴6g　陈皮6g　薏苡仁24g　藿香10g　草果仁4.5g
焦山栀10g　白茅根30g　小蓟30g　丹皮10g　甘草3g

二诊：11月27日。服上方4剂后，紫癜消去大半，饮酒一次亦未见新斑，舌边瘀紫消失。但仍头昏，手足心热，口苦咽干，舌质淡，苔中部黄腻，脉濡数。上方去陈皮、厚朴、草果仁，加粉葛生津通络，白薇、青蒿凉血清热。

粉葛 18g　苍术 10g　藿香 10g　薏苡仁 18g　丹皮 10g　白薇 10g　青蒿 10g　白茅根 30g　小蓟根 30g　甘草 4.5g

三诊：12 月 9 日。服上方 4 剂后，双下肢仍有少许散在性紫斑，下肢微痒，头昏重，口乏味，发热恶风，微汗出。湿热之邪虽大减，但复感风热为患，宜疏风散热，清热利湿。

钩藤（后下）12g　菊花 10g　茺蔚子 10g　白蒺藜 10g　地肤子 18g　丹皮 10g　苍术 10g　藿香 10g　白茅根 30g　车前子（包煎）10g　薏苡仁 24g

四诊：12 月 16 日。服上方 4 剂后，紫癜消失，手脚心热已除；仍头昏头痛，睡眠后昏晕头痛有一过性加重；舌质干，苔中部黄腻，脉濡数。仍系湿热中阻所致，芳化湿浊，佐以渗剂。

藿香 10g　佩兰 10g　苍术 10g　草果仁 4.5g　菖蒲 6g　焦山栀 10g　淡豆豉 10g　郁金 10g　白蔻壳 6g　通草 6g

服上方 4 剂后，多年厚腻的舌苔及头昏头痛等症均消失，身体康复，随访半年余，未见复发。

按：本例乃嗜酒生湿，酒湿化热伤脾，邪热迫血妄行，外溢肌肤呈肌衄紫癜，内溢于肠道则大便呈血性，病机系湿热内郁，熏蒸血络。李东垣说："治湿不利小便，非其治也。"故一诊拟方为运脾除湿，凉血化斑。二诊重在芳化湿邪，兼以凉血通络。三诊新增风热外邪，故减清热凉血之品，以防外邪内陷，并加菊花、蒺藜、钩藤、地肤子、茺蔚子疏散风热，兼顾利湿。四诊芳化湿浊，佐以渗利，终使湿热清除而获愈。

巴蜀名医遗珍系列丛书

汗 证

案 1 任某，女，48 岁，本院职工。

初诊：1983 年 5 月 3 日。既往患更年期综合征，体胖，血脂高。1 年多来，前胸闷胀，每日上午心悸、冲热、汗出、眩晕。近来加剧，胸闷时冲热上攻，继之大汗出，耳鸣。服左归丸汤剂 20 余剂，眩晕未减，更觉动时气短，夜眠惊悸，干呕口苦，肛门灼热，大便干燥。舌质淡、苔薄白少津，脉沉细微数。此系肝肾亏虚，心阴不足，虚阳浮越，故见汗出冲热、眩晕交作；加之体型虚胖，痰湿素盛，壅阻气机、经络，发为胸痹。拟益气宁心、宣通胸络。

白晒参 6g　麦门冬 10g　丹参 24g　北五味 10g　枣仁 18g　柏子仁 18g　降香 6g　郁金 12g　薤白 10g　瓜壳 10g　焦山楂 12g　草决明 24g　粉葛 25g　白薇 10g　甘草 6g

二诊：5 月 11 日。服 2 剂后，日解溏便 2～3 次，甚觉清爽，气短、心悸好转，胸廓渐开。服完 8 剂后，前胸闷痛基本消除，昏晕大减，每周只轻微发作 1 次。午后仍有冲热，汗出，膝软，耳鸣，入夜躁烦，口干不饮，舌质红、苔少，脉濡细，乏力，纳差。宜凉滋潜摄以治其本、固涩敛汗以治其标，大补阴丸加减。

龟板（先煎）24g　生地黄 18g　白薇 10g　龙骨（先煎）18g　牡蛎（先煎）30g　枣仁 12g　丹参 12g　潞党参 30g　砂仁（后下）10g　当归 10g　浮小麦 30g　炙甘草 10g　大枣 10 枚

服药后冲热、汗出止，余症皆瘥。

按：本例汗证虽兼见冲热眩晕、心悸气短，然痰阻胸痹之证为急，故益气通痹，先治其上，待气机得通，乃补肝肾、平阳亢、凉心敛汗，而无留邪之虑。标本先后，因证随宜，不可不察。

案2 李某，男，12岁，初中学生。

初诊：1981年9月14日。体胖，性急，喜动恶静，自幼多汗，吃饭、午睡或紧张则头额汗出不止，惟夜间无汗。3年前患风心病，治愈后心动偏快，白日汗出渐增。稍活动即头汗淋漓，隆冬吃饭亦汗流浃背、烘热、面赤。近来心悸脉数，口渴饮多，夜寐有梦，晨起面目微肿，舌尖红、苔白少津，脉细数。证属心阴不足，表卫不固，拟养阴定心、清热固表。

太子参18g　天门冬10g　麦门冬10g　枣仁12g　柏子仁18g　丹参10g　白薇10g　白芍10g　生地黄10g　浮小麦15g　龙骨（先煎）12g　牡蛎（先煎）12g　甘草6g

二诊：10月9日。服上方6剂后，汗出身热大减，夜寐无梦，脉仍细数。拟养心宁神、敛汗固表。为调服方便，改方如下：

麻黄根6g　远志6g　枣仁6g　黄连1.5g　生地黄12g　龙骨（先煎）12g　牡蛎（先煎）12g　浮小麦30g　甘草3g

服上方4剂后，早晚用天王补心丸服半月。

1个月后来诊时说：服上方4剂、天王补心丸4瓶后，汗止，吃饭、动作时不似从前发热多汗，夜眠安稳，浮肿消失，脉缓和，面丰神旺。

按： 经云"心为汗"，"汗者精气也"。患者阳盛之体，素体多汗，心阴不足，营血虚耗，故蒸热脉数、多梦、心悸。抓住汗为心液，投养心宁神之品以固根本，心液内藏，则汗不外泄，继以天王补心丸善后，俾心阴充盈、心阳得宁，诸症即愈。

案 3 郭某，女，53岁，职工家属。

初诊：1980年5月30日就诊。

5年前患植物神经功能紊乱，常汗出如洗，昼夜均作，调治数年稍为平息。但体已大亏，夏日亦需厚衣被，极易感冒，虚汗特多。近日不慎冒风，寒热大作，咽痛如灼，口苦舌干，腹泻稀水。医者素知病员体虚，谓不可发汗。当忌辛温，拟银翘、射干、黄芩、大青叶等辛凉清泄，佐以藿香、豆卷悦脾和胃，3剂后寒热止，遂来求治。见其额汗淋漓，气促音微，初夏日仍着厚衣棉帽，自述阵阵冲热，汗后畏风怕冷，脉虚缓无力，舌白少津，处黄芪建中汤全方。患者急告：桂枝一药不敢服，服则汗出更甚。前已屡试，均如此。宋教授说，不碍，桂枝正当用。前医忌用辛温表散，而投辛凉疏表，是为对证，理不应致汗，然病积日久，体质已虚，卫阳不足，中气亏损，苦寒清泻太过，已使卫阳益虚，表邪虽解，徒令藩篱不固，岂有不漏汗之理。黄芪建中汤以桂枝倍白芍，调和营卫、修复藩篱，黄芪、姜、枣温扶中气，合饴糖温中益阴、固表止汗，尤有奇功。

遂服原方，1剂汗减，4剂汗止，用补中益气丸调服1个月而收功。

案 4 何某，女，43岁，干部。

初诊：1980年8月29日。患类风湿性关节炎多年，关节对称性疼痛，小关节变形。半年来又心慌、心悸、气短。近2个月夜间盗汗尤甚，每晚全身淋漓，衣被皆湿；五心烦热，倦怠乏力，纳食大减；平时头昏易怒，口干苦，形体虚肿，面色萎黄晦暗，胸部闷压，少气；小便黄少，舌质红，舌尖尤甚，苔少，脉象两手寸部浮软，关尺沉细弦微数。自述经中西药不断治疗，关节肿痛有减，但盗汗不减有增。检视所服中药处方，多诊为阴虚盗汗，用滋阴清虚热、收涩敛汗之剂，如知柏地黄汤、一贯煎合浮小麦、麻黄根、牡蛎等，效不显。今脉症合参，辨为气液两亏，血热尚盛之盗汗。以益气养阴，合凉心敛肺为治，用当归六黄汤加味。

黄芪15g　当归6g　生地黄15g　黄连6g　黄芩10g　黄柏6g　枣仁10g　生龙骨（先煎）12g　丹参18g　莲子心10g　五味子10g　浮小麦30g　生牡蛎（先煎）12g　大枣5g

二诊：9月18日。服上方一剂后，当晚汗出减少，能入睡。服完6剂，盗汗基本停止，心胸闷压感消失，烦热减，纳食增。但手足心尚有潮热，时气短心悸，全身关节肿痛，小关节尤甚，脉沉细，舌苔少、质微红。此气阴渐复，血热得减，然湿热遏滞经络关节，用益气养阴，佐清热除湿、疏通经络之品。

潞党参15g　黄芪10g　白术12g　防己10g　茯苓10g　枣仁12g　玉竹10g　薏苡仁18g　黄连6g　莲子心10g　蚕沙10g　生地黄10g　桑枝24g　甘草3g

服上方4剂后，关节肿痛逐渐缓解，气短胸闷改善，精神转佳，再未盗汗。

按： 本例盗汗严重，非单纯阴虚汗出者。患者湿热痹痛多年，湿热郁久，化火伤阴，阴亏则心火盛，壮火食气则肺气虚耗，表卫不固；虚火内燔，阴津不足，心液被扰，不能自藏，外泄而为汗。经云："阳加于阴谓之汗。"故必须滋阴益气之中合以凉心敛肺之品，务令心火清、肺气敛，则汗可自止。用当归六黄汤合甘麦大枣汤，滋阴降火、养心补虚；同时加苦寒凉泻之莲子心、丹参，以清心经虚火，五味、龙骨、牡蛎敛肺收汗，果获良效。前医未追溯其风湿痹痛多年，经络瘀滞，化火内燔之根源，泛投养阴、清热、敛汗之剂，故尔少效。

案5 刘某，男，60岁，干部。

初诊：1975年4月24日。患者该月初在某医院疗养期间因感冒服大剂阿司匹林，遂昼夜汗出不止，衣里湿透，每小时需换衣，晚上亦需换3次被盖，揭被则热气蒸蒸，其苦异常。曾用抗生素、阿托品，以及中药生脉散、玉屏风散加龙骨、牡蛎、浮小麦、麻黄根等治疗均无效。病员由该院介绍前来求治。诊时患者仍汗出不止、恶风怕凉、咳嗽、吐白色泡沫痰甚多、胸部憋闷、气喘、心累心悸、神疲体倦、头昏耳鸣、五心烦热、关节酸痛、手指震颤。晚间入睡后，有时突然胸如刀割，痛而惊醒。舌质红、苔厚腻，脉浮大。急急止汗为先，以防阴液大量耗散而致气随液脱。拟清心敛肺、养阴止汗，佐以化痰宽胸。

净龙眼肉30g　带心莲子（打烂）120g　淡竹叶15g　甘蔗（切块）1尺

上4味浓煎作茶饮。

川贝母15g　法夏曲30g

2味研细粉，分5次吞服。

二诊：4月29日。服上方2剂后，大汗遂止，心累心悸、关节酸痛、手指震颤均消失。胸背微出汗，头昏，潮热，阵发性咳嗽，仍感胸闷气紧，纳谷不馨。拟养阴清热、固表潜阳，当归六黄汤加减。

当归10g　黄芪30g　生地黄18g　黄连6g　牡蛎（先煎）18g　枣仁18g　龙骨（先煎）12g　川贝（研细末分次吞服）6g　陈小麦30g

服上方4剂后，胸背微汗已止，潮热、咳嗽、胸闷气紧均减轻，饮食增加。后以益气养阳、调理脾胃法善后而瘥。

按： 本例年老气弱，服大量阿司匹林发汗后，腠理开而不阖，汗漏不止，恶风怕冷，乃卫阳大伤；胸闷气喘、心累神疲、头昏耳鸣、五心烦热及手指震颤、脉浮大等症，示阴液大泄，风木欲动，气阴将脱之象，若不积极止汗，危殆之至。凡汗证偏阴虚，如一般敛汗不止，滋腻又不受者，当甘凉增液、清心敛肺以收汗。因汗为心液，肺主治节而司皮腠开阖，心热鼓动则汗易出，肺气不敛则汗难止。故以莲子、竹叶苦寒清心热，龙眼肉甘温益心气，甘蔗甘凉增液，全方有苦甘合化阴气、清心敛肺之功，服 2 剂大汗即止。随即用当归六黄汤进一步养阴清热、固表潜阳，巩固疗效。用上述方法治此类汗证，以往曾治愈多人，确有立竿见影之效。

案 6 吴某，女，34 岁，蒲江县干部。

初诊：1979 年 5 月 26 日。2 月上旬流产后，3 月下旬左侧面部汗出、微肿，牙龈肿胀，小腹冷痛，经期尤甚。服西药消炎抗感染，月余未效，舌苔白润，脉象弦数。辨证为胃蕴湿痰，胆热乘之，痰热交结，阻塞气机，以温胆汤加味治之。

旋覆花（包煎）10g　陈皮 10g　胆南星 6g　法夏 10g　茯苓 12g
炒枳实 6g　茵陈 10g　丹皮 10g　焦山栀 10g　竹茹 10g

二诊：5 月 31 日。服上方 4 剂后，左侧面部出汗减半，牙龈肿胀亦消，面热解除，但小腹冷痛依然，脉弦数减缓。拟二陈汤加温经行气之品。

陈皮 10g　胆南星 10g　法夏 10g　茯苓 18g　丹参 24g　当归 10g
赤芍 10g　红花 4.5g　台乌药 6g

服 4 剂后，病即痊愈。

按：本例流产后，即面部一侧微肿汗出、牙龈肿胀，而他处并无汗出，可谓异者。《内经》说："左右者，阴阳之道路也，阴阳者，水火之征兆也。"本例所患系阳明、少阳二经循行部位，乃痰涎、瘀血阻滞其间经气，致阴阳升降之道受阻。回忆沈尧封《女科辑要》曾载其师金大文治一产妇怪症：左边冷，右边热，一身四肢尽然，前后中分。金以通经祛瘀而热减大半，惜其未继用理痰之剂以竟全功。本例素来小腹冷痛，经期时尤甚，其为血寒气滞显然。此次起病于流产之后，当与一般临产无异。但症见苔色白润、牙龈肿痛、两手脉反弦数，因从胆胃湿热酿痰，阻塞阴阳升降之机着想，初诊即投清胆利湿、祛痰和胃之品，4剂得效。复诊时祛痰兼祛瘀，以其素来行经时小腹冷痛，故用药温经行气，续服4剂得愈。

脱 证

曾某，女，36岁。

自幼体弱，易患感冒、气管炎等病。本次以感冒及咯血入院，经治疗控制后，日晡及入夜低热不退，体质进行性衰减。

初诊：1978年12月27日。患者体温38.9℃，卧床不起，纳呆，恶心干呕，失眠，烦躁，自汗，盗汗，整日汗浸内衣，月经量多，脉细舌淡。

综观本例，当属汗多脱阳，血去脱阴之阴阳双脱证。当务之急，不在控制低热，而在补气益阴、敛汗固脱。用生脉散加龙、牡，合甘麦大枣汤煎汤，频频呷服。

白晒参（另炖，兑冲）4.5g　麦门冬10g　北五味6g　带心莲子（劈）30g　扁豆10g　钗石斛3g　竹茹3g　炒谷芽12g　枣仁10g　大枣6枚　生龙骨（先煎）15g　生牡蛎（先煎）15g　浮小麦30g　甘草4.5g

4剂。水煎滤过，微温频频呷服。

二诊：1979年1月2日。食欲增进，恶心减轻，出汗减少。近2日仍低热，并格外烦躁，估计月经将至。本系内伤脾胃，而致血失统摄，气失固密，心情烦躁，神志不敛，有大汗欲脱之象。今汗出已减，当从补脾胃、益气阴着手，缓缓固本。予凝神散合甘麦大枣汤。

潞党参15g　焦白术10g　怀山药18g　扁豆10g　地骨皮12g　白薇10g　麦门冬10g　花粉12g　茯苓10g　石斛12g　甘草3g　浮小麦30g　大枣6枚

4剂。每日1剂，水煎分服。

巴蜀名医遗珍系列丛书

三诊：1月12日。前诊隔日，月经来潮，量多，夹瘀块，持续5日方减。因失血过多，虽守服前方10剂，仍缓不济急。诊时面色苍白，汗出如雨，揭开被子，全身热气蒸蒸，血压90/60mmHg，不眠不食，体温37℃，脉虚大无力。已成虚脱之势，急急补元固脱，以期汗收神敛。立予生脉散合桂枝加龙牡汤。

白晒参（文火另炖，兑冲）6g　桂枝4.5g　酸枣仁12g　黄芪18g
浮小麦30g　北五味20g　麦门冬10g　龙骨（先煎）18g　牡蛎（先煎）24g　白芍12g　大枣6枚　枸杞子18g　阿胶（烊化）10g　甘草10g

3剂。水煎，每次服50mL，每日4～6次。

四诊：1月15日。汗已收敛，精神好转，脉转细。脱势已挽回，有暇扶正固本，再予凝神散加味（即二诊处方）。

五诊：1月19日。

六诊：2月1日。

六诊前2日（1月30日），又届经期，血量较多，又汗出不安，食欲不振。为防阴血再次过度消耗，而向脱证转化，急用固冲摄血法。

三七（细末，冲）10g　炒枣仁（捣）15g　生龙骨（先煎）30g
生牡蛎（先煎）30g　阿胶（烊化）15g　白晒参（文火炖，兑冲）10g

七诊：2月2日。服上方2剂后，血固气安，诸症减轻。为长久计，仍从脾胃着手，使气血化源复壮，阴阳能互根互守，用凝神散加味（二诊方），长期守服。

七诊后，守服凝神散加味至30剂。汗液基本收敛，经量维持正常，面色转红润，食欲增进，低热基本消退。3月24日复诊，予归脾汤加减而收全功。自4月13日起，患者痊愈。

按：本例主要体现了标本缓急的治则。从起病至初诊，已成阴阳双脱之局，急用生脉散加龙牡甘麦大枣汤，扶元敛汗，以挽脱绝之势；二诊至三诊，脱势已缓，缓则治其本，考虑营卫源于中焦，调补脾胃才能最终使营充气固，使血有所统，汗有所敛。针对其阴阳俱伤，选用《证治准绳》凝神散合甘麦大枣汤法，共成甘平微苦、实脾养胃之方，惜乎又届经期，中气尚未复壮，阴血又见脱失，再次陷入血脱气越的危局。乃迅速转方，从标救脱，应用生脉散合桂枝加龙骨牡蛎汤，充营敛汗、大补真元，脱象得缓。此后守服二诊方，专力调补脾胃，从长论治；遇经期量多，即用喻嘉言养血固冲法，控制经量。标本缓急，掌握适当。在遣方用药上，补元固脱用人参，但还须分辨是血脱或津液脱，从而配伍各异。血脱（如失血）合养血固摄法（如三七、阿胶、龙骨、牡蛎等），津液脱（如大汗）则合养心固营法（如生脉散与桂枝龙牡汤）。选用凝神散补脾养胃，既有甘温甘平之四君、山药、扁豆以助脾阳，又有甘寒微苦之生地黄、麦门冬、竹叶以补中固本。再者，服本方56剂，补中固本，稳妥可靠。再者本例长期低热，辨为阳气浮越，不得内潜，随着患者气血津液逐渐充实，阴阳互根互守日益恢复，低热亦相应消退。

咽　痛

案1　杜某，女，29岁，成都蜀锦厂工人。

初诊：1981年9月10日。前日因淋雨受凉而感冒，恶寒微热、咽喉刺痛干涩、吞咽困难，西医检查为急性扁桃体炎，有白色脓点3处，患者不愿打针，要求中药治疗。察病员面色苍黄、形体单薄、少气懒言、语音低微，自述咽痛甚，察咽部不甚红肿，但有明显溃脓点，头痛，身倦，四肢乏力，口干不饮。患者1周前患泻利，每日10余次，腹痛、肠鸣、脘闷嗳气，经服中药葛根芩连汤与七味白术散后得以好转，现仍不思饮食，大便稀溏，日2～3次，小便短赤，舌尖边微红、苔白腻少津，脉虚细无力。证属泻利后脾胃气虚，卫阳不足，复淋雨受凉，外邪郁肺所致，拟益气健脾、扶中祛邪，六神汤加味。

潞党参24g　黄芪18g　焦白术10g　茯苓10g　怀山药18g　炒扁豆10g　防风10g　甘草6g

2剂。

3日后复诊。服药后咽痛顿失，梗涩全无，倦怠好转，精神和饮食大增，大便趋于正常，寒热亦止。舌边红、苔白，脉象无力。再投健脾益气、养胃生津之剂，原方适量加石斛、麦门冬、香附、佛手，服数剂后，病即痊愈。

按： 本病虽小，但辨证与立法处方甚当。病人主诉感冒咽痛、发热畏寒。属急性化脓性扁桃体炎，未予清热利咽、疏风解表，如银翘马勃散之类，却投益气补中甘温之剂而获速效者何也？此乃病员曾多次来诊，知其素禀虚弱，又连泻利，克伤脾胃，气分大虚，脉症皆不足，偶感外邪，郁结咽喉，肺气不得宣发，发为寒热喉痹，此时中气虚极，焉能再胜苦寒。六神汤补益中气、培土生金，仅加防风一味，宣散外邪，引清阳上升，而喉痹自除。《菊人医话》说："东垣用升麻以升脾阳，每嫌其过，天士改用防风，比较稳妥。"即本此意。

案 2 周某，男，31 岁，成都工艺美术社美工。

初诊：1980 年 5 月 7 日。患者素体虚弱，曾患风湿性心脏病，行二尖瓣分离术，仍常有心房纤颤，每逢感冒则加重。此次发病起于 1 周前气候突变，外感风热，起始咽喉疼痛，近日畏寒发热减，但头昏重，午后畏寒，口干苦，身体酸痛，面色苍黄，精神萎靡，眠差多梦。查咽部红肿，两侧扁桃体溃烂有脓点，咽痛益剧，吞咽困难。西医诊断为急性化脓性扁桃体炎，用青、链霉素及磺胺增效剂 4 日，炎症未减，更觉心慌气紧，痛楚不已。察舌质微红、苔薄黄，脉虚细数，两尺沉而无力。

患者素体亏虚，肺肾不足，兼外感风热，耗伤津液，肾水亏于下，虚火炎于上，发为是证。法当上病下取，滋肾养阴，引火归元，用六味地黄汤加味。

生地黄 24g　枣皮 12g　怀山药 12g　茯苓 10g　丹皮 6g　泽泻 4.5g
上安桂 3g　怀牛膝 10g　青盐 4.5g

嘱患者务必以上等好桂配剂。

复诊：5 月 9 日。服上方 2 剂，药未尽已获显效，咽红肿大减，溃烂处和扁桃体脓点基本消失，已不疼痛，吞咽无阻，余症消减，精神亦转佳。诊其脉仍虚细，两尺无力，仍宗前法培补下元、滋益肾精，以固根本。

熟地黄 24g　枣皮 12g　丹皮 6g　补骨脂 10g　茯苓 10g　泽泻 4.5g

骨碎补 10g　炮姜 3g　上安桂 3g　怀牛膝 10g

服上方 5 剂后痊愈。

案 3　江某，男，成年，市皮革公司职工。

初诊：1980 年 5 月 10 日。主诉：素体健壮少病，近半年来因操劳、熬夜、喝茶甚多，1 个月来每早 5 点左右即感咽部干涩作痛、头昏目胀、心慌气短、心烦胸闷，继而全身无力，欲得闭目静养，直至早饭后方可缓解，昼则稍安。饮食锐减，手足发热，左手肩以下麻木，小便短，头痛，口苦，舌质红少津、苔微黄，脉数。辨证为少阴咽痛。少阴之脉络舌本而循咽，劳伤心肾，久耗真阴，平旦时阴尽阳生，真阴不能上承，则咽干涩痛；肾精亏虚不能上济于心，一时濡养不足，则现头昏、气短、四肢无力等症；阴虚燥热内炎则烦闷、手足心热、口苦溺赤。法当滋肾养阴、润燥清热，壮水之主以制阳光，投杞菊地黄汤为治。

菊花 10g　枸杞子 18g　大生地 18g　枣皮 10g　怀山药 12g　茯苓 10g　丹皮 6g　泽泻 4.5g

服上方 4 剂后，咽痛消除，晨起前心慌、头痛、目胀、短气诸症亦消，饮食增加。惟左手尚麻木欠灵，再予养阴清热，佐通络之品。

生地黄 18g　丹皮 10g　枸杞子 18g　玉竹 10g　姜黄 6g　川芎 6g　赤芍 10g　甘草 6g

服上方 4 剂，病即痊愈。

案 4　陈某，男，41 岁，某信箱技术员。

初诊：1980 年 5 月 28 日。自诉咽喉干涩作痛，反复发作 1 年余，高声说话十分费力，每服消炎、抗生素类西药，仅可暂时缓解，两肋下胀痛。西医诊断为慢性咽炎，并怀疑有慢性胆囊炎。面色苍黄，形体消瘦，体弱，两天前因抽血化验曾昏厥一次。胃脘作胀，大便干燥，口干不欲饮水，心烦易怒，夜间多汗，常梦遗，睡眠不佳。脉弦细，舌质微红、苔少、根部黄、微腻。脉症合参，证属肝阴不足兼心脾血虚，拟养阴柔肝、补益心脾，用一贯煎加减。

白芍 18g　甘草 6g　枣仁 12g　枸杞子 10g　麦门冬 10g　生地黄 12g　川楝 10g　沙参 12g　龙眼肉 12g　生麦芽 18g

复诊：6 月 4 日。服上方 6 剂后，咽部已不疼痛，但仍干燥；肋痛减轻，全身较前有力，盗汗、睡眠多梦亦大为好转，胃纳增进。时有梦遗，脉舌同前。原方加养阴摄精之品。

黄柏、丹参、莲子心、莲须、玉竹、石斛，配合六神汤（潞党参、白术、茯苓、怀山药、扁豆、甘草）加减，继服 19 剂，诸症全消。

按：上 3 例咽痛系阴精亏损，虚火上炎而发，均以养阴清火为主，但辨证施治，重点各有不同。案 2 因肾水亏于下，虚火炎于上，如张石顽所说："咽干及痛，其证内热，尺脉必数而无力，盖缘肾水亏，相火无制而然，须用六味丸……又有无根之火游行无制，客于咽喉者，引火归元，庶几可救。"故投六味地黄汤壮水之主，佐辛热之肉桂和敛肾之青盐各少许，从阳引阴，纳咽中虚浮之相火复归于肾，并用牛膝导引下行，其奏引火归元之效。案 3 凌晨始咽痛，头昏烦满，气短体倦，止作有定时，而非终日虚赢少气、倦怠懒言、脉微等心肺及中气不足之象。与《伤寒论》"少阴病，下利咽痛，胸满，心烦，猪肤汤主之"的病机一样，同为肾阴亏虚，虚火内扰，阴津不能上承之证。乃仿猪肤汤滋阴润燥法，投杞菊地黄丸，使肾阴充，则心脉得养，虚热清，则咽痛可除。案 4 长期咽干作痛，更兼肋痛脘胀、心烦易怒、便燥口干、舌红少津，责之于肝阴不足，故以生地黄、白芍、枸杞子滋养肝肾阴血，沙

巴蜀名医遗珍系列丛书

参、麦门冬养阴清热，川楝、麦门冬疏肝解郁以平横逆，更合龙眼肉、柏仁、枣仁、扁豆、怀山药等品，健脾养心、扶土荣木，药后见效，更加入莲子心、莲须固摄肾精，六神丸健脾益气，不惟咽痛为愈，肋痛、梦遗亦霍然而解。

阴虚喉痹

蒲某，女，48岁，农民。

初诊：1978年11月7日。咽喉梗塞不舒，胸部正中及上腹疼痛，嗳气4月余，经某医院等处X线钡餐检查，食道各段未见异常，曾服普鲁本辛、穿心莲、四环素、安定，以及《金匮要略》半夏厚朴汤、《局方》四七汤、《医学心悟》启膈散等方药皆不效，形体日见消瘦。现症：咽喉梗塞，胸正中部及上腹部疼痛，剑突下压痛，喉如火燎，头昏晕，口干口苦，短气，嗳气，不思饮食，消瘦，疲乏，舌质红、苔少，脉虚数。辨证为肺胃津亏，阴虚喉痹，《金匮要略》麦门冬汤化裁。

北沙参2g　麦门冬30g　天门冬12g　桑白皮10g　天花粉18g　法夏10g　炒麦芽10g　炒鸡内金6g　大枣6枚　甘草3g

二诊：11月30日。服上方20剂后，诸症明显好转，但头仍昏晕，视物不清，舌质淡、舌边有齿痕、苔少，脉虚。此属肝肾阴虚，虚阳上亢，宜滋补肾阴、清肝明目，予杞菊地黄丸。

熟地黄2g　枣皮10g　怀山药18g　丹皮10g　泽泻10g　茯苓10g　枸杞子18g　菊花10g

11月20日来信称：服上方10剂后，身体康复，恢复劳动。

按： 本例始病即非胃有实火，而系胃中津亏，不能濡养肺脏，虚火上炎肺胃之门户，则咽喉梗塞不舒；服药不减，反而加重者，咎在半夏厚朴汤等治疗喉痹套方辛温香燥，耗伤气阴，无疑适得其反。乃谨守病机，以益胃生津、降逆下气、补脾和胃论治，初诊以《金匮要略》麦门冬汤化裁，在大队益气生津药中，配半夏一味降逆开胃行津，桑白皮泻肺热、益胃阴，肺胃之阴津得复，虚火自平，逆气降而嗳亦自除；胃

巴蜀名医遗珍系列丛书

气健旺，饮食不滞，则腹痛即消。《金匮要略·肺痿肺痈咳嗽上气病脉证治》说："火逆上气，咽喉不利，止逆下气，麦门冬汤主之。"喻嘉言《医门法律》说："此胃中津液干枯，虚火上炎之症，治本之良法也。"咽喉不独为胃之门户，亦为肝肾经脉循行之处，虚火不独伤及肺胃之阴，久则旺肾之阴亦伤，其头晕、视物不清、苔少脉虚即是明证。用杞菊地黄丸滋补肝肾之阴而获效，立意即本此。

失　音

案 1　蔡某，男，42 岁，峨眉供销社干部。

初诊：1973 年 6 月 4 日。咽干喉痛，失音 5 年，伴胸闷心烦、鼻阻、轻度恶寒发热、咳吐黏痰。苔白腻、舌质红，脉浮滑、沉取虚细微数。此系陈寒束肺，湿痰化燥。先宜散寒除痰，兼养阴生津，《千金要方》麦门冬汤化裁。

蜜麻绒 3g　生地黄 12g　麦门冬 15g　玄参 15g　苦桔梗 10g　细辛 3g　北五味 6g　化红 6g　石菖蒲 3g　胆南星 6g　甘草 3g

二诊：6 月 6 日。服上方 2 剂后，已能发出语音，咽痛、胸闷、心烦鼻阻、恶寒发热等消除。仍喉痛咽干，咳吐黏痰，舌脉同前。前方去麻黄，加润肺化痰之品。

广玄参 12g　生地黄 15g　瓜蒌霜 10g　海浮石（先煎）18g　甜杏仁 10g　苦桔梗 6g　北细辛 10g　石菖蒲 10g　麦门冬 10g　川贝母 10g

三诊：6 月 20 日。服上方 8 剂后，诸症若失，但又头昏眼花、舌质微红。服六味地黄丸 3 盒善后，此后悉服此药而得愈。

按：该病员初诊即告以因工作之故，说话过多，无法休息，感寒已久，亦未治疗，故失音 5 年未愈。《仁斋直指方》说："肺为声音之门，肾为声音之根。"《灵枢·经脉》说："肾，足少阴之脉……入肺中，循喉咙，挟舌本。"本例因寒邪束肺，肺气郁闭过久，金实不鸣，故失音达 5 年之久；寒邪郁久化热，蓄于胸膈，故胸闷心烦；病员说话过多，耗损肺肾气阴，致咽喉干燥疼痛，肺气不宣故鼻阻、时恶寒发热；舌苔白腻、脉滑，系湿痰为患。初诊用麻绒、桔梗、细辛疏散寒邪；化红、菖蒲、胆星止咳化痰；生地黄、麦门冬、玄参养阴清热。二诊即以养阴润肺，去黏痼之痰以利咽喉；三诊时，肺寒已散，肺气得开，然其郁久化热，肺肾气阴伤耗过甚，故着力扶正，以六味地黄丸滋养肾阴，多服收功，肾精足则发声有根矣。

案2 高某，女，42岁，干部。

病员于1972年曾声音嘶哑，诊断为咽炎、喉炎，用消炎药物不效，发展为咽喉化脓性水肿，迁延2个月始愈。1975年3月又声嘶、声哑，渐至完全失音。曾多处诊治，西药不外消炎润喉之剂，中药率皆清热利咽之品，诸如胖大海、蝉蜕、诃子等，皆不效。后至某医院耳鼻喉科检查，诊为癔病性失音，与神经合剂、镇静剂等，亦不效。伴颜面潮红、畏寒怯冷，暑天不离毛衣，饮食极少，软弱乏力。

初诊：1975年7月22日。患者完全失音，唇舌动而未闻其声，每以书写代言。咽喉不痛不痒、不咳。每餐仅食25g许，稍多食即痞胀、呃逆嗳气，略食油、肉即腹泻。然饮水甚多，每日可尽4.5～6.8kg。形体瘦弱，萎顿，焦急，少气不足以息，四肢冰冷，重衣不暖。两颧泛赤，舌淡苔白，脉沉细数。

据脉症及病史，本例久暗乃阴盛阳衰所致。其暗哑者，脾肾阳气衰微也，故咽喉无痛痒；饮食极少、萎顿少气者，中阳不足也；畏寒厥冷者，肾阳虚衰；舌淡白、脉沉微，亦属阴盛阳衰之证无疑。其两颧泛赤，潮热烦渴，颇似阴虚有热，实为阴盛格阳或戴阳之证。扶阳尚且不及，何堪长期服用寒凉，致其久暗不复，变生诸症。当助阳气、开寒凝、宣通肺窍，用麻黄附子细辛汤。

麻黄3g　细辛3g　制附片（先煎）10g　甘草4.5g

病员始疑其温燥，继见药简价贱，犹豫不决，后思医必有据，且感诊治之诚，姑勉试之。剂尽，觉全身温暖、腿足有力。服 3 剂后，胃脘宽舒，呃逆呕恶不复作，但声哑如故，气常不足。

9 月 6 日起，用麻黄附子甘草汤为主，以其食少气短、四肢厥冷，加用脾肾双补之品。

蜜麻黄 3g　制附片（先煎）10g　炙甘草 3g　红参（另煎，兑服）3g　黄芪 20g　枣皮 10g　枸杞子 10g　菟丝子 20g

上方服至 10 月间，虽声仍未出，然全身情况续有好转，饮食增加，精力渐充。一日清晨，于静卧中说话忽能出声，然一俟坐起，又觉气隔而声不复出。乃于前方中加巴戟天 10g，淫羊藿 26g，肉苁蓉 20g，熟地黄 20g。续服 14 天许，一日忽能出声为言，全家喜甚，亲来相告。诫其勿过兴奋，恐有反复，如有亦勿气馁。果半日后又复喑，服药数剂后声又复出。如此每 2～3 日一反复，延至 1976 年 1 月 27 日，始能持续为言，不复再喑。但仍觉气不足，声音断续而微。改以益脾肺之气液，开阴寒痰浊之痹阻为治，用石顽回升膏化裁。

红参（膏成后研末加入）30g　贝母（膏成后研末加入）10g　大枣（去核）20 枚　金橘饼（切块）60g　生黄芪 60g　麦门冬 60g　北五味 30g　枣仁泥 30g　诃子肉 30g　款冬花 16g　细辛 10g　石菖蒲 10g　饴糖 60g　通草（切断）10g　蜂蜜（膏成后加入和匀）1kg

上药除红参、贝母、蜂蜜外，余药均熬 3 次，取汁去渣，浓缩成膏，加入红参末、贝母末与蜂蜜，和匀即成。每服 1 匙，1 日 3 次，开水调服。

上药尽 1 剂后，语言可持续，无气息欲断之感；尽 3 剂后，语言如常，不再畏寒厥冷，精力大充，食量亦增（每日可食 300～350g），潮热颊赤之戴阳证消失，脘腹不胀，腿足有力，体重增加。1977 年 8 月底随访，病员神健体充，侃侃而谈，历2时许，而略无声嘶不续之象。

按：失声之症属阴虚肺燥者居多。本例曾有长期低热与两颧发赤，又检查有支气管内膜结核、咽炎、喉炎等，亦颇有阴虚肺燥之疑似证。然长服清热养阴之品而毫无效果，且变生诸症，肢体厥冷、脉象沉微等阴寒凝盛、阳气衰微已达极点，再不改弦易辙，必至不治。故首用麻附细辛扶救阳气、开逐阴寒；继则温补脾肾、益其元气；最后以培补肺、脾、肾之气液而收功。盖阴寒开逐则声门得启，气阴充盛则声门冲振。犹笙笛之鸣，赖有气之冲动簧膜，若簧膜外被水湿，内乏气流，焉能冀其振动发声哉。

案3 汪某，男，48岁，峨影厂美工。

初诊：1980年9月16日。4个月前出差外地，旅途劳累，复淋雨受凉，咳嗽、咽干涩痛，逐渐发声嘶哑，继而失音，服解表、清热、润燥等中药及消炎药，感冒咳嗽虽好，但声音一直难出。来诊时咽中干燥，不咳嗽，有少量稠痰阻于喉中，用力咯之始能出，胸闷，口干不欲饮，苔薄白而干，脉浮紧。本例始为风寒外束，肺气郁闭，失于宣散，前药清热解毒，苦寒太过，苦燥肺津，寒闭肺气，渐而化热，酿液为痰，热痰交阻于咽喉，故令痹塞失音。治宜宣肺开闭、润燥化痰。

麻黄绒3g　射干10g　杏仁10g　苦桔梗10g　石菖蒲4.5g　麦门冬10g　玄参15g　紫菀10g　诃子10g　川贝母10g　瓜蒌霜12g　甘草3g

二诊：9月26日。服上方6剂后，症情显著好转，声音已出，然咽干涩痛，沙哑不润，不能多言；喉中黏痰轻易咯出，微咳；胸闷消除，舌苔微腻，脉滑。继予清肺化痰、止咳肃肺之品。

法夏 10g　陈皮 10g　黄芩 10g　瓜蒌霜 10g　海蛤粉 18g　山豆根 10g　马兜铃 10g　川贝母 10g　玄参 15g　桔梗 10g　甘草 4.5g

再服上方 6 剂，声音完全恢复，咳嗽止，痰亦少，咽喉已无不适，停药告愈。

按： 本例外有风寒郁闭，内已化热化燥，痰热交阻，而致咽喉痹塞失音，对此寒热交错之证，如专事清化则肺气闭郁难解，仅发散风寒，又恐肺津更伤。故初诊以麻绒微散表寒，宣发肺气，佐大队利咽清肺、润燥化痰之品而得效。复诊时肺闭渐开，声音能出，继予清肺化痰而愈。

巴蜀名医遗珍系列丛书

唇　痒

钟某，女，40岁，教师。

初诊：1979年5月8日。口唇奇痒难忍已半年，内服扑尔敏、B族维生素及中药等未愈。就诊时，唇红而干，口气臭秽，脘腹胀满，大便闭结，小便黄而短少，舌苔白腻，舌质红，脉濡数。辨证为脾胃湿热壅遏，浊气上泛。以平胃散加味，清泄脾胃湿热。

黄芩10g　黄连6g　苍术10g　藿香10g　陈皮10g　厚朴6g　酒军6g　甘草3g

二诊：服2剂后，口唇奇痒、口臭、脘腹胀等均减轻，大便已通，但口唇仍色红、燥痒、灼热，舌苔白腻渐退、舌质红、少津，脉数。仿泻黄散义加味，以清热生津。

焦栀子10g　石斛18g　藿香10g　防风10g　玄参18g　玉竹10g　花粉10g　荷叶10g

三诊：5月31日。服4剂后，唇痒消除。口唇仍微显红燥，苔白、舌质红减退，脉微数。继服上方4剂而愈。

按： 口为脾窍，唇为脾之外候，湿热壅滞脾胃，故脘腹胀满；湿热化火生风，郁闭脾经，故口唇奇痒难忍；脾胃热炽，耗伤津液，上则口干唇燥、下则便秘溺赤；舌苔白腻、脉象濡散，正是脾胃湿热郁遏之证。初诊以平胃散燥湿消满，芩、连、酒军清热通便，藿香芳化湿浊。二诊时，但唇舌红燥、灼热，痒未全止，则系湿热灼伤津液，仿泻黄散义，加石斛、玉竹、花粉、玄参清滋脾胃之阴，加荷叶醒脾开胃，能引诸药之力上达病所，故速效。

龂 齿

任某，男，50 岁，省电子计算所干部。

初诊：1980 年 7 月 30 日。自诉长期以来夜晚入眠后龂齿不断，约 4 年之久。患者素体壮实，鲜有疾病，惟每晚龂齿频作，烦扰家人不能安睡，其齿亦因龂锉松动，先后脱落数颗。口臭，大便干燥，口干苦不欲饮水，脘腹胀满，手心发热，心烦，苔中黄微腻，脉弦有力。辨为心胃热盛，湿热壅滞，以清里泄热，兼除湿行滞为治，泻心汤合平胃散加味。

苍术 10g　厚朴 10g　陈皮 10g　生大黄（后下）10g　生石膏（先煎）18g　黄芩 6g　黄连 6g　生甘草 6g

复诊：9 月 13 日。患者服完上方 3 剂，腹泻稀黄灼热大便两天，口臭、龂齿即明显减轻，心烦、手脚心热亦愈，矢气多，腹满减。但接着到北京开会 1 个月，中断服药。复诊时诉夜间仍龂齿，但不如以前频繁，亦不至扰人清梦。察其舌干燥、质微红，大便干燥，脉弦。续与泻热导积，兼通利阳明壅滞，然病势已减，峻下当忌。拟苍术白虎汤加味。

生石膏（先煎）24g　炒知母 12g　苍术 10g　炒枳实 10g　黄连 6g　僵蚕 10g　防风 6g　白芷 6g　甘草 6g

服 4 剂后龂齿停止，口已不臭，腹满便结亦解，随访未再发作。

按：阳明之脉连面颊而系齿龈，脾（胃）开窍于口，阳明湿热壅滞，熏蒸经络，兼之心火上扰，故症见龂齿口臭。用白虎清阳明之热，苍术、厚朴燥太阴之湿，芩、连、大黄泄热导滞，兼清心火；头面五官为高巅之地，其处壅塞之邪非风药不能疏解，故佐以僵蚕、防风、白芷，共奏清泄疏导之功，二剂即解。

鼻 鼽

喻某，女，19 岁，大学生。

初诊：1980 年 3 月 17 日。主诉患头痛、鼻塞两年多，西医检查为慢性鼻窦炎。曾手术治疗及服中、西诸药，均无效。易感冒，长期鼻阻，初起多脓涕，近半年转为清涕，量多，前额昏重胀痛，每值上午 10 时到中午增剧，头痛欲裂，昏沉欲闭目，无法坚持上课学习，伴耳鸣、自汗，动则汗出更甚，背常恶寒，手足欠温，体倦，纳差，多梦易醒。舌苔薄白、舌质淡而边有齿痕，脉细缓无力。

观前所服中药，多为辛凉通窍、苦寒泻火、凉血解毒之剂。病延日久，显系肺脾气虚，卫外不固，风寒久踞清空，致清阳不升，浊邪不降，清窍壅塞所致。当以益气固肺为主，佐以疏风通窍，玉屏风散加味。

黄芪 18g　潞党参 24g　焦白术 10g　桂枝 10g　防风 10g　白芍 10g　细辛 3g　羌活 6g　苍耳子 10g　辛夷花（包煎）10g　石菖蒲 10g　白芷 4.5g　薄荷（后下）3g　甘草 3g

二诊：3 月 24 日。服上方 4 剂后，全身出微汗，感觉舒畅，前额昏痛减轻，头目较前清爽，鼻阻大减，仅中午时尚有此症，睡眠亦较安稳，口干，时自汗，清涕仍多。再宗前法。

潞党参 10g　黄芪 18g　焦白术 10g　藁本 6g　石菖蒲 6g　细辛 3g　川芎 6g　黄芩 6g　防风 10g　当归 10g　甘草 3g

三诊：4 月 5 日。服上方 8 剂后，诸症明显好转。头额痛止，仅有重滞感，鼻阻通，清涕减，口不干苦，肢冷、背寒、自汗等症均减。苔薄白、质淡，脉缓但较前有力。拟甘温益气、补益脾肺以固疗效，黄芪建中汤加味。

黄芪 18g　焦白术 10g　防风 10g　白芷 6g　苍耳 10g　甘草 6g
生姜 10g　大枣 4g　饴糖 30g

配合补中益气丸，早晚各服 10g。

患者坚持服药 1 个月，头痛、鼻阻、自汗、肢冷、恶寒等症全部消除，精神健旺，眠食俱佳，自觉精力充沛，已能胜任紧张的学习。

按： 慢性鼻窦炎，多属中医学鼻渊、鼻䶎范畴，缘于风热蕴积，胆热上升，熏蒸清窍者固属不少，但因肺脾阳气虚衰，不能上透于脑，而浊阴之气久踞清窍者亦有之，不可一概以风热、湿毒论治。张石顽说："鼻渊、鼻䶎当分寒热，若涕浓而臭者为渊，属热，清凉之药散之；若涕清而不臭者为䶎，属虚寒，辛温之剂调之。若因饥饱劳役所伤，脾胃生发之气不能上升，邪害孔窍……宜养脾胃，使阳气上升，则鼻通矣。补中益气汤加辛夷。"本例病机关键是肺脾虚寒，清阳不升，故治疗投以玉屏风散、黄芪建中汤及补中益气丸甘温补中，健脾益肺，使清阳升、卫外固，合辛、芎、羌、防、辛夷、苍耳宣散高巅之风寒，通利壅塞之肺窍，扶正与祛邪并进，终令两年痼疾获愈。

巴蜀名医遗珍系列丛书

脱　发

案 1　曾某，男，37 岁，农民。

初诊：1968 年 6 月。半月前发觉头部右后侧有伍分硬币大的头发脱落。近来心烦眠少，头部时感掣痛。脉象左右涩滞，舌苔正常。辨证为瘀血阻络，血液灌注受碍，致皮脂枯燥，发失所养，用通窍活血汤通瘀活血，防止继续脱落。

当归须 10g　赤芍药 10g　川芎 10g　桃仁 6g　红花 6g　麝香（另包）0.3g　葱白 1 根　老鲜姜 10g　大枣 5 枚

麝香分装入胶囊内，每囊 0.05g，余药另煎，药汁内乘热加白酒 5mL 搅匀，冲服麝香胶囊 1 粒，日服 3 粒。

二诊：7 月。患者弟代兄换方，说上方服 4 剂后，脱发止，继服 4 剂，脱发处皮肤已长出细发。嘱其不再服药，只用老鲜姜切块烤热，外擦脱发处皮肤即可。后告之发已重生。

按：王清任《医林改错》中说："无病脱发，亦是瘀。"本例除心烦眠差外，余无不适，故以活血行瘀治愈。

案 2　张某，男，25 岁，某研究所职工。

初诊：1978 年 7 月 5 日。近 10 天来，大量脱发，自觉短气、心悸，喜出长气，腰膝酸软，面色少华。舌质淡、苔薄白，脉象细弱，尤以两寸为甚。辨证为气血两虚，当补益心脾兼滋养肝肾，拟当归补血汤加味。

当归 10g　生黄芪 30g　制首乌 24g　菟丝子 10g　枸杞子 18g　龙眼肉 20g　怀山药 24g　炙甘草 10g

二诊：服上方 8 剂后，发脱大减，短气、心悸减轻，腰膝酸软消除，但仍喜出长气，上气不足。舌脉同前。重与上方 10 剂而愈。

按：本例因用脑过度，损伤心脾，肝肾之阴亦不足。气虚血少则心悸不已；肝肾阴精不足则腰膝酸软。方中当归、黄芪、怀山药、龙眼肉、炙甘草补益心脾气血，首乌、菟丝子、枸杞子滋养肝肾之阴，全方遵归脾汤方义，药简力专而效速。

案 3 陈某，男，45 岁，某银行职工。

初诊：1978 年 12 月 23 日。1 个月前，头枕部头发脱落 3 处，如壹分、伍分硬币大。近日来，头顶及右侧头部亦开始脱发。脱发前 1 个月，全身皮肤奇痒，而无疹痕及脱屑。辨证为阴血不足，血虚风燥脱发。宜益气养血，当归补血汤加味。

当归 10g　黄芪 30g　制首乌 30g　熟地黄 12g　楮实子 30g　黑芝麻 30g　钩藤（后下）18g

另以侧柏叶 60g，浸入白酒 250mL 中，1 周后取酒外擦脱发处皮肤。

二诊：1979 年 2 月 15 日。服上方 5 剂后，脱发基本控制，服至 10 剂时，原脱发皮肤已有新的细发生长，仍继服原方 10 剂而痊愈。

按：本例脱发前 1 个月，皮肤奇痒，诊脉细缓，是肝肾不足，阴虚内燥，血虚生风，风胜血燥所致。用当归补血汤加怀山药、制首乌、菟丝子、女贞子、熟地黄、楮实子、黑芝麻以滋肝肾之阴；重用钩藤一味以清头顶风热；重用黄芪合诸药滋阴润燥，以养肤表之血，表血润而头顶风热自息，肝肾阴充，表血之来源亦旺。本方长期服用，对血虚风燥的脱发有良效。

淋　证

一、劳淋

陈某，女，30 岁，某幼儿园老师。

初诊：1982 年 2 月 27 日。患慢性肾盂肾炎多年，反复发作，使用呋喃坦啶及庆大霉素针药甚多，不能根治，近年愈发愈频。此次因春节后劳作较多而发，腰痛、尿频、尿急，西医用针剂 1 周多无效，服清热利湿中药亦未好转。就诊时，尿频，日 20 余次，小便后感尿道坠胀、涩痛，腰胀，小便深黄，镜检红细胞（++），脓球（++），头额空痛，面目浮肿，时感冲热，手脚冰凉，不思饮食，舌淡苔白，脉沉细无力。已呈脾肾虚馁，中气下陷，摄纳无权之象，不可再以湿热论治，拟补中益气汤加味，甘温补中、助肾摄纳。

潞党参 24g　生黄芪 24g　焦白术 10g　茯苓 10g　甘草 6g　当归 10g　怀山药 15g　覆盆子 15g　益智仁 10g　升麻 6g　小茴香 6g　柴胡 6g　淮木通 4.5g

二诊：连服 6 剂，小便次数大减，日 5～6 次，能控制，面浮肿减轻，冲热平，纳增，精神好转，肢凉转温。小便仍浑浊，脉沉细，肾气虚耗日久，脾湿下流，清浊难分。宜脾肾双固、泌别清浊为法，前方合萆薢分清饮。

潞党参 24g　黄芪 24g　焦白术 10g　怀山药 18g　菟丝子 18g　萆薢 6g　台乌药 10g　青盐 4.5g　车前子（包煎）4.5g　甘草 6g

患者服上方 10 剂后，小便恢复正常，面浮肿、腰痛消失，精神转佳，诸症基本痊愈。后以健脾调胃之剂善后。

按：淋证按五淋分之，有气淋、石淋、膏淋、劳淋、热淋或血淋。

本例患慢性肾盂肾炎多年，反复发作，损伤脾肾之气，已由实而虚，本次又因劳作过度而发，劳淋征象可辨。尿频急而坠胀，小便浑浊，乃脾虚中气下陷，肾虚下元不固所致。下焦湿热虽属病因之一，但非病机主要方面，治疗当以扶正固本为主，故初诊以补中益气汤主之，补养气血、升举下陷之中气；加覆盆子、益智仁固摄肾气，少佐小茴香温肾化气，木通清利湿热。8剂后症情大减。二诊针对小便浑浊，在原方基础上合入萆薢分清饮化裁，以补益肾气、分清化浊。治疗始终着眼于培脾固肾，使脾肾健固，摄纳、泌别有权，其病自愈。如一味清利湿热，攻伐正气，鲜能获效。

二、血淋

案1 张某，女，30岁，成都地质学院职工。

初诊：1981年4月24日。自诉患肾盂肾炎10年，时发作。现腰痛，右侧为甚，小便黄赤，时呈洗肉水色，淋涩刺痛，尿道口灼热，少腹拘急作痛，面目浮肿，头昏眩，午后阵发烘热，倦怠无力，手心发烫。查小便：红细胞（++），蛋白（++），舌红少津，脉细数。辨为阴虚湿热之血淋证，拟清热利湿、育阴通淋，佐以凉血止血为治，知柏地黄丸加味。

生地黄12g　怀山药12g　枣皮10g　茯苓10g　丹皮6g　泽泻10g
知母6g　黄柏6g　茅根18g　小蓟30g　炒蒲黄（包煎）10g

6剂。

二诊：5月8日。腰痛除，少腹拘急、尿频急、灼热均消失，小便渐清，面目浮肿有减，仍头昏、腰膝酸软，手心尚热。原方去知母、黄柏，加菊花、钩藤各10g，旱莲草18g，续服6剂。

巴蜀名医遗珍系列丛书

三诊：6 月 8 日。药后诸恙悉除，近来精神、饮食大为增进，小便化验已正常。为巩固疗效，再拟滋益肝肾、育阴利湿善后。

生地黄 18g　枣皮 10g　怀山药 18g　丹皮 6g　旱莲草 18g　阿胶（烊化）10g　茯苓 10g　猪苓 6g　泽泻 10g　小蓟根 30g

10 剂。

另，六味地黄丸 2 瓶，早晚服用。

患者遵嘱服完上方，病愈，随访未复发。

案2　史某，女，23 岁，配件厂工人。

初诊：1981 年 3 月 23 日。主诉：3 天来解小便频急，淋沥涩痛，色深红如洗肉水，腰痛，掣引左侧少腹内灼热刺痛。小便镜检：红细胞（++），脓球（++）。患者素体虚弱多病，原有腰痛史，常齿龈出血，唇干红，眠差多梦，纳食无味，午后手脚发烫，口干苦，舌质淡红、苔白黄厚腻，脉细数。此属肾阴亏虚，血分湿热之淋证，拟滋阴凉血、利湿通淋为治，猪苓汤加味。

阿胶（烊化）12g　猪苓 18g　丹皮 10g　生地黄 18g　滑石（先煎）18g　小蓟根 30g　茅根 30g

复诊：3 月 30 日。服 1 剂，少腹灼痛及尿道痛消除。服完 4 剂腰痛大为减轻，小便颜色转清，镜检完全正常。现小便时仍感尿道口灼热，午后和晚间阵发潮热，苔薄腻，脉细数。再拟滋肾养阴、清利湿热之剂。

生地黄 18g　怀山药 18g　茯苓 18g　丹皮 10g　泽泻 10g　小蓟30g　茅根 30g　蒲黄（包煎）20g　车前子（包煎）10g

4 剂。

再配合知柏地黄丸早晚服用，1周后诸恙痊愈。

按：血淋之证，乃湿热下注膀胱，热盛伤阴，迫血妄行所致。瘀血阻滞血络及尿道，故疼痛甚剧。两例患者病情相似，均素体阴虚，湿热最易乘虚侵入血分，酿成本虚标实之证。治疗当遵扶正祛邪原则，用知柏地黄汤或猪苓汤加减化裁，标本兼治，最后均以知柏地黄丸配合服用，有巩固疗效、防止复发之功。

三、气淋（前列腺肥大）

冉某，男，51岁，驾驶员。

初诊：1982年4月3日。主诉：排尿困难、小便频而艰涩已4月余，近年更夜尿失禁。从1981年11月以来，即感夜尿次数增多，尿量甚少，每晚小便7～8次，甚至10余次，最多时达20余次，不能入睡，白天亦尿意频频，少腹坠胀，排尿无力，余沥不尽。西医诊断为前列腺肥大、前列腺炎，连续使用庆大霉素、磺胺、克念菌素治疗2个多月，未缓解，于上月经某医院检查，小便中仍见红细胞、化脓球菌和白细胞，膀胱镜检发现尿道口狭窄、膀胱残余尿较多、右侧壁充血水肿、前列腺左右侧叶肥厚。建议手术治疗，患者未能接受，转求中医治疗。现时小便仍频坠涩胀，少腹隐痛，坠引腰脊，溺后余沥不尽，有时不能自禁，夜间尿床，小便短赤，有烧灼感，头昏，气短，乏力，动则多汗，下肢及头面浮肿，口涎腻乏味，渴不欲饮，舌质微红、苔薄黄腻，脉象左右均虚缓无力。辨为气虚兼湿热之气淋，因气虚下陷，膀胱气化失司，则小溲不利、少腹坠胀、排解无力，甚者失禁遗溺，更兼郁火夹湿，壅滞膀胱，阻滞气机，故急迫作胀、小便艰涩而痛、余沥不尽。法当补益中气，举其虚陷，合以清解疏利之品，涤除膀胱湿热，拟补中益气汤加味。

黄芪 18g　潞党参 18g　焦白术 10g　当归 10g　升麻 6g　柴胡 6g　陈皮 6g　黄柏 10g　知母 10g　怀牛膝 10g　车前子（包煎）10g　甘草 4.5g

4 剂。

二诊：4 月 10 日。气短好转，小便次数明显减少，夜尿减至 4～5 次，少腹坠胀减轻，小便烧灼感消除，但小便时仍涩滞疼痛，小便镜检尚有红细胞少许。气滞不行，日久必有瘀血阻滞，乃宗前法，于大剂补中益气中加入活血破瘀之品，以通利肾关。

黄芪 45g　潞党参 30g　升麻 10g　柴胡 10g　焦白术 10g　丹参 24g　桃仁 10g　莪术 12g　赤芍 6g　黄柏 6g　车前子（包煎）10g　甘草 6g

4 剂。

三诊：4 月 26 日。服上方 6 剂后，坠胀、疼痛基本消除，小便亦较通利，惟溺后余沥未除，白天尿少而夜晚 4～5 次，仍有失禁，四肢不温，下肢浮肿明显，舌淡苔白，脉沉弱。此中气渐复，湿热壅滞渐消，但膀胱气化不足，津液摄纳、布化失司，当升举中气、化气利水，前方合五苓散，令膀胱气化畅达，则水液敷布有权。

潞党参 30g　黄芪 45g　焦白术 10g　柴胡 6g　升麻 6g　当归 10g　陈皮 10g　桂枝 10g　猪苓 10g　泽泻 10g　茯苓 18g　甘草 3g

4 剂。

四诊：5 月 4 日。药后小便清长，次数恢复正常，无异常感觉，夜尿 1～2 次，无失禁和余沥坠胀感，头面和下肢肿消失，小便镜检已完全正常，气短、头昏、多汗明显好转，患者述及已阳痿半年，乃于补中益气汤中加温肾固精之品，脾肾双补。

潞党参 30g　黄芪 45g　红参 6g　焦白术 10g　升麻 6g　柴胡 6g　茯苓 12g　小茴香 10g　补骨脂 12g　益智仁 10g　上桂 4.5g　当归 10g　陈皮 6g　甘草 3g

配合肾气丸调服半月，病遂痊愈。

按：本例前列腺炎及肥大，属中医气淋范畴，治疗以补中益气汤为主方，贯穿始终，随证加减而奏效。《医宗必读》谓"气淋有虚实之分"，实者多为气郁所致，虚者气虚而膀胱气化不行。本例证治关键在于认清小便涩胀、余沥频坠皆中气虚陷所致。清阳不升，气化不及膀胱，症见少气、频坠；浊阴不降则淋闭短涩。《内经》说："中气不足，溲便为之变。"故以大剂补中益气升举清阳，为治本之图，针对溺黄短赤、灼热胀痛、苔腻舌红，加清利湿热、疏利小便之知母、黄柏、牛膝、车前子，寓通利清疏于补气升清之中。本病日久多有瘀血阻滞，继而加入活血通瘀之丹参、桃仁、莪术之类，涤除血分瘀结，后又配合五苓散化气行水、升清降浊，最后以温阳补肾合益气固中巩固治疗，乃收全功。

巴蜀名医遗珍系列丛书

遗　精

案1　黄某，男，26岁。1973年4月7日初诊。

遗精已3年余，始时有梦，近1年来无梦，每改善膳食后，遗泄更甚。头昏眼花、腰膝酸软、盗汗、自汗、形寒畏冷，脉虚大，舌质淡、无苔。宜温阳益肾、固精敛汗，桂枝龙骨牡蛎汤加味。

桂枝10g　白芍10g　生龙骨（先煎）18g　生牡蛎（先煎）24g　炙甘草6g　生姜10g　大枣5枚　韭子10g　鹿角胶（烊化）10g

连进10剂，诸症全失。

按：朱丹溪说："主闭藏者肾也，主疏泄者肝也，二者皆有相火，而其系上属于心。心君火也，为物所感则易动，动则精自走，相火翕然而起，虽不交会，亦暗流而疏泄矣。"本例肾精亏损，心肝失养，心肾均病，故有梦遗精，无梦亦泄；肝阴不足，肝阳偏亢，故头昏眼花；阴虚阳不固，则津液外泄，自汗、盗汗；阳随汗消，则形寒怕冷、舌质淡、脉虚大；肝肾不足，筋失濡养，故腰膝酸软。《金匮要略·血痹虚劳病脉证并治》说："脉得诸芤动微紧，男子失精，女子梦交，桂枝龙骨牡蛎汤主之。"本例用桂枝龙骨牡蛎汤加韭子、鹿角胶，以温肾阳而固精气，不用仲景天雄散者，法当固护阴阳，与脾湿无关故也。

案2　潘某，男，23岁，学生。

初诊：1979年3月29日。患遗精半年余，1周多达数次。多梦、盗汗、头昏倦息，整日精神不佳，思想恍惚，记忆力减退，甚是焦虑。察舌尖红、苔少，脉两手虚弦。病由相火亢旺，扰动精室，遗精既久，肾气亦虚，精关失固，治宜补肾摄精、泻火坚阴。

大熟地 18g　黄芪 24g　远志 6g　龙眼肉 12g　木香（后下）4.5g
沙苑蒺藜 30g　枣仁 10g　柏子仁 10g　麦门冬 10g　炒黄柏 6g　砂仁
（后下）6g　浮小麦 30g　金樱子 10g

6 剂。

二诊：1979 年 4 月 12 日。服药后遗精未作，盗汗减少，精神稍好，
仍多梦眠差、头昏、记忆差，纳食亦欠佳。此病久焦虑过度，心脾气血
虚损，拟归脾汤加减补益心脾。

潞党参 10g　黄芪 24g　远志 6g　龙眼肉 12g　木香（后下）4.5g
沙苑蒺藜 30g　白术 10g　茯苓 10g　当归 6g　枣仁 12g　甘草 6g

三诊：1979 年 4 月 25 日。服上方 6 剂后，诸症好转，遗精未作，
睡眠较好，梦已少，头昏倦怠减轻，食欲恢复，精神渐好。上方加肉桂
4.5g，黄连 3g。服 4 剂后，诸症若失。

案 3　郭某，男，25 岁，工人。

初诊：1929 年 5 月 26 日。3 年来失眠多梦，遗精频繁，甚至每天
皆遗，大便用力时即有精液排出。饱餐油腻肉类时，遗精更甚。常畏寒
怕冷，多汗，易感冒，整日头昏体倦，精神不振，大便不实，舌质淡，
脉虚浮大。此由心肾不交，君相火动，扰动精室，发为眠差梦遗，久
之肾虚不藏，精关不固，加之忧思积虑，心脾两伤，中气不足，营卫失
调，故纳少便溏、体倦乏力、畏寒多汗，卫气不固而易患感冒。治宜补
肾摄精、实卫宁心。

菟丝子 18g　芡实 10g　莲须 12g　生龙骨（先煎）18g　生牡蛎（先
煎）18g　沙苑蒺藜 30g　金樱子 10g　甘草 6g　枣仁 12g　柏子仁 12g

8 剂。

二诊：1979 年 6 月 5 日。服药后失眠、多梦、遗精均减轻，精神好转，仍畏寒多汗。此肾气稍复，中气仍虚，营卫失和，拟益气补中、调和营卫。

黄芪 30g　桂枝 10g　炒白芍 18g　甘草 6g　生姜 10g　大枣 6 枚　麦门冬 10g　五味子 10g　饴糖 30g

6 剂。

三诊：1979 年 6 月 16 日。药后失眠多梦、畏寒汗多已止。1 周左右遗精 1 次。头昏体倦好转，纳食稍增，脉转细缓。拟健脾益肾、养心安神善后。

潞党参 18g　茯苓 18g　白术 10g　大枣 5 枚　远志 4.5g　焦山栀 10g　丹皮 10g　黄芪 18g　龙眼肉 10g　当归 10g　金樱子 10g　莲须 10g　甘草 6g

8 剂。

金锁固精丸 2 瓶，按说明配合服用。

后因他病来诊，询知遗精诸症已痊愈。

按： 梦遗之病，病人初多不以为意，及日久身体亏耗始来就医，故临床上所见除心肾不交，相火妄动等因素外，肾气虚馁，精气不固更属多见。上两例初诊均以补益肾气、摄敛肾精为主，继而随证配合，或补中益气，或泻火坚阴等。后期调理均须考虑肾虚而致脾弱，及发病日久，忧思焦虑损伤心脾，故调补心脾以善后至为重要。

低 热

一、阴虚血滞低热

李某，男，31 岁，汽车驾驶员。

初诊：1974 年 6 月 1 日。

3 年多来，夜间常发热（37.5℃～37.8℃），当地医院以低热待查，用中西药治疗无效，来我院就诊。夜间发热无汗，面色暗黑，头晕目眩，头发脱落，肌肤干燥，腰膝酸软，舌体干瘦、舌质红，舌边有齿痕及紫色瘀点，舌苔少，脉虚数无力，辨证为阴虚血滞。滋阴补肾为主，活血行瘀为辅，六味地黄丸加味。

桑椹子 18g　川红花 10g　牡丹皮 10g　当归尾 10g　黑大豆 24g
紫丹参 10g　山茱萸 12g　大枣 10g　百合 24g　熟地黄 15g　泽泻 10g
茯苓 12g　黄芪 15g

1978 年 3 月，病员说：服上方 7 剂后，诸症消除，已重返工作岗位。

按：低热一症原因复杂，但临床上常见者有阴虚、暑湿、食滞、风热、胆热和气虚等类型，不可不辨，并须分辨是器质性还是功能性疾病。夜间发热多属阴虚，患者面色暗黑、头晕目眩、头发脱落、腰膝酸软、舌体干瘦而红、脉虚数等，均为肾阴亏损，阴虚发热之象，以六味地黄丸滋肾养阴，重加桑椹、黑豆增强补肾之功，加百合润肺金以生肾水，大枣助脾胃后天之源，一味黄芪引导诸药效力充达表血，落发自生。舌边瘀、肌肤干燥，为瘀血滞络，故加红花、归尾、丹参活血行瘀。全方补中有攻，阴中有阳，共奏滋阴补肾、活血行瘀之功，阴血足，瘀血消，3 年低热自退。治低热需具耐心，治法、方药切勿更易过勤，只有长时间疗效不好或出现新的症状时才重新辨证用药。并须处处顾护胃气，苦寒败胃药不宜重用、久用，不得已用时，药量宜轻，宁可再剂，不可过量，否则苦寒化燥伤阴，欲速则不达。

二、气阴两虚低热

曾某，女，36岁，本院医生。

患者于1978年10月26日以支气管扩张咯血伴感染、低热住院，经西医对症处理，咯血历4日后止，但午后低热一直不退（37.5℃左右）。用多种抗生素治疗2月无效，体质进行性下降，经多种检查未见异常。经某医院内科多次会诊，最后诊断为功能性低热，确定停用抗生素，以中医治疗为主，请宋教授临证指导。追问病史，1960年曾患浸润型肺结核，经抗痨治疗半年而愈。1978年底X线摄片示钙化点。现症为低热、自汗、盗汗、纳呆、失眠、乏力、体弱易感冒、脉细舌淡。诊为内伤低热，然有阳虚与阴虚之辨。脾胃阳虚不能内敛，外越而呈低热，午后发热、乏力、自汗亦为阳虚见症；而患者盗汗、失眠等，又见阴分不足，如何兼顾？前医曾用青蒿鳖甲汤加减，养阴透热，服后呕吐、自汗转多；后改用黄芪建中汤合甘麦大枣汤加牡蛎2剂，甘温除热，自汗有减，但又口干。宋教授考虑到久虚不愈，诸药不应，尚有益胃、补胃两途，用甘淡养胃法，以期中气内敛则肌表之热自消，常用《证治准绳》类方之凝神散加减，常获良效。

凝神散原方：人参钱半，白术钱半，茯苓钱半，山药钱半，生地黄五分，白扁豆五分，知母五分，淡竹叶五分，地骨皮五分，麦门冬五分。上作一服，水二钟，姜三片，红枣一枚，煎至一钟，食远服。

本例低热 69 天，历 14 诊，守此方加减计服 56 剂而愈。其间逢患者月经量多、汗出如雨，出现虚脱之势时，即以桂枝龙牡汤合生脉散及甘麦大枣汤化裁急以敛神固脱，得以化险为夷。另，此症如出现类归脾汤证时，可以归脾汤法善后。

巴蜀名医遗珍系列丛书

药物所致白细胞减少症

杨某，男，50岁，干部。

初诊：1981年6月21日。主诉：四肢无力，头昏眩，全身困倦，咳嗽，气短，声嘶，已近1年。1年前外出工作时患感冒、腹泻，医以痢疾治之，予阿司匹林和大剂量氯霉素，下利止后，即倦怠乏力、心悸气短，日趋加重，伴午后畏寒、低热、汗出、下肢轻度浮肿、纳差眠少、形体消瘦，经常感冒。化验血象：白细胞一直偏低，现仅 2×10^9/L，血脂和胆固醇增高，西医诊断为药物所致白细胞减少。虽经治疗，未见好转。查患者舌质淡、苔薄白，脉虚细无力，辨证为气血亏虚，中气不足，拟补中益气、养血宁心为治。

红参10g 黄芪30g 升麻6g 柴胡10g 当归10g 枣仁15g 丹参24g 炙甘草6g 大枣6枚

二诊：7月3日。服上方18剂，气短乏力好转，咳嗽止，声已不嘶，四肢渐觉有力，畏寒汗出均减，白细胞回升，接近 3×10^9/L。惟夜寐不深、消化较差、腹胀便溏，原方加养心安神、健脾补胃之品。

潞党参24g 黄芪30g 红参6g 焦白术12g 茯苓12g 陈皮10g 半夏10g 鸡血藤24g 夜交藤24g

三诊：7月14日。服上方8剂，诸症陆续好转，畏寒、低热消失，胃纳、睡眠转佳，脉渐有力。仍宗前法，并加桂枝、龙眼肉、枸杞子等温养气血之品。服14剂后，白细胞恢复到 3.65×10^9/L，血脂降至正常。再于原方中加淫羊藿30g，益智仁10g，益元阳以助真火温煦之力，使精血健旺，疗效巩固。病员服药半月，诸症基本消除，白细胞升至正常，胜任日常工作而停药。

按：本例白细胞减少症，中医辨证属中气虚馁，营血不足，涉及心、肝、脾、肾诸脏。血者水谷之精也，《内经》说："中焦受气取汁，变化而赤，是谓血。"可见其生成与脾胃关系最为密切。故本例始终抓住补益脾胃、温养气血、资助生化之源以施治，对于使白细胞回升和消除诸症，取得了满意的结果。

男性乳房增大

苗某，男，55岁，江油某研究所所长。

初诊：1980年春。因胆囊炎、胆结石入某医院做手术，术后情况尚属良好，但1个月后，两乳隐痛作胀，双乳房明显增大，按之软，扪无肿硬包块，内衣磨擦触及乳头则痛，声音、毛发尚无明显变化。西医诊断为男性更年期乳房增大，用睾丸素等激素治疗不效，反觉阴囊作胀、睾丸下坠胀痛，遂停西药。乳房仍继续增大，甚感不安，前来求治。

患者形体丰满，面色红润，两乳突起如面包大、皮色正常、按之软、无硬结、时胀痛，胃纳较差，心烦体倦，夜间口干，余无不适。舌质淡，苔白厚腻，脉弦缓。经云："足厥阴经，经脉络阴器，过少腹，夹胃属肝络胆，贯膈布胁肋，系乳。"前人对乳房之疾，皆从肝胃论治，虽则妇科言之较详，但经络所循，男女当同视也。其人素体丰肥，痰湿内聚之体，且素患肝郁脾虚之胆病，今肝郁气滞，脾虚湿痰瘀塞经隧，积聚日久则两乳长大，肿胀而无硬结包块，亦是痰气凝滞，病在气分而非血分。余听鸿说："若治乳，从一'气'字着笔，无论虚实新久，温凉攻补之各方中夹理气疏络之品，使其乳络疏通，自然壅者易通，郁者易达，结者易散，坚者易软。"实经验之谈。本例以疏肝散结、软坚化痰之品合消瘰丸加减与之。

柴胡12g　当归尾10g　赤芍10g　橘核10g　青皮10g　香附10g　昆布10g　海藻18g　牡蛎（先煎）18g　玄参18g　川贝10g　夏枯草30g　橘叶10张　大枣5枚

上方煎服，并嘱采鲜橘叶数十张捣烂熬水，浸透于纱布，乘热敷纱布于两乳上，每日一换。

二诊：4剂后，症情大为好转，睾丸已无坠胀感，双乳胀痛消除，乳房缩小如拳，余症减轻。药中病机，再拟扶土疏木、软坚散结。

柴胡10g　当归10g　白芍10g　川芎10g　焦白术10g　怀山药24g　茯苓10g　海藻30g　昆布30g　夏枯草30g　牡蛎（先煎）24g　玄参18g　川贝10g　橘络6g

继续用鲜橘叶熬汁外敷。4剂后两乳缩小，如鸡蛋大，无胀痛，惟纳食稍差，时感肠鸣、腹胀、便溏。肝经疏泄通利，瘀滞始消，气血渐趋和平，于原方中稍加消导运脾之砂仁、鸡内金、神曲等，6剂后，乳房平复如初，痊愈停药。

巴蜀名医遗珍系列丛书

婴儿流注

童某，女，70天。

初诊：1979年6月6日。患儿右上臂内侧有一3cm×10cm×1cm扁平包块，伴低热2月余。西医诊断为皮下脂肪坏死，经用青、链霉素及红、氯霉素治疗无效，前来诊治。

查右上臂内侧包块质中度硬，肉界清晰，皮色未变，局部温度不高，伴低烧（37.58℃～37.8℃），睡眠露睛，时干呕，多痰涎，睡中时惊哭，舌苔厚腻，指纹沉滞不显。病由肺胃不降，痰湿阻肺所致，宜肃肺、祛痰、和胃。

金银花10g　连翘6g　化红皮4.5g　胆星1.5g　白芥子3g　马兜铃4.5g　大力子3g　枇杷叶4.5g　竹茹6g　通草1.5g

二诊：6月11日。服药1剂后，吐痰涎甚多，服2剂后体温降至正常。舌苔转薄，二便正常。但睡中时惊哭，右上臂内侧包块未见明显变化，拟祛痰、和胃、通络。

化红皮4.5g　法夏曲4.5g　白芥子3g　胆星1.5g　竹茹6g　郁金4.5g　桑枝10g　丝瓜络10g　炒麦芽6g

4剂。

三诊：6月18日。药后诸症均减，包块缩小，大便较溏。恐伤胃气，拟调理脾胃，兼清余邪，缓图善后。

沙参10g　白扁豆10g　白芍10g　甘草1.5g　黄连3g　木通1g　焦山楂4.5g　炒谷芽10g　竹茹10g　甘草3g

3剂。

经追询，药后低烧未复发，包块渐缩小，质地变软。

按：痰注，又称流痰结瓜或湿痰流注，乃毒邪流注于深部组织所致的化脓性病症。常因脾虚气弱，湿痰内阻，复感受邪毒而发。本例睡眠露睛、干呕多痰，是脾虚痰盛之象。时值夏季，暑热之气乘虚袭入，内外相合，致肺胃壅盛，营卫不调，肌肉腐败，脓毒渐生，是疾作矣。故首剂以清肃肺胃、祛痰和络，兼除暑气为治。药后热退症减，遂加强祛痰通络之力，以后标实已缓而本虚显露，故以扶脾调胃为主，兼祛余邪。再者，枇杷叶为清肃肺胃之良药，清代名医王孟英最为常用，对肺胃壅塞，失于清肃之证，确有佳效。

冻 疮

张某，男，32岁，江油某厂工人。

初诊：1972年。病员每年冬天手脚均患冻疮，手脚不温，失眠多梦，大腿内侧汗多，已病8年。今手脚肿痛，色乌红发痒，遇冷尤甚，舌苔白、质淡，脉沉细涩。此乃厥阴寒凝血滞，手足为寒所迫，致脉沉细而涩；肝血不足，则失眠多梦。宜温经散寒、调营通滞，方用当归四逆汤加味。

当归10g　桂枝10g　白芍10g　细辛3g　木通6g　生姜10g　大枣6枚　甘草3g　黄芪24g　桃仁10g　川芎20g

4剂。

服上方4剂后，冻疮渐愈，随访两年未发。

按：冻疮亦名冻风，《外科正宗》载："冻风者，肌肉寒极，气血不行，肌死之患也。"血被外寒凝滞，不通故痛。本例失眠多梦，但舌苔白、质淡，明系肝寒血滞，不能荣心所致。肝之经脉行于大腿内侧，厥阴经气阻塞，故大腿内侧汗出。治以当归四逆汤温经散寒、调营通滞，加黄芪、桃仁、川芎者，亦寓气为血帅，气行则血行。日医常以本方治冻疮，效极佳。本例加味以增药力，故疗效显著。

扁平疣

高某，女，16 岁，学生。

于 1976 年春夏之交，患者面部皮肤忽发疹疣，初发稀而小，继而渐多渐大，如丘垒，循之碍手，虽无大痛痒，然颇焦忧。医院检查为扁平疣，经皮肤科及皮研所等处诊治，内服外涂，辗转将及半年，未能获愈，前来就诊。症如上述，观其舌白而腻，脉有濡象。时值春夏，雨湿暑热俱盛。察其脉症，参以时令，以湿热浸渍肌肤，酿发疹痦为辨，仿吴鞠通"薏苡竹叶散"法加减书方与之。尽 2 剂，疹疣即失，肌肤正常，且无痕斑遗留。更嘱其用薏苡仁同粳米煮粥为食一段时日以巩固之，随访至翌年夏秋，迄未再发。此虽小恙，然青少年每有罹患者，录此聊备一鉴。

月经不调

陈某，女，46岁，电力局干部。

初诊：1981年11月27日。主诉：月经先期，行经量多，色红有瘀块，少腹痛，引腰脊酸胀，时而有月经淋漓。近来夜尿频多，头昏眩，左侧头痛伴目睛干涩发胀，心累气短，睡眠长期不佳，入夜心烦汗出，手脚心灼热，舌苔白干少津，脉象细涩无力。病人近七七之年，冲任已虚，阴血亏损，虚热内生，与瘀交阻，故经行先期量多、腹痛夹块。头昏心悸、夜寐不安、五心烦热者，肝虚血热也，证属血虚夹瘀。乃拟芎归胶艾汤合调理气血之品，养血固冲、祛瘀调经。

当归10g　川芎6g　生地黄8g　赤芍10g　丹皮10g　泽兰10g　桃仁12g　黄芩10g　益母草10g　阿胶（烊化）12g　炒蒲黄（包煎）10g　醋炒陈艾4.5g　香附6g

嘱患者经前服用6剂。10日后复诊，述月经如期而至，经量已不多，无血块，疼痛减轻。惟经后心慌、气短、汗出头痛依然，夜眠多恶梦，口燥不欲饮。此药后气血稍复，血瘀、虚热之势有减，仍宗张景岳说："然（经）先期而至，虽曰有火，若虚而夹火，则所重在虚，当以养营安血为主。"继拟大剂归脾汤加熟地、丹皮、焦山栀。4剂后口燥咽干解除，夜寐安稳，但大便不成形，便后感气坠、胃冷，乃去丹皮、栀子，续服半月，诸症痊愈。

寒湿痛经

尹某，女，42岁，剑阁县某公社社员。

初诊：1978年5月。月经来潮时，小腹胀痛且冷，经色暗红、量多，纳差，手脚怕冷，少气懒言，面色晦暗，腹痛喜按，白带量多，质清色淡，苔薄白而腻，脉细沉迟，二便正常。病属寒湿凝结，营血不足，治宜通经兼理气燥湿，当归四逆汤加味。

当归10g　桂枝10g　白芍10g　细辛3g　木通6g　炒苍术6g　香附10g　台乌药10g　炒桔梗10g　炒小茴香10g　川芎10g

服上方4剂后，腹痛愈，月经等均转正常。

按： 寒湿阻滞下焦，客于冲任，经来腹痛而冷，按之痛减；寒湿化浊，则经色暗红；手足厥冷，舌苔白腻，面色晦暗，脉沉细迟等，均为寒湿内闭之征；白带量多、质清色淡，为营血虚少，寒湿下注胞宫所致。故用当归四逆汤加川芎温经散寒，配苍术燥湿健脾，加香附、台乌药、桔梗、小茴香理气止痛而获愈。

经后虚肿

陈某，女，44 岁，成都配件厂职工。

初诊：1981 年 11 月 20 日。自诉月经紊乱，全身反复浮肿已两年。患者形体虚胖、面色不泽、四肢颜面浮肿，月经后必加重。经行量少、色暗，少腹隐痛，两乳胀痛，动则心累、气短，时畏寒，全身乏力，不思饮食，腹胀肠鸣，腰脊酸强，小便短黄。曾服温中健脾、利水消肿之剂甚多，小便仅一时增多，浮肿暂消，继而复肿，反复发作。舌质淡、苔白，脉象沉迟无力。辨为气血亏虚，水气壅滞，予益气养血、补脾调经，稍佐流通气血之品。

黄芪 24g　潞党参 24g　茯苓 18g　怀山药 18g　焦白术 10g　当归 10g　白芍 10g　川芎 6g　香附 10g　延胡索 6g　鸡血藤 18g　益母草 10g

复诊：11 月 30 日。服 8 剂后，浮肿明显减轻，乳房不胀，精神轻快许多。此生化之源渐充，营血灌注，水气见消，再予培补中土、调养气血，以固疗效。原方去延胡索，增鸡血藤为 30g，服 10 剂后改用归脾丸早晚吞服。调理月余，浮肿全消，诸症解除，眠、食转佳，恢复工作。

按：本例诊断为经后虚肿，以全身浮肿，兼气短、心空，月经晦涩，经后肿甚为特点，证属气血虚亏而致水气不利，虽症见小便不利，亦不宜利水消导，免犯虚虚之戒，重在补益气血。盖气、血、水同源，气血充盈，则水气自消。脾为生化之源，司转输之机，故多治在中焦。本证用八珍汤加黄芪、鸡血藤益气补血、培补本元，佐香附、延胡索通调气血，益母草活血利水，俾气血充盈，转输布化有权，水肿自消，终以归脾法补益心脾而愈。

冲任损伤

谢某，女，35岁，小学教师。

初诊：1981年3月27日。两年前因剖腹取胎，手术后渐感双下肢无力，行步需人搀扶，腰脊酸软作痛、强硬麻木，延及项背，头颈虚汗甚多，身躯四肢却完全无汗。近来更头面浮肿、指端麻胀、下肢发凉、背脊畏寒、嗳气频作，诸症日剧。虽四处求医并做各种检查，均未能确诊。服中西药甚多，未见效果。脉沉涩虚细，舌质淡红、苔白腻。综合诸症，辨为产后冲任损伤，精血亏虚，筋脉失养，营卫不和，投滋益冲任、补气养血、和营调卫之剂，佐以温通督脉之品。

红参6g　黄芪30g　焦白术10g　桂枝10g　当归10g　熟地黄15g　白芍10g　阿胶（烊化）10g　鹿角胶（烊化）10g　淫羊藿24g　远志6g　丹参18g　炙甘草6g　炒杜仲18g　鸡血藤18g

服上方4剂后复诊，腰脊及颈项已和软，步行顿觉有力，能缓步前来看病，头昏、心累、气短大减，头汗已少，全身微有汗出，肢背畏寒亦解，小便增多，浮肿减轻，月经提前，少腹隐痛，脉稍有力。继与前法。

潞党参24g　黄芪24g　怀山药18g　桂枝10g　鹿角胶（烊化）10g　枸杞子18g　狗脊18g　肉苁蓉10g　菟丝子18g　桑寄生18g　甘草6g

连服上方10剂，诸症续减，双脚有力，腰脊强麻、发凉消除，眠食增加，返回当地调理，月后基本痊愈，重返工作岗位。

巴蜀名医遗珍系列丛书

血 痹

蒙某，女，31 岁，剑阁县某公社社员。

初诊：1978 年 8 月。

5 个月前用雷佛奴尔液引产而致阴道大量出血，经中西药治疗好转，但四肢麻，手足指（趾）抽掣、转筋，形寒畏冷，手足尤甚，用辣椒热汤浸泡手足，麻木冷痛可暂减，夜卧汗出，苔白脉细。此为寒湿阻滞经脉的血痹证，方用当归四逆汤加黄芪以温经通痹。

当归 10g　桂枝 10g　白芍 10g　细辛 3g　木通 6g　甘草 6g　大枣 5 枚　黄芪 18g

上方服 4 剂病愈。

按：张璐说："血痹者，寒湿之邪，痹着于血分也。"陆渊雷治案中，认为血痹是末梢感觉不仁，早起手指厥冷麻木，不能持物，稍加运动，血液流畅，麻木减轻。本例因引产大出血后，寒邪乘虚袭入，气血为寒所遏，寒滞血流，阳气不达于四末，故肢冷麻木，阳气虚则形寒畏冷，阴血亏则夜卧汗出。以辣椒浸洗，血流一时得通，麻木冷感暂减。《伤寒论》说："手足厥寒，脉细欲绝者，当归四逆汤主之。"加黄芪共奏补血活血、温经祛寒之功，4 剂得效。

乳 癖

余某，女，33 岁，工人。

初诊：1981 年 3 月 27 日。自诉双侧乳房下部发现多处硬块，如蚕豆大，已 4～5 年，近数月，乳内积块明显增大，大者如鸽蛋，推之移动。20 天来一直感觉患部灼热、痒痛，按之痛甚，乳房外不红不肿，西医诊断为乳腺小叶增生，服消核浸膏片和软坚散结药，未见好转。现兼头昏倦怠，腹胀，大便干结难解，眠食均减，月经衍期、量少色淡，经期少腹空痛，唇淡，面色无华，舌苔白，脉沉细而涩。此为积聚之病，多因气血痰湿凝滞，然亦有虚实之分，如气虚则鼓动无力，血虚则流行艰涩，亦会形成痰瘀癥瘕。本例乃心脾气虚，营血不足所致，应以补益心脾、调和气血为主，适当软坚散结、化痰涤瘀，拟归脾汤合消瘰丸加减。

潞党参 18g　黄芪 18g　焦白术 10g　怀山药 18g　枣仁 18g　柏子仁 18g　远志 6g　川贝母 10g　广玄参 18g　牡蛎（先煎）18g　夏枯草 15g　丹参 18g　桃仁 6g　焦山楂 10g　乳香 6g　没药 6g　龙眼肉 10g　甘草 3g

服上方 10 剂，4 月 17 日复诊时，双乳疼痛大减，乳内积块明显缩小，已不灼热发痒。大便转正常，每日 1 次。余恙均有好转。再于前方中加蒲公英 18g，继服 10 剂，乳房积块消失，诸症悉愈。

白　淫

陈某，女，21 岁，工人。

初诊：1968 年 4 月 10 日。病员于 1 年前开始，白带增多，遇异性则全身颤抖，手欲扶物，两大腿部需紧靠，才不致倾倒，颤抖后阴中下白色分泌物，过此全身自觉轻松。近 1 月来，发作频繁，一周 2～3 次，颤抖时心慌意乱或忧郁烦闷，大汗淋漓，时间长达 1～2 小时，抖后白色液体沿腿而下，似黏胶稀薄透明。紧张解除后，全身疲乏异常，严重影响生活与工作。曾先后在当地医院及省人民医院诊断为神经官能症，服利眠灵、谷维素等无寸效，又经中药涤痰、祛痰、补益心脾等药物治疗，仍无好转。就诊时病员面色无华、忧郁寡言、全身消瘦。自诉头晕失眠，五心烦热，口干不思饮食，小便量少色黄，月经周期提前，经前少腹胀痛。其父母告知其女素来多思善感，抑郁寡欢。察舌质红、苔少，脉细数。据症分析，此属肝肾阴虚，心肾不交，相火妄动的白淫证，拟滋肝肾、熄相火为治。

炒知母 6g　盐黄柏 6g　大生地 18g　酸枣仁 12g　泽泻 10g　茯苓 12g　丹皮 10g　怀山药 12g　焦白术 10g　地骨皮 10g　鸡血藤 30g

二诊：4 月 20 日。服上方 4 剂后，每次颤抖时间缩短，约 15 分钟左右，饮食增加，情绪稍好。感口咽干燥，余症同前。原方加莲心 10g，麦门冬 18g，4 剂。

三诊：4 月 30 日。服药期间曾颤抖一次，阴中仍有白色米汤状液体流下，但量已明显减少，五心仍觉烦热，继服上方 8 剂。

四诊：5 月 16 日。病已半月未发，病人神情喜悦，面色转红润，仍眠差多梦，时有梦交，但阴中无白色涎液排出。自汗，稍劳作则感心悸心累，舌质淡、苔少，脉虚细。拟桂枝加龙骨牡蛎汤化裁。

桂枝 10g　白芍 10g　生姜 10g　龙骨（先煎）4g　牡蛎 24g　大枣 10g　炙甘草 6g

4 剂。

患者于 1969 年春节返蓉探视，言病已愈，后未复发。

按：本例素来多思善感，抑郁不舒，致心肝之阴暗耗，君相之火妄动，心肾不交，疏泄失度，发为是症。初诊用知柏地黄汤滋肝肾已亏之阴，熄君相妄动之火，加鸡血藤、地骨皮增加滋阴血、退虚热之力。二、三诊时又加莲子心、麦门冬清心滋液，俾水升火降，心肾得交，白淫可望得止。四诊时，颤抖、阴中下白物虽止，然病久由阴及阳，心神不敛，营已失和，故症见失眠多梦、时有梦交、心悸自汗。经曰："阴阳之要，阳密乃固。"故以调阴阳、和营卫，使阳能固摄、阴自内守，诸症得愈。

附：温病六论

温病学说的起源和发展

（本文选自宋鹭冰教授 1958 年为中医进修班编印的《温病学讲义》第一章）

温病学成为独立的辨证治疗体系，虽仅在明末清初才逐渐形成，但其学说的起源和发展则是非常遥远的。根据医学文献的记载，温病名称的提出，最早是《内经》和《伤寒论》。但由于仲景在《伤寒论》中虽然叙述了温病的症状，却没有明显地写明其主治方剂，致使历代医家发生了长时期的争论，并演变成为古方时方的不同学派。前者认为，《伤寒论》是仲景统治外感的专书，温病的治疗已包括于《伤寒论》之中，温病学无独立存在之必要；后者则认为，《伤寒论》只能治狭义的伤寒病，古方今病，不相适应。二者相互对立，不可调和。实际上两者都是古人对急性热病做斗争的经验积累，都是以《内经》的医学思想作为理论基础，在内容上，虽然各有不同，但在今日来看，还是统一的，而不是矛盾的。我们研究中医学，必须首先弄清每一时代的医学特点，必须以历史发展的眼光来正确看待中医学的发展。仲景自言撰用《素问》《灵枢》，以六经（太阳、阳明、少阳、太阴、少阴、厥阴）为辨证论治的纲领，它是在《内经》基础上进一步发展而建立了中医学的治疗体系。温病学说更是在《伤寒论》的基础上，遵循《内经》思想的指导，通过长时期医家的临床实践，充实了急性热病的治疗内容，以三焦和卫气营血为辨证治疗的纲领，建立了完整的系统的辨证治疗体系，因此，历代医家的门户之见、派别之争，都是狭隘的，不必要的。过去伤寒与温病的研究者，往往把两者对立起来，各持己见，各执一端，形成两个绝对不同的派别，都不是以历史发展的观点和方法来对待中医学学术。须知每一学说都是有其一定的历史渊源，如果是没有实用价值的东西，迟早会被实践和历史所抛弃，其学说本身自然也不能成立，这便是我们研究温病学说及其历史发展所应有的基本立场。

一、《内经》开始提出温病名称，并奠定了理论基础

《素问·生气通天论》说："冬伤于寒，春必温病。"《素问·金匮真言论》说："夫精者，身之本也，故藏于精者，春不病温。"《素问·热论》说："凡病伤寒而成温者，先夏至日者为病温，后夏至日者为病暑，暑当与汗皆出勿止。"其他篇章也有不少论述，这是中医学典籍中关于温病的最早记载。后世医家对温病的看法各有不同，但都把《内经》里论温的文字引作自己的佐证，最明显的如明末喻嘉言立论，则以冬伤于寒为一例，冬不藏精为一例，冬伤于寒又不藏精为一例，共成三例，以与成无己所注《伤寒论》中伤营、伤卫、两伤营卫的三纲并立起来，以为独窥轩岐的堂奥，其实是把古人的词句，迁就了自己主观的见解，古人的意见，未必真是如此。我们的祖先在生产斗争中，首先遇到的困难之一就是疾病的威胁，而疾病中又以外因的热性病最为常见而猛烈。古人依据宇宙间事物和现象的演变规律，建立了阴阳的概念，用作观察宇宙事物和现象的思想方法，用之于医学方面，也就成为古人企图获得解决疾病问题的基本概念和方法。《内经》所记载的生理与病理的正常和反常状态，诊断、治疗的方针与规律等，都是根据阴阳学说来概括论述的。因此，我们要了解温病学说的起源和它的理论基础，首先就要了解《内经》对一般疾病的认识。

巴蜀名医遗珍系列丛书

1.《内经》论述疾病发生的理论基础是天人合一学说。《素问·宝命全形论》说:"天覆地载,万物悉备,莫贵于人,人以天地之气生,四时之法成。""夫人生于地,悬命于天,天地合气,命之曰人。人能应四时者,天地为之父母。"《素问·四气调神大论》说:"夫四时阴阳者,万物之根本也,所以圣人春夏养阳、秋冬养阴,以从其根,故与万物沉浮于生长之门。逆其根,则伐其本,坏其真矣。故阴阳四时者,万物之终始也,死生之本也,逆之则灾害生,从之则苛疾不起,是为得道。"这些记载,可以说明《内经》论述疾病的发生是以天地阴阳四时为立论的根据。人类在大自然里生活,受四时气候的影响,顺应了它就能保持健康,违背了大自然的运行法则,就会发生疾病乃至死亡。所以,恽铁樵说:"《内经》认定人类生老病死,皆受四时寒暑之支配,故以四时为全书之总骨干。四时有风寒暑湿之变化,则立六气之说,以属之于天;四时有生长收藏之变化,则立五气之说,以属之于地。五行六气,皆所以说明四时者也。"(《群经见智录》)

又说:"《内经》盖认定人为四时之产物,而又赖四时以生活者。大地苟无四时寒暑之变化,则动植不生;有四时变化,然后有生物,是人为四时之产物,乃确实之真理,放诸四海而准者也。天食人以五气,地食人以五味,气与味皆四时为之,是人资四时以生,乃确实之真理,放诸四海而准者也。惟其如此,则人与四时,自然息息相通,人身气血之运行,自然以四时为法则,而莫或违背,此为《内经》之基础。"(《群经见智录》)

由此可见,古人认为人类一切疾病的发生,不能离开四时气候的支配,机体与四时气候是息息相关的。《素问·阴阳应象大论》说:"冬伤于寒,春必温病;春伤于风,夏生飧泄;夏伤于暑,秋为痎疟;秋伤于湿，冬生咳嗽。"《素问·生气通天论》亦指出："四时之气，更伤五脏。"由于古人观察到四时气候的变化可以影响人体而导致疾病，同时又认识到四时气候有差异，而概括为春风、夏暑、长夏湿、秋燥、冬寒等几种类型的病因，以从疾病的外因方面来说明发病的原因及其流行的季节性。

《内经》也指出发生疾病的内在因素是极其重要的。人体要适应时令的变换和周围的环境，必须要效法自然，要能使一身脏腑之气与天地之气合而为一。如《素问·上古天真论》说："虚邪贼风，避之有时，恬淡虚无，真气从之，精神内守，病安从来？是以志闲而少欲，心安而不惧，形劳而不倦；气从以顺，各从其欲，皆得所愿。"《素问·四气调神大论》说："春三月，此为发陈，天地俱生，万物以荣，夜卧早起，广步于庭……此春气之应，养生之道也。"等等，都是告诫人们要善于摄生养生才能够把内外环境统一调和起来，而免于疾病的侵袭。《素问·玉机真脏论》说："揆度奇恒，道在于一。"《素问·脉要精微论》说："补泻勿失，与天地如一，得一之情，以知生死。"这就是《内经》的天人合一学说，也就是《内经》论述疾病发生的理论基础。

2.《内经》论述伤寒是外因热性病的总称，并叙述了热性病的症状、宜忌、预后和泻热实阴的治则。《素问·热论》说："今夫热病者，皆伤寒之类也。"《灵枢·论疾诊尺》说："尺肤热其，脉盛躁者，病温也；其脉盛而滑者，病且出也。"《素问·刺志论》说："气盛身寒，得之伤寒；气虚身热，得之伤暑。"统观这些记载，合之前面所举的"冬伤于寒，春必温病"，以及"凡病伤寒而成温者，先夏至日者为病温，后夏至日者为病暑"这些论点看来，很像是自相矛盾的，既然已经肯定了病温病暑的致病原因是伤寒，为什么又说尺肤热甚、脉盛躁是病温，气虚身热是由于伤暑呢？历代医家对于经文的解释有很多分歧，从西晋王叔和的

《伤寒例》开始，就认定凡是热病都是由伤寒所引起的，只是有即病不即病的区别罢了。中而即病的为伤寒，不即病的为温热。清代主张伏气说的柳宝诒就这样解释："冬令受寒，随时而发者为伤寒，郁久而发者为温病。就温病言，亦有两证，有随时感受之温邪，如叶香岩、吴鞠通所论是也；有伏气内发之温邪，即《内经》所论是也。是则冬伤于寒，正春月病温之由，而冬不藏精，又冬时受寒之由也。"（《温热逢源》）

其实，《素问·热论》所述，只是说凡是热性病都属于伤寒这一类，因为伤寒即是热性病，温病暑病也同是热性病，尽管最初受病或有因感寒邪而引起的，但在冬季多患伤寒，在春季就多患温病了；夏季外界气温最高，患者多为热病。温与热只是轻重程度上的区别，但统名热病，《内经》都说成是伤寒之类。所以，恽铁樵说："温病者，热病也；热病者，伤寒也。寒伤躯体最外层，太阳受病，体温起反应则发热，是为热病；春有热病，夏有热病，秋有热病，冬有热病。冬之热病，伤于寒也，因太阳受病，体温集表而为热，故曰：'人之伤于寒也，则为病热。'冬之热病是伤寒，春之热病仍是伤寒，夏之热病，秋之热病，依然是伤寒。故曰：'凡热病皆伤寒之类也。'""同是伤寒，何以不胥名曰伤寒？热病即温病，同是伤寒而病热，何以不胥名曰温病，而或名温病，或名伤寒？曰：此时令之关系也。"（《温病明理》）

上面这些论述表明，《内经》是把一切外因的热性病统称为伤寒，又据时令气候的不同而随季节名之曰伤寒或者温、暑；又因身体感受寒冷的刺激而发热，所以认为各种外因热性病的受病原因都是感寒而起的。那么，如何才能保持身体的健康呢？《内经》主张要经常顺应四时之气，要使身体机能没有丝毫弱点，才能经常维持内外环境的统一性，所以提出"藏于精者，春不病温"。清代陈平伯解释"藏精"二字最有深义，兹节录如下："《内经》云：冬不藏精，春必病温。盖谓冬气严寒，阳气内敛，人能顺天时而固密，则肾气内充，命门为三焦之别使，亦得固腠理而护皮毛，虽当春令升泄之时，而我身之真气则内外弥纶，不随升令之泄而告匮，纵有客邪，安能内侵？是《内经》所以明致病之原也……总见里虚者表不固，一切时邪，皆易感受，学者可因此而悟及四时六气之为病矣。"（《外感温病篇》）由此可见，"藏精"二字，只是教人"里虚者表不固"，《内经》此处只是举例说明致病之原而已。我们可以悟出，凡是足以发泄身体的津液血汗，特别是温热病在治疗上误汗损伤津液，其后果更是非常严重的。

《内经》又叙述五脏的热病症状，如《素问·刺热》说："肝热病者，小便先黄，腹痛多卧，身热，热争则狂言及惊，胁满痛，手足躁，不得安卧……"特别指出肝肾两脏阴液损伤的危害性。

《内经》还叙述五脏的热邪未发时，教人从面部色泽上去诊察，以便于先期治疗。这些记载，确实是中医学里有关温热病治疗的宝贵经验。

关于热病的宜忌方面，《内经》也有论述。如《素问·刺热》说："诸治热病，以饮之寒水乃刺之，必寒衣之，居止寒处，身寒而止也。"《素问·热论》说："诸遗者，热甚而强食之，故有所遗也。若此者，皆病已衰而热有所藏，因其谷气相薄，两热相合，故有所遗也……病热已愈，食肉则复，多食则遗，此其禁也。"这更是极其真确的临床事实。中医文献中记载热病患者因热不可耐而吃西瓜凉水，因而透汗解热的的确不少，同样也有因不慎饮食而发生复热甚至死亡的。

《内经》还提到热病中有已得汗而仍不退热，并且脉象躁疾、狂言神昏、又不能食的症状，称为"阴阳交"的死证，温病学家认为这种病比伤寒的两感证还要危急，清代叶天士解释为"阴液外泄，阳热内陷"。温热病中常有发见，预后比较严重，这足以说明在治疗温病时保存津液的重要意义。

关于热病的死证，《内经》也有较详细的记载，明显的共计9条，大概不外阴液缺少的原因。如《素问·玉版论要》说："温病，虚甚死。"吴鞠通解释说："病温之人，精血虚甚，则无阴以胜阳热，故死。"（《温病条辨》）就是这个道理。

《内经》时代治疗热病是用刺法，并明确地提出泻热实阴的治则。《素问·热病》说："热病三日而气口静人迎躁者，取之诸阳五十九刺，以泻其热而出其汗，实其阴以补其不足者。"温热病最怕热久不退，损伤津液，以致肝肾阴虚，发生痉厥神昏的危险。但是，热盛应该泻热，液亏尤须补阴；急去其热，阴始可保，这是温病一定不移的治法。《内经》提出泻热实阴的治疗法规，就是在汤液疗法的后世温病学家来说，也是必须遵守的指导原则。所以，吴鞠通说："实其阴以补其不足者，阳胜则阴衰，泻阳之有余，即所以补阴之不足……实其阴以补其不足，此一语实治温热之吃紧大纲。"可见《内经》对温热病的治疗，已经有了很多的宝贵经验。

综合以上论述，可以了解温病学说的起源，早在中医学经典《内经》里就有所记载。《内经》中关于温热病证治的这些重要论述，指导着两千多年来温病的辨证治疗，也一直作为温病学说的理论基础。

二、《难经》记载五种伤寒是广义伤寒，包括了五种热病，使伤寒温病的关系明朗化

《难经》也是古代医学经典之一，其内容大体与《内经》相似，但有些理论不尽合于《内经》。其有关温病学说的记载，虽然只有五十八难一条，但说明了两种情况：一是划分五种伤寒，二是区别五种伤寒的脉象。

五十八难说："伤寒有几？其脉有变否？然：伤寒有五，有中风，有伤寒，有湿温，有热病，有温病，其所苦各不同。中风之脉，阳浮而滑，阴濡而弱；湿温之脉，阳濡而弱，阴小而急；伤寒之脉，阴阳俱盛而紧涩；热病之脉，阴阳俱浮，浮之而滑，沉之散涩；温病之脉，行在诸经，不知何经之动也，各随其经所在而取之。"（"湿温之脉"三句，疑在"伤寒之脉"三句下。）

徐洄溪说："伤寒，统名也；下五者，伤寒之分证也。"（《难经经释》）清代陆九芝在其"伤寒有五"论中说："伤寒为纲，其目则有五。一曰中风，二曰伤寒，三曰湿温，四曰热病，五曰温病，则说伤寒有五种焉。病既来自伤寒，是当从病之来路上立论，论即从病之来路命名，故仲景《伤寒论》之伤寒字，即《难经》伤寒有五之伤寒字也。仲景撰用《素问》《难经》者如此。"（《世补斋医书·文集》）张山雷说："温病热病，本言感受温热之气发而为病，而亦得总称之曰伤寒者，正以温热之发，亦因感有外寒而起，所以虽在盛夏，其先多有凛寒一阵，渐以身热，此古人亦用伤寒二字包而涵之；但既热之后，即不复寒，此温病热病之所以不与二曰伤寒同者，其辨乃在于此。"（《难经汇注笺正》）

统观诸家所述，可见《难经》所说的伤寒，一为总名，一为分证，与《内经》论热病的精神基本上是一致的。它分别五者之为病不同（"其所苦各不同"），不过统名伤寒而已。所以，现代医家把五种伤寒称为广义伤寒，把二曰伤寒的伤寒，称为狭义伤寒，这样划分完全是合理的。

《难经》是以论脉为其特点的，所以在分析5种病证的脉象上就更为详备。《难经》说："其脉有变否？"滑伯仁读变为辨，就是设问五种病脉的辨别，《难经》区别得极为细致，这是它突出的地方。但对"温病之脉，行在诸经，不知何经之动也，各随其经所在而取之"一段，诸家解释则各有不同。张山雷说："温病之脉，行在诸经三句，最不可解。若谓温病六经皆有，病在何经，即当见何经之脉，则四时外感，无不如此，何独温病为然？而为之注者，又皆说得惝恍迷离，直无一句可信，何如存而不论为佳。"（《难经汇注笺正》）但是，温病学家中主伏气说的，又认为"伏温之病，随经可发"（柳宝诒），故其脉无一定，这是他们立论不同的缘故。

　　总之，《难经》记载五种伤寒的统名，是广义伤寒，包括了五种热病；又从五种不同热病的不同脉象做出鉴别，使伤寒与温病的关系更加明朗化，这是继《内经》之后的进一步发展。

三、《伤寒论》根据《内经》的理论，创立六经学说，提出外感热病的辨证纲领

　　从《内经》《难经》有关热病的记载来看，温病属热病范畴，《难经》且列入五种伤寒之中，则仲景著《伤寒论》是否以五种伤寒亦即五种热病，皆为其研究之对象？如果说是，何以论中麻桂姜附诸方，伤寒家亦认为不可以治三时之外感（王朴庄语）？如果说是专为"二曰伤寒"的伤寒而设，何以后世医家多主《伤寒论》为治一切外感之专书（徐洄溪语）？且其临床实践价值，事实上固不仅限于狭义的伤寒病。仲景自言撰用《素问》，究竟《伤寒论》与《素问》的关系是怎样的？这都是值得讨论的问题。现在仅从它与温病学说有关的方面做一扼要探讨。

1.《伤寒论》采用《内经》有关理论，创立六经学说用以对疾病证候归纳分类，并作为辨证论治的纲领。《伤寒论》接受了《内经》的理论指导，通过仲景临床实践的体会，结合汉以前医家的丰富经验，在《内经》理论基础上创立六经辨证纲领。余杭章太炎说："夫仲景自言撰用《素问》，必不事事背古。自有《素问》以至汉末五六百岁，其间因革损益多矣，亦宁有事事牵于旧术哉？"(《伤寒论今释序》)《伤寒论》到现在还有其指导临床实践的意义，就在于它既"不事事背古"，又"不牵于旧术"。例如《素问·热论》的三阴三阳，和《伤寒论》的六经症状就完全不同，后者所述的范围就要扩大许多，因而对于五种伤寒的辨证治疗，就有了显著的发展。所以柯韵伯说："夫《内经》热病之六经，专主经脉为病，但有表里之实热，并无表里之虚寒，虽因于伤寒，而已变成热病，故径称热病，而不称伤寒。要知《内经》热病，即温病之互名，故无恶寒证，但有可汗可泄之法，并无可温可补之例也。观温病名篇，亦称《评热病论》，其义可知矣。"又说："夫仲景之六经，是分六区地面，所赅者广，虽以脉为经络，而不专在经络上立说，凡风寒温热，内伤外感，自表及里，有寒有热，或虚或实，无乎不包，故以伤寒杂病合为一书，而总名《伤寒杂病论》。所以六经提纲，各立一句，不为经络所拘，弗为风寒划定也。"(《伤寒论翼·六经正义》)

根据柯氏意见，《内经》热病，就是温病互名，所以没有恶寒症状，治法不外汗下两端，也没有温法和补法。他说《伤寒论》的六经所包者广，"凡风寒温热，内伤外感，自表及里，有寒有热，或虚或实，无乎不包"。因此，论中六类证候的划分是具有一切疾病的共通性的。仲景既是根据《内经》的六经而命名，创立崭新的六经学说，又以阴阳概念为指导，从而确定表里寒热虚实的辨证纲领和"知犯何逆，随证治之"

的治疗原则，当然一切外因热性病都包含在《伤寒论》中了。

2.《伤寒论》简明扼要地叙述了温病的症状，温病学说是在《伤寒论》基础上的发展。《伤寒论·辨太阳病脉证并治》说："太阳病，发热而渴，不恶寒者，为温病。若发汗已，身灼热者，名风温。风温为病，脉阴阳俱浮，自汗出，身重，多眠睡，鼻息必鼾，语言难出。若被下者，小便不利，直视失溲；若被火者，微发黄色，剧者如惊痫。时瘈疭，若火熏之，一逆尚引日，再逆促命期。"

这是《伤寒论》叙述温病的专条。根据六经提纲的规定，太阳主表，太阳病为初起的原发症状，温病上冠有太阳病的字样，可见是与中风、伤寒同等叙述的，三者对照，只是不恶寒而渴为独异；其他未叙脉象，与《难经》同。本论中没有列出主治方剂，但着重叙述发汗后风温病的演变（风温本病，《内经》《难经》没有提到），指出温病不可发汗，以及误汗、误下、被火、火熏等禁忌。

此外，《金匮要略》中载有暍病三条，如"太阳中热者，暍是也；其人汗出恶寒，身热而渴也，白虎加人参汤主之"等，俱称太阳病。徐洄溪说："凡汗出多之症，无不恶寒者，以其恶寒汗出，而误认为寒，妄用热剂，则立危矣。"古人将暑、热、暍三者并称，故这是夏季的暑病，亦即《难经》的热病。但后世温病家有主张这是外感热病，与《内经》热病不同。如周禹载说："此是外来之热，故曰中，与伏寒发为热病不同。"（《温热暑疫全书》）不论怎样，可以看出，《伤寒论》包括的温热病都着重叙述初起的原发症状，这是值得珍视的地方。

又，《难经》所述的湿温，《伤寒论》中没有说到，后来注家多有主张《金匮要略·痉湿暍病脉证治》的湿痹为湿温的，如"太阳病，关节疼痛而烦，脉沉而细者，此为湿痹；其候小便不利，大便反快，但当利其小便"。观其前后所述，似指一般湿病而言，不像后世湿温一类的病。

由于《伤寒论》叙述温病的地方过于简明扼要，以致引起后世医家很多分歧，尊仲景者认为五种伤寒同隶属于《伤寒论》六经之内，伤寒方自可治疗温热病而无事他求；后世温病学家虽然一致公认《伤寒论》为统治一切外因热性病的准则，但认为叙述温病所占的比重太少，因而治法不够详备，尚有待于后人补充。如王孟英说：《难经》云：'伤寒有五……'故仲圣著论，亦以伤寒统之，而条中分中风、伤寒、温病、湿、暍五者之证治，与《内经》《难经》渊源一辙，法虽未尽，名也备焉。"（《温热经纬·自序》）

又因各家在临床治疗中的体会不同，对本论所述温病的解释因之各异，如主伏气说的章虚谷解释本条说："温病之发无定处，少阴之表为太阳，热邪自里出表，即有发热头痛之太阳病也。不恶寒，其非外感之邪可知；渴者，热从内发之证也。仲景恐人错认为太阳伤风寒，故特标是伏热内发之温病也。其少阴温病反不标者，因伏气条内，已申明咽痛下利为少阴初发之温病也。"（《医门棒喝·温病脉证治法》）但是，柯韵伯则说："太阳病而渴，是兼少阴矣。然太少两感者，必恶寒而且烦满，今不烦满，则不涉少阴；反不恶寒，则非伤寒而为温病矣。温病内外皆热，所以别于中风伤寒之恶寒发热也。"（《伤寒来苏集·伤寒总论·太阳脉证》温病条）又说："太阳温病，反不恶寒而渴者，是病根不因于寒，而因于风。发热者，病为在表，法当汗解；然不恶寒，则非麻黄桂枝所宜矣。风与温相搏，发汗不如法，风去而热反炽，两阳相熏灼，转属阳明之兆也。"（《伤寒来苏集·伤寒总论·太阳脉证》风温条）

综上所述，说明后世医家对《伤寒论》有关温病的看法是极不一致的。由于仲景简明扼要地叙述温病、风温的症状，没有列举治疗的方剂，以致引起后世医家的臆测和分歧；又由于在临床实践中各有不同体会，因而产生一些不同的见解，于是对温病的病因、病程、病位等，立说不一，治法上自然也就随之而异，如周禹载、张石顽、柳宝诒等是以黄芩汤为治温病的主方，柯韵伯则主张麻杏甘石汤为治温病初起的主方，后来陆九芝又主张葛根黄连黄芩汤是治温病的最好方剂。立说愈多，治法愈乱，因此，后人竟有认为《伤寒论》只宜于治寒，不宜于治温，把伤寒和温病两者对立起来，各立门户，互为是非，这显然不是治学应有的态度。应该正确认识到《伤寒论》是仲景根据《内经》的理论思想指导，创立六经学说，来对一切外因性疾病做出分析归纳，制定六种不同的证候类型，以为辨证论治的纲领。它叙述了一切外因热性病的本病症状，也叙述了一切外因热性病的变病症状。但是，不容否认，它确实是详于叙述伤寒而略于叙温，对温病的治疗方剂确实不够详备，但对温病的叙述已经有纲要性的启示。遵照辨证论治的原则和既"不事背古"，又"不牵于旧术"的精神，依据客观实际，沿着古人已经发现的道路继续前进，才是学者应持的正确态度。温病学说之所以能够发展，正是由于它与《伤寒论》有着不可分割的关系；它是在《伤寒论》基础上的发展，而不是彼此漠不相关。王肯堂说得好："知尊仲景书而遗后贤续法者，好古之过也。"周禹载说："仲景《伤寒论》中温热森森，具载黄芩白虎等汤，是其治也。后之学者，苟能引伸此意，便可变化不穷，神明千裁。不能细察其理，反执以为治伤寒之法，盖思本汤既无外解之功，又无内夺之力，圣人立法果何谓乎？"（《温热暑疫全书·自序》）柯韵伯又说："太阳一经，四时俱能受病，不必于冬。人之温病，不必因于伤寒。且四时皆能病温，不必于春。推而广之，则六经俱有温病，非独太阳一经也。"（《伤寒来苏集·伤寒总论·太阳脉证》温病条）统观诸家立论，均有合于临床实践而为学者所当取法。因此，从学术发展的规律和实际来看，温病学说正是在《伤寒论》基础上的进一步发展。

四、王叔和整理《伤寒论》，扩展了温病的种类，叙述了各种温病的鉴别

自两晋以迄隋唐，是温病学说在伤寒领域中酝酿孕育的时期。晋代王叔和编次仲景《伤寒论》，置《伤寒序例》于书前，颇为后世争论的焦点，有人说《伤寒序例》(以下简称《序例》)不是仲景作的，因仲景自序有撰用阴阳大论的话，所以疑是王叔和所假托。《序例》的真实性究竟怎样，姑且不具论，王叔和根据古医经，把《伤寒论》整理编次出来，使它能够留传后世，其功绩实在值得后人崇敬。再看《序例》这一段文字，连巢氏《诸病源候论》《千金要方》《外台秘要》都同有记载，可见《序例》是确有根据的。从两晋到隋唐两代，各家著述，凡是有关伤寒、温病、时行、天行、疫疠这一类的疾病，都是统在伤寒总名之内，这仍是热病皆伤寒之类的意思，它与《内经》《难经》《伤寒论》的基本精神是一致的。但是，从《序例》中可以看出，时代越是向后，疾病演变的情况总不那么单纯，为了说明疾病的真相，就需要在古人立论的基础上有所体会、发挥，甚至有所改变，这是极其自然的事。例如，《序例》明明指出伏寒变为温病，和感非时之气而病两种情况，就与《内经》《难经》的记载有所不同了；《序例》中又把温疟、风温、温毒、温疫四种病加以叙述，既扩展了温病的种类，又从脉象方面加以鉴别，前人就没有这样详细的划分。这些都说明在王叔和的时代里，以至整个两晋隋唐时期，正是温病学说在伤寒这个母体内酝酿孕育的时期，王叔

巴蜀名医遗珍系列丛书

和只不过是这一时期的代表人物之一而已。今分述其演变情况如下：

1.继《内经》"冬伤于寒，春必病温"之说，提出伏寒变为温病，给后世医家以极大影响。《伤寒序例》说："春气温和，夏气暑热，秋气清凉，冬气凛冽，此则四时正气之序也。冬令严寒，万类深藏，君子固密，则不伤于寒，触冒之者，乃名伤寒耳。其伤于四时之气，皆能为病，以伤寒为毒者，以其最成杀厉之气也。中而即病者，名曰伤寒；不即病者，寒毒藏于肌肤，至春变为温病，至夏变为暑病，暑病者，热极重于温也。是以辛苦之人，春夏多温热病，皆由冬时触寒所致，非时行之气也。"

这一大段是说冬令的严寒气候对人体的侵袭是最为厉害的致病因素，《序例》特别称它为"寒毒"，所以人要顺应自然的法则，才不会伤于寒而致病。中了寒即病叫伤寒，到春天才发病叫温病，到夏天发病叫暑病，这些说法大体与《内经》的意旨相似，只是强调了热病皆伤寒之类，并肯定春夏所发的温、暑都由于冬令感受寒毒所致，这是后来伏气温病的滥觞。最后又说这类病还不是传染性的疾病。

2.提出时行病说并指出其具有传染性，扩展了温病的种类。《序例》又说："凡时行者，春时应暖而复大寒，夏时应大热而反大凉，秋时应凉而反大热，冬时应寒而反大温，此非其时而有其气。是以一岁之中，长幼之病多相似者，此则时行之气也……其冬有非节之暖者，名曰冬温。冬温之毒，与伤寒大异；冬温复有先后，更相重沓，亦有轻重……从立春节后，其中无暴大寒，又不冰雪，而有人壮热为病者，此属春时阳气发于冬时伏寒，变为温病。从春分以后，至秋分节前，天有暴寒者，皆为时行寒疫也。""若更感异气，变为他病者，当依旧坏证病而治之。若脉阴阳俱盛，重感于寒者，变为温疟。阳脉浮滑，阴脉濡弱者，更遇于风，变为风温。阳脉洪数、阴脉实大者，更遇温热，变为温毒，温毒为病最重也。阳脉濡弱、阴脉弦紧者，更遇温气，变为温疫。脉之辨证，方治如说。"

很明显，所谓时行之气，就是非时之气为病，也就是后世所说的外感温病。《序例》指明其发病特点是"长幼多相似者"，当然具有流行传染的意义，但当时不称它为伤寒或温病，而称之为时行病。

其次，《序例》又把温疟、温毒、风温、温疫四种病加以叙述，并从脉象上做了鉴别，以温毒的病更为严重。这些病在以前的医籍中虽有谈到，但未肯定它有流行传染的性质。《序例》中分类并列，使温病种类益多，当然是一种进步的现象；不足的是，《序例》对各病只详于论脉，对症状的叙述则失之太略。

3.《肘后方》《诸病源候论》《千金要方》《外台秘要》沿袭王氏之说：伤寒、天行、时行、时疫、温病名称不一，实际上都是外感热病，都具有传染病的意义。两晋隋唐时期，对伤寒温病的看法和病名极不统一，就连伤寒、时行、天行、时疫、温病各种名称都不一致，但对伏寒变温的说法，则与王叔和之说实质上是相同的。例如《肘后方》的作者葛洪，他的说法就大为不同。他说："伤寒、时行、温疫，三名同一种耳，而源本小异。"他把冬伤于寒，或疾行力作，汗出得风冷，至夏而发的，名为伤寒，而不叫温病。他所说的时行，也不是当时发病的时行，而是《内经》及《序例》的温病。如说："其冬月不甚寒，多暖气及西风，使人骨节缓堕受病，至春发，名为时行。"他所说的温病，也不是《内经》和《序例》说的冬伤寒至春发的温病，而是相当于《序例》的时行。如他说："其年岁中有厉气，兼夹鬼毒相注，名为温病。"这又相当于后来所谓瘟疫。葛洪简直把伤寒、温病、时行都看成一种病，不过"源本小异"，所以他最终说："贵胜雅言，总名伤寒，世俗因号为时行。"在他看来，几种病都叫伤寒，都具有传染性。

隋代巢元方的《诸病源候论》中，分温病为十二候，其立论迄未脱离《内经》与王叔和的范围。论中载有温病令人不相染易候，当然是说温病是能传染的。在温病发斑候中说："夫人冬月触冒寒毒者，至春始发病，病初在表，或已发汗吐下而表证未罢，毒气不散，故发斑疮。"又说："冬月天气温暖，人感乖戾之气。未即发病，至春又被积寒所折，毒气不得泄，至夏遇热，其春寒解，冬温毒始发出于肌肤，斑烂瘾疹如锦文也。"这便是说不单是伤寒有伏气，连温热也有伏气；不单是冬天伏寒为温病，就连冬天伏温到夏天也能发病，从而把温病的种类益发扩展了。

唐代孙思邈的《千金要方》中有治温病方十首，载有治五脏温病，每病下有阴阳毒，症状简略，很难体会为何种病。

王焘《外台秘要·温病门》，载有温毒、温热病、热毒发斑、冬温和冬温发斑的症状，大体与《病源》相同。

总的说来，两晋隋唐时期的医家对温病的认识是与伤寒分不开的，但温病的种类却在伤寒领域中酝酿孕育而扩展多了。不过，王叔和在《序例》中特别强调了伏寒变温的作用，以致给后世医家以极大的影响，这一点则是学者必须要了解的。现再引张山雷、恽铁樵的论述来加以说明。

张山雷说："仲景明言：'太阳病，发热而渴，不恶寒者为温病。'又曰：'若发汗已，身灼热者，名风温。'夫既明言之太阳病，则初见之时必有恶风恶寒可知，但既热且渴，即非伤寒而为温病。仲景书中固已不曾明言温病为乍感温邪之为病，其不以伤寒久伏之变病可知。则推之热病，亦必为当时感受之热，其非伤寒久伏之变病又可知。即如《素问·热论》曰：'今夫热病者，皆伤寒之类也。'明是同此感受时邪之病，故得以为同类……所最不可解者，自王叔和之所谓伤寒例始，乃泥煞古人'冬伤于寒，春必病温'一说，遂以《热论》之病温病暑两句，改作至春变为温病，至夏变为暑病，妄加一'至'字'变'字，而病情乃与古人之旨大相背缪；且又伪造成中而即病不即病两层，欲欺尽天下后世。究竟《热论》中，何尝有即病不即病之说？且岂独热病论无此明文，即仲景《伤寒论》中，又何尝有即病不即病之区别。"（《难经汇注笺正》）

恽铁樵也说："《内经》所谓'人之伤于寒也，则为病热'，原有阴阳胜复意，故云：'热极生寒，寒极生热。'《热论》篇末节'先夏至日为病温，后夏至日为病暑'，当即《伤寒例》所根据。但《内经》此节第一句'凡病伤寒而成温者'，即是指一切热病，并非专指冬伤于寒说。自《序例》有寒毒藏于肌肤之说，杨上善复取以注经文，有轻者夏至前发，甚者夏至后发之说，此真想当然，而不明《内经》胜复之理者……总之，无论是仲景语或叔和语，理论上讲不过去，便当怀疑。"（《伤寒论研究》）

综上所述，伏寒变温的说法，确实是始于《序例》，《内经》虽然有"冬伤于寒，春必病温"一类的话，但并不是如《序例》所说的至春变为温病、至夏变为暑病的意思，《伤寒论》中也没有即病不即病的区别。王叔和整理《伤寒论》的功绩是大的，由于他体会古人的意旨过偏一些，因而对疾病的发生发展产生了主观片面的解释，这是不容否认的。但是，对温病种类的扩展和以脉象来做鉴别诊断这一点，王叔和还是做出了一定的贡献，所以仍不失为温病学说在孕育时期中的一个先期代表人物。

五、朱肱采取古来名方，对热病的治法做了补充；自刘守真出，温病学说才进入萌发时期

由于时代背景和社会环境的演变，中医学到了宋代，逐渐产生寒热两派的风气。又在当时儒家理学思想的影响下，运气学说也极其盛行。北宋末期，政府颁布的《和剂局方》，用药又偏于热燥。一般医家虽能尊崇仲景，但对《伤寒论》的方药，在治疗上常常感到不能满足，即以北宋的伤寒大家朱肱为例，就采取古来很多名方用于热病的治疗。直到刘守真出，又从理论上建立一套"热"的概念，自创一些清凉方剂，温病学说才算进入了萌发时期。

1.宋以来的医家认为《伤寒论》方药过少，以之治疗温病不敷应用，实开后来刘守真创立新方的先河。朱肱在《伤寒百问·自序》中描述当时医家的风气说："世人读此书（《伤寒论》）者亦鲜，纵欲读之，亦不能解其意。况又有好用凉药者，如附子硫黄，笑而不喜用，虽隆冬使人饮冷，如三黄丸之类；好用热药者，如大黄芒硝，则畏而不敢使，虽盛暑劝人灸煅，服金液丹之类。"又描述当时医家的风气说："偶有病家，曾留意方书，稍别阴阳，知其热证，则召某人，以某人善医阳病；知其冷证，则召某人，以某人善医阴病，往往随手全活。"这说明当时医家病家偏寒偏热的风气是很普遍的。书后附李子建的《伤寒十劝》中，第一劝说："伤寒头痛又身热，便是阳证，不可服热药。"第二劝说："伤寒不思饮食，不可服温脾药。"第八劝说："伤寒已在里，即不可轻用药发汗。"可见朱肱本人对热病的认识是很深刻的。但是，不容否认，他对温热病的见解是完全受着王叔和《序例》的影响，与《素问·热论》所述基本上也是一致的；在治疗上对伤寒方剂有所加减变通，采取不少古来的名方加以补充。如他在《伤寒百问》四十一条中说："夏月药性须带凉，不可太温，桂枝、麻黄、大青龙须用加减，夏至前加黄芩半两，夏至后桂枝、麻黄、大青龙加知母一两，石膏二两，或加升麻半两。盖桂枝、麻黄汤性热，地暖之处，非西北二方之比，夏日服之，必有发黄斑出之失。"他对风温的治法，则主少阴厥阴，不可发汗，而采用葳蕤汤、知母干葛汤、瓜蒌根汤，对湿温的治法，主用苍术白虎汤；温毒发斑，主用化斑汤（即白虎汤加葳蕤）、黑膏方；治伤寒温病失汗瘀血，主用犀角地黄汤；时疾大热、烦闷、呻吟错语，主用黄连解毒汤等，这些方剂后世温病学家亦经常采用，也说明温热的治疗实际上不是一成不变的。

2. 刘守真从理论上阐明六气皆从火化的学说，建立"热"的概念，立方主用清凉，为温病学说的启蒙人物。北宋末期，由于当时医家大多对流行的局方不满，所以多有主张自制新方以适应需要的，如与刘守真同时驰名的易水张洁古就说："运气不齐，古今异轨，古方新病，不相能也。"他治病就自为家法而不泥守古法。刘守真则更从理论上阐明六气皆从火化，对证用药，多主寒凉；他的《素问玄机原病式》，就是根据《素问·至真要大论》而以五运六气盛衰胜复之理来说明各种疾病的发病原因多属于热，以图另立治疗法统。他论病常以怫热郁结为说，论治则主张开发郁结。如在《素问玄机原病式》中说："且如一切怫热郁结者，不必主以辛甘发散热药能开发也，如石膏、滑石、甘草、葱头之类寒药，皆能开发郁结，以其本热，故得寒则散也。夫辛甘热药皆能发散者，以力强开冲也，然发之不开者，病热转加也；如桂枝、麻黄辛甘热药，攻表不中病者，其热转甚也。"又说："所以能令作汗之由者，但怫热郁结，复得开通，则热争而作汗也；凡治上下中外一切怫热郁结者，法当仿此。"可见，对于当时医家用辛温发汗解热的办法，刘守真认为是以力强开冲，不仅不能退热，相反，热势还会继续增高，但如用清凉清解之剂，怫热郁结反能开发，达到透汗解热的目的，即是说，不能一概用辛甘发散的发汗解热套法。他说凡治上下中外一切热燥不出汗的病

巴蜀名医遗珍系列丛书

证，都要以怫热郁结复得开通为基点，这对温病的凉解清透一类治疗法则，已经提出了有力的启示。

他在《伤寒直格》中又说："或云冬伏寒邪于肌肤骨肉之间，至于春变为温病，夏变为热病，秋变为湿，冬变为正伤寒者，乃冬冒其气而内生怫热，热微而不即病者，以致将来阳热变动，或有感之而成热病，非谓伏其寒而反变为热也。"这种体会显然比王叔和进步得多了。从这里可以了解到，后来温病学说的外感温热，可能即是由此启悟而产生的。

在方剂上，刘氏自制有双解散、凉膈散、桂苓甘露饮、天水散等，在温病治疗上虽与后世辛凉解表法尚有距离，但与习用辛温解热的当时医家比较起来，确实为一大进步。所以，明代王节斋在《明医杂著》中，评论金元四大家时说："仲景（按：应是张从正）、东垣、河间（即守真）、丹溪四子之书，初无优劣，但各发明一义耳。仲景见《内经》载伤寒而其变迁反复之未备也，故著论立方以尽其变，后人宗之，传世既久，渐失其真，用以通治温暑内伤之证，遂致误人。故河间出而发明治温暑之法。"可见，王氏已认定刘守真是温病学说的启蒙人物。

但是，必须了解，两宋金元时期的医家，对温热的治疗虽有一定的进步和贡献，而在温热与伤寒的关系上，还是未能做到十分明确。朱肱虽然采用了隋唐以来的治温方剂，和对仲景方做了一些加减变通，刘守真又发挥表里怫热郁结的理论，自创的方剂又确有疗效，但他们毕竟是为发挥伤寒立论，所以王安道说他们是为救当时医家误用麻桂青龙之失而立的。周禹载评论朱肱说："如仲景书，谓太阳病发热而渴，不恶寒者，为温病。而朱肱《活人书》谓发热恶寒，头痛身疼，为温病，已显背圣训矣。其所立方，如葳蕤汤……风火交炽，燔灼无休。"（《温热暑疫全书·自序》）评论刘守真说："迨刘守真《伤寒直格》，于热病每多入理深谈，然混在正伤寒中，在人眼光采择，不免金屑杂于泥沙者欤？"

综上所述，朱肱对温病学说的贡献，是在治法上补充伤寒的不足，开辟了刘守真创立新方的先河，这是一方面；另一方面，自刘守真出，由于时代背景和社会环境的演变，进一步提出和阐明了清解凉泄的治法，自仲景而后没有打开的温病门径，由刘守真才又得到发扬。周禹载说他"于热病每多入理深谈"，这是完全正确的评论。

六、王安道严格划分伤寒、温病界限，提出辛凉解表的正确治疗原则

元代王安道的《医经溯洄集》，首先把伤寒、温病二者的界限做了严格的划分。他倡议寒温殊类，施治不得相混；温病之热自内达外，治法应该辛凉解表，这是在他以前的任何医家都没有说过的。他认为，伤寒治法可以借治温暑，但不得说是专为温暑而设；仲景对温暑必另有治法，只是年代久远遗失罢了。这些论点，都是很新颖的，对后来温病学家的启发很大。如果从他对整个温病学说的贡献来看，实在不愧是一个承先启后的人物。今简述其论点如下：

1. 从病因、病名、症状三方面说明治疗伤寒、温病的标准，把伤寒、温病在初期诊断上明确地分别开来。他在《伤寒温病热病说》中指出："有病因，有病名，有病形。辨其因，正其名，察其形，三者俱当，始可以言治矣；一或未明，而曰不误于人，吾未之信也。"他对伤寒、温病、热病的具体划分如下。

病因方面：认为三者都是由感受寒邪而引起的，感受时间是霜降以后、春分以前。但伤寒发病在天令寒冷之时，寒邪在表，闭其腠理，病邪是从表而始。温病热病发病于天令暄热之时，怫热自内而达外，郁其腠理，无寒在表；也有先见表证而后传里的，是怫热自内达外，热郁腠

理，不得外泄，还里而成可攻之证。

病名方面：认为伤寒是病因，也是病名。温病热病是以天时季节结合疾病的形证来作为病名。

症状方面：伤寒口不渴，有恶风寒外证，是表气受伤，脉象浮紧，左手脉盛或浮。温病热病，发热而渴不恶寒。如现恶风寒，是风寒新中，表气亦伤；如无新中风寒，就没有恶风寒外证。脉象多在肌肉之分而不甚浮，右手脉盛于左手；也有左手脉盛或浮的，则是重感风寒之故。

综合以上三方面的论述来看，他对伤寒热病的鉴别是极其精确的。由于三者的病因虽同，但其发病情况不同，所以病名、症状、治法也就不可一概而论了。这些论点，虽与《内经》《难经》一致，但他是主张病的原因与病的类别要分别对待的。如在《伤寒立法考》中说："夫伤寒温暑，其类虽殊，其所受之原则不殊也。由于原之不殊，故一以伤寒而为称；由其类之殊，故施治不得以相混。以所称而混其治，宜乎贻误后人。"他对《内经》"冬伤于寒，春必病温"的解释，也不如历来医家那样机械地认为是伏寒变温，而只是说由于冬令严寒，身体表气受伤，体热的放散受到障碍（阳受所郁），到了外界气温升高的季节，身体内部被抑遏已久的蓄热，不得不向外发泄（其人身受郁阳亦不得不出），所以就发生温热病了，这是十分合理的论断。并且他体会所谓"必病"的意义，也很灵动而合理。如他在《四时所伤论》中说："夫洞泄也，痎疟也，咳与痿厥也，温病也，皆是因其发动之时，形证昭著，乃逆推之而知其昔日致病之原为伤风伤暑伤湿伤寒耳，非是初受寒之时能预定其今日必为此病也。"又说："《素问》之或言必或不言必者，盖不可胶为一定故也；经中每有似乎一定不易之论，而却不可以为一定不易者。"这些见解，证之临床实践，也确系如此。

由此可见，王安道对于伤寒、温病、热病的认识，非常注重季节气候的变迁和身体本身感受外界刺激所发生的不同变化；故必须以时令气候为主与所发生的症状联系起来，才能判断病情、确定病名，而施以不同治疗。因此，他对伤寒温热的初期诊断是非常认真的。他说："仲景曰：'太阳病，发热而渴，不恶寒者为温病。'温病如此，则知热病亦如此，是则不渴而恶寒者非温热病矣。"根据这一要领，把伤寒、温病在初期诊断上明确地分别开来。

2. 鲜明提出温病之热是自内达外，温病不得混称伤寒，治疗上必须使用辛凉解表法，把温病学说大大向前推进一步。王安道对温病学说最大的贡献，还表现在治疗上主张使用辛凉解表的正确治疗原则。他在《医经溯洄集》中多处说明温病之热是自内达外，治疗上应该使用辛凉解表法，最鲜明的是在《伤寒温病热病说》中指出："凡温病、热病若无重感，表证虽间见，而里热为多，故少有不渴者。斯时也，法当治里热为主，而解表兼之；亦有治里而表自解者。余每见世人治温热病，虽误攻其里，亦无大害，误发其表，变不可言，此足以明其热之自内达外矣。"所以，在伤寒、温病初起时的治疗最为紧要，因为温病是内热外达，一开始就不可误用辛热发散之法。他说："伤寒与温病、热病，其攻里之法，若果是以寒除热，固不必求异，其发表之法，断不可不异也。"这个发表之法，就是辛凉解表法。不惟温病治法如此，就是风寒感冒，也可灵活运用。他在《伤寒立法考》中说到，用药处方，应看时令，春夏虽有恶风寒表证，其桂枝麻黄二汤终难轻用，要用辛凉解表才合宜，如果错用了，就难免发生狂躁、发斑、发黄、衄血这些坏病变证；他评论败毒散这些方剂，是治暴感风寒用的，温热病用它来解表，不惟无

巴蜀名医遗珍系列丛书

效，而且有害，纵然有时生效，也是偶然的，正如同冬时伤寒病偶用辛凉解散也有时生效一样。他强调指出，治疗疾病应该掌握一定的原则，才能追求精微的理致。他说："凡用药治病，其既效之后，要明其当然与偶然，能明其当然，则精微之理安有不至者乎？惟其视偶然为当然，所以循非踵弊，莫之能悟，而病者不幸矣。"这些论述都说明王安道对温热病初起主张用辛凉解表治法，确属真知灼见。

综上论述，王安道在温病学说上最突出的成就和影响是：①划分伤寒、温病的界限；②阐明温病之热是自内达外；③提出辛凉解表的治则。清代柳宝诒在《温热逢源》中这样说过："《溯洄集》所论，确系伏气所发，其论病情，最为确当。"无论王安道当时是否有意论及伏气，但把温病学说大大向前推进了一步，则是不容否认的事实。

七、吴又可创立瘟疫学说，反对《内经》以来的六气病因说及王叔和的伏寒变热说，扩展了温病学说的新内容

明末吴又可以实事求是的治学精神，从临床实际出发，参证历代医学文献，根据对当时普遍流行的一类最严重的传染病的研究结果，写成《温疫论》一书。他认为这类病的致病因素既不是《内经》上所说的六气，也不是王叔和所说的非时之气的时行，而是自然界中别有一种异气（吴氏称为戾气），从人们的口鼻道感染，潜伏于患者体内半表半里的"膜原"，由于潜伏的病毒内溃后的传变情况不同而有各种不同的症状出现。他观察到病毒的传变大约以九种不同的形式进行，与伤寒的感受传变情况有霄壤之别。他称这类病为温疫，又叫时疫。他认为仲景《伤寒论》是专为伤寒而设，其传变始自太阳，或传阳明，或传少阳，或三阳竟自传胃，与温疫完全不同。他认为仲景所说的"真伤寒"在当

时也少了，不过是普通的风寒感冒而已，而温疫要比伤寒多到十倍。所以，他在自序中特别指出："是以业医者，所记所诵，连篇累牍，俱系伤寒，及其临证，悉见温疫，求其真伤寒，百无一二。不知屠龙之艺虽成而无所施，未免指鹿为马。"他说仲景当时既为真伤寒立论，温疫又多于伤寒，仲景关于温疫的治法，必因兵火关系而湮没了，王叔和称《伤寒论》为全璧，是不可信服的。最后他在正名一篇中说，其实仲景说的发热而渴不恶寒者为温病就是温疫，只是被后人去"氵"加"疒"，在文字上变移罢了，其与"证"变为"症"、"利"变为"痢"是一样的。不然的话，伤寒、温病既是脉病不同，病源各异，仲景又何必"徒立证名而无方法，反令枝节愈繁，而正意愈乱"呢？他说这类具有传染性的温疫，因为终归于得汗才解，所以燕冀一带称作汗病；就是一般所谓风温、湿温，也是温病夹有外感的兼证，名称虽各不同，究竟还是一个温疫病。他认为这类温疫四时皆有，仲夏感染者多，春秋两季次之，冬季又次之；只可以时令分病的多少，不可以时令来分别热的轻重。这些论点，都是突破了《内经》的框框而另出新意的。概括起来，他的瘟疫学说，大概可分为两个基本方面：

1. 六气为天地之常气，不是温疫的致病原因，温疫的真正病因是厉气（戾气）。他一开始在《温疫论·原病》中说："夫寒热温凉，为四时之常，因风雨阴晴，稍为损益；假令秋热必多晴，春寒因多雨，亦天地之常事，未必致疫也。伤寒与中暑，感天地之常气，疫者感天地之厉气。"在《温疫论·伤寒例正误》中，反对王叔和的伏寒变热说最为鲜明。他说：《伤寒例》言：'冬时严寒所伤，中而即病者为伤寒，不即病者，至春变为温病，至夏变为暑病。'然风寒所伤，轻则感冒，重则伤寒。即感冒一证，风寒所伤之最轻者，尚尔头痛身痛，四肢拘急，鼻塞身重，痰嗽喘急，恶寒发热，当即为病，不能容隐；今冬时严寒所伤，非细事也，反能藏伏过时而发耶？更问何等中而即病，何等中而不即病？……况风寒所伤，未有不由肌表而入，所伤皆营卫，所感皆系风寒，一者何其懵懵，藏而不知；一者何其灵异，感而即发，同源而异流，天壤之隔，岂无说耶？则知温疫之源，非风寒所中矣。且言寒毒藏于肌肤之间，肌为肌表，肤为皮肤之浅者，其间一毫一窍，无非营卫经行所摄之地，即感些小风寒，尚不能稽留，当即为病，何况受严寒杀厉之气，且感于皮肤最浅之处，反能容隐者耶？以此推之，必无是事矣。"他也反对王叔和的非时之气的时行病说，认为不惟四时常气不能为病，就是反常气候，也是自然界的常事，不能过于拘泥，说成是疫病的原因。他主张疫病的原因为天地间的一种戾气。所以，他在正误中明确指出："夫疫者，感天地之戾气也。戾气者，非寒非暑，非暖非凉，亦非四时交错之气，乃天地间别有一种戾气，多见于兵荒之岁，间岁亦有之，但不甚耳。"

他不仅认为王叔和的伏寒变热说和时行病说不合理，甚至怀疑《素问》关于"冬伤于寒，春必病温"，及"藏于精者，春不病温"的记载，他认为这都是汉人所撰而为王叔和引来顺文以述《伤寒例》的。这些崭新的论点，正说明吴又可确是中医学中了不起的革新人物。故余云岫在《余氏医述·温热发挥》中说："仲景谓春夏温热由冬时伏寒所致（按：此为《序例》语），其妄可知；外感之温，又断无此证（按：此因余氏观点不同）。此必别有原因……吴又可谓之戾气，此实卓见。盖心知诸种传染病非寻常六气可以说明，而当时又无显微镜及细菌事实以资参证，不得已乃谓之戾气也。"

2.戾气的感染途径是呼吸道，潜伏的所在是半表半里的膜原，以及九传内溃的描述。吴又可的瘟疫学说具体地表现在他的《温疫论·杂气论》中，他认为疫病的致病原因不止一种，如同天地间动、植、矿各物一样，每一种的类型各有不同，有致病的，有不致病的，有毒力强的，有毒力弱的，人们感受了某种气，就生某种病。他说："万物各有善恶，是杂气亦有优劣也。然此气无象可见，况无声无臭，何能得睹得闻？人恶得而知？是气也，其来无时，其着无方，众人触之者，各随其气而为诸病也……为病种种，难以枚举，大约病遍于一方，延门阖户，众人相同。此时行疫气，即杂气所钟，为病各种，是知气之不一也。盖当其时，适有某气专入某脏腑经络，专发为某病，故众人之病相同。"又说："疫气者，亦杂气中之一，但有甚于他气，故为病颇重，因名之疠气。"

由此可见，吴氏当时确已体会到这些病之所以不同，主要是各种气的不同，也就是病原不同，所致的疾病也就不同，这是完全符合于现代科学的论见。而对于疠气的感受途径和侵袭舍藏的部位，也别有新见。他在《温疫论·原病》中说："疫者，感天地之厉气，在岁运有多少，在方隅有轻重，在四时有盛衰。此气之来，无老少强弱，触之者即病。邪自口鼻而入，则其所客，内不在脏俯，外不在经络，舍于伏脊之内，去表不远，附近于胃，乃表里之分界，是为半表半里，即《素问·疟论》所谓横连膜原者也。""邪之着人，有自天受之，有传染受之，所感虽殊，传染则一。凡人口鼻之气，通乎天气，本气充实，邪不能入，经云'邪之所凑，其气必虚'；因本气亏虚，外邪因而乘之……若其年疫气充斥，不论强弱，正气稍衰者，触之即病，则不拘于此矣。"

据此可以了解，吴氏当时不惟体会到病毒的传入途径是人们的口鼻道，而且还知道病毒的流行有时间性、季节性和地区性的不同，以及有直接传染和间接传染等情况。

吴又可对温疫发病症状和传变途径的叙述也是非常细致的。如他论及温疫初起时说:"温疫初起,先憎寒而后发热,嗣后但热而不憎寒也。初得之二三日,其脉不浮不沉而数,昼夜发热,日晡益甚,头疼身痛……此邪浮越于经,不可认为伤寒表证。"又在《温疫论·辨明伤寒时疫》中说:"时疫之邪,始则匿于膜原,根深蒂固,发时与营卫交并,客邪经出之营卫,未有不被其伤者。因其伤,故名曰溃,然不溃则不能传,不传邪不能出,邪不出而病不瘳。"

他论述温疫的传变有九种途径和类型,在《温疫论·统论疫有九传治法》中说:"夫疫之传有九,然亦不出乎表里之间而已矣。所谓九传者,病人各得其一,非谓一病而有九传也。盖温疫之气,邪自口鼻而感人,于膜原伏而未发,不知不觉;已发之后,渐加发热,脉洪而数,此众所同,宜达原饮疏之。继而邪气一离膜原,察其传变……有但表而不里者,有但里而不表者,有表而再表者,有里而再里者,有表里分传者,有表里分传而再分传者,有表胜于里者,有里胜于表者,有先表而后里者,有先里而后表者,凡此九传,其病则一。医者不知九传之法,不知邪之所在,如盲者之不任杖,耳聋之听官商,无音可求,无路可适,未免当汗不汗,当下不下,或颠倒误用,或寻枝摘叶,但治其证,不治其邪,同归于误一也。"

据此,可以了解,吴氏对于温疫证候传变的各种情况,以及不同的主证和变证,都是观察得非常深刻的。后来杨栗山的《寒温条辨》,就是根据吴氏的学说而加以发挥;戴北山的《广温疫论》,又于千头万绪的证候中,将表证及近于表者和里证及近于里者,划分为表里两大类来进行叙述,使温病学说在证候学的记载方面,能够有极为翔实而珍贵的经验留下来,可以说都是取法于吴氏的。

综合以上所述，吴又可创立的瘟疫学说，对中医学的贡献是很大的。他主要提出六气以外的一种可以传染的病原，并指出口鼻为传染的途径和病毒传变的情况，从而给温病学说扩展了新的内容。而戾气、杂气这些崭新的发现，又最能说明急性传染病的病因和性质。所以有人说叶天士的《温热论》在骨子里很有可能受到吴氏学说的影响。后来吴鞠通著《温病条辨》把瘟疫也包括进去，显然也是沿承、吸收了吴又可的学术思想；虽然遭到少数人的讥议，但从温病学说的历史发展来看，则是十分自然而又合乎情理的。

八、叶天士创立温病卫气营血的辨证纲领，吴鞠通提出温病三焦分治学说，温病学说形成完整独立的理论和治疗体系，进入成熟时期

温病学说到了有清一代才逐渐趋于成熟。清初喻嘉言、张石顽、周禹载三家在中医学各方面均有一定成就，特别是对温热暑疫各种热性病在理论上、治疗上都起到了先驱的作用。如喻嘉言采取《伤寒论·平脉法》中一段论述，演为《温疫论》一篇，专论疫邪侵入的门户和传变治法，主分三焦逐秽解毒，为叶天士、吴鞠通的三焦学说奠下基石；张石顽分别伤寒自气分传入血分，温病由血分发出气分的说法，为叶天士卫、气、营、血学说的借鉴；周禹载著的《温热暑疫全书》，旁搜博采，摘取《内经》和仲景有关温热的理论及明代张凤逵、吴又可两氏论暑论疫的见解，叶天士《温热论》中取法尤多。这些都说明了温疫学说在叶天士以前已经具备了一定的规模，只是尚没有建立一套完整的学说体系罢了。

由于叶天士吸收了中医学的精华，又能密切联系临床实践，在温热的诊断和治疗方面形成了独立的体系，温病学说才算进入成熟时期。他

巴蜀名医遗珍系列丛书

在理论上建立了温病证候的发展规律，治疗上总结了前人行之有效的方药，从古方中脱化出一套完整的疗法，既不背古，又不拘今。在他的《临证指南医案》中，包含了很多关于各科治疗的特殊见解，特别是在温病治疗方面，创立了不少有效的治法，后来吴鞠通依据他的方法，加上前人的学说和自己的见解，完成了一部系统的著作——《温病条辨》，可以说是叶氏学说的具体化。这些有实用价值的疗法，一直为后来中医界所沿用，就是在今天以之治疗各种热性病仍然具有很高的疗效。叶氏的《温热论》是门人顾景文根据其口述而记录的，后为王孟英收入《温热经纬》中，改名为《外感温热篇》；其《幼科要略》据说是叶氏自作，《温热经纬》改名为《三时伏气外感篇》。所以，研究叶氏的学说，主要应了解《温病条辨》及《温热经纬》二书的内容。叶氏对温病学说的贡献，主要有以下四点：

1. 创立卫、气、营、血学说，用以阐明温病传变的浅深轻重程度及发病过程。叶氏说："大凡看法，卫之后，方言气；营之后，方言血。在卫汗之可也，到气才可清气，入营犹可透热转气，如犀角、玄参、羚羊等物；入血就恐耗血动血，直须凉血散血，如生地、丹皮、阿胶、赤芍等物。否则前后不循缓急之法，虑其动手便错，反致慌张矣。"（《温热论》）

章虚谷注云："仲景辨六经证治，于一经中皆有表里浅深之分，温邪虽与伤寒不同，其始皆由营卫，故先生于营卫中又分气血之浅深，精细极矣。凡温病初感，发热而微恶寒者，邪在卫分；不恶寒而恶热，小便色黄，已入气分矣；若脉数舌绛，邪入营分；若舌深绛，烦扰不寐，或夜有谵语，已入血分矣。邪在卫分汗之，宜辛凉清解；清气热不可寒滞，反使邪不外达而内闭，则病重矣，故虽入营，犹可开达转出气分而解。倘不如此细辨施治，动手便错矣。故先生为传仲景之道脉，迥非诸家立言之所能及也。"

据此可以了解，叶氏卫、气、营、血学说，是从临床实践出发，用以说明温邪传变的浅深轻重程度及发病过程。它同伤寒六经学说的辨证规律一样，都是用以解释疾病证候演变的医学术语。它与后来吴鞠通的以三焦划分发病阶段有着同等重要的诊断价值。

2. 认识到呼吸系统传染病和脑部症状及斑疹的重要性。叶氏在《温热论》开篇就提出"温邪上受，首先犯肺，逆传心包"的十二字纲领。

叶氏认为，温邪感人，是由上焦侵入的，特别是呼吸道。《临证指南医案》风温门中说："近日风温上受……肺受热灼。"温热门说："此口鼻吸入温邪，先干乎肺。""吸受温邪，鼻通肺络，逆传心胞络中，震动君主。"疫门中说："口鼻吸入秽浊，自肺气渐入心胞络。"暑门中说："热邪内迫，气分阻闭，当治肺经，倘逆传膻中，必致昏厥。"据此，叶氏已经了解到有关呼吸系统的一些传染性热病，确系事实，所以有人说叶氏这个纲领是专门说的肺系温病。但叶氏《温热论》又说："盖伤寒之邪，留恋在表，然后化热入里；温邪则热变最速，未传心包，邪尚在肺，肺主气，其合皮毛，故云在表。"由此可知，叶氏"温邪上受，首先犯肺"一语，实际上包括了上焦气分和太阳肤表两个部分，并不完全是以鼻肺为限，因为肺合皮毛而主表，故呼吸系与肤表任何一方受病，都是有密切关联的。温病是如此，伤寒也是如此，所以这十二个字，的确是能够概括一切外感温病的纲领。叶氏又说："肺位最高，邪必先伤，此手太阴气分先病，失治则入手厥阴心包络，血分亦伤。"叶氏认为是"逆传心包"，实际上是因高热持续引起的脑部症状。他所说的"血分亦伤"，是从实践中体会出来的经验，实在值得珍视。

由于叶氏对卫、气、营、血所反映的症状观察非常细致，因而在温病外发斑疹白㾦方面也有很多发现。他不仅指出其有气分、血分的区别，并说明了斑疹白㾦的色泽、大小、晦明、虚实和愈后等情况。如他说："斑色紫而点小者，心胞热也；点大而紫，胃中热也。黑斑而光亮者，热胜毒盛，虽属不治，若其人气血充者，或依法治之，尚可救。若黑而晦者必死。若黑而隐隐，四旁赤色，火郁内伏，大用清凉透发，间有转红或可救者。若夹斑带疹，皆是邪之不一，各随其部而泄。然斑属血者恒多，疹属气者不少。斑疹皆是邪气外露之象，发出宜神情清爽，为外解里和之意；如斑疹出而昏者，正不胜邪，内陷为患，或胃津内涸之故。"（《温热论》）

他还指出外现斑疹白㾦，要配合其他症状才能做出诊断。如说："斑色红者属胃热，紫者热极，黑者胃烂；然必看外证所合，方可断之。"（《温热论》）

类似记载在《临证指南医案》中还可以看到很多，这些都足以说明叶氏对温病发斑疹的重要性已有精确认识。

3. 辨舌验齿的精确诊断，足以补《伤寒论》之所未备。《伤寒论》叙述六经病脉证治法，虽有时说到舌苔，但不很多，在诊断上往往不为学者所注意。叶氏指出看舌苔所起的变化，结合卫、气、营、血的发病情况，来测知温病的传变，甚至辨别生死吉凶，都是精确的。关于舌、苔、齿、龈各方面，既要分辨绛红或淡荣的舌质，黄白灰黑各种不同的苔色，又要看干、燥、滑、腻的差异，并且还配合其他各种症状来确定病情，以为处方用药的依准，这都说明叶氏临床经验的丰富，足以补《伤寒论》的不足。

4. 治疗方面的成就，丰富了温病的治疗学内容。在治疗方面，叶氏吸取了前人宝贵经验，与自己临床心得结合起来并加以融合，善于运用仲景的治法，而又能不拘一格，恰到好处。如他在论气分病变中说："再论气分有不传血分，而邪留三焦，亦如伤寒中少阳病也；彼则和解表里之半，此则分消上下之势，随证变法……犹冀其有战汗之门户，转疟之机括。"这就是从《伤寒论》少阳病治法中脱化出来的。此外，如"渗湿于热下，驱风于热外"，"救阴不在血，而在津与汗；通阳不在温，而在利小便"，这些治疗要诀，都是叶氏临床实践的结晶，绝不是轻易提出来的。至于驱遣方药，尤为灵活，如主张不早投血药滋腻及用药要具轻清流动之品等，都是非常精妙的。有人说叶派喜用果子药延误病人，这是不善学习的缘故，不足为叶氏病。吴锡璜说："历代以来，若河间之《原病式》，杨栗山之《寒温条辨》，吴又可《醒医六书》，戴天章《广温疫论》，皆能就伤寒温热之病症不同处，剖析精详，而用药治法，非升散，即苦寒，犹非面面圆到。叶天士先生出，于温热病治法，具有慧舌灵心。章虚谷、邵步青、王士雄、吴坤安、吴鞠通、林羲桐辈皆宗之，治效历历可纪。"(《中西温热串解》)

据此可以了解，叶氏对温病的治疗能够建立独立体系，实在不是偶然的。

继叶天士之后，吴鞠通、王孟英继起，温病学说从理论到治疗各方面，继续得到深入和广阔的发展。

关于吴鞠通的《温病条辨》，前已说过是叶氏学说的具体化。它的主要内容有以下几个特点：

（1）编写形式较有系统，把各种温病分属上、中、下三焦，论证述治都很具体，且便于掌握运用。

（2）以三焦结合脏腑，确定温病的病程病位，把各种温病概括分为三个阶段叙述，内容上逐条解释，可以看出温病的发生发展过程。

（3）以温热、湿温为温病两大纲，最为简捷扼要，且不脱离辨证论治的体系。

（4）不拘执新感伏气的成见，注重时令季节等外在环境条件和体内因素的统一性。

（5）将瘟疫列入温病范围，意味着温病有传染性。

（6）整理叶天士医案的经验治法，总结制定出一些重要方剂，既有实效，又便于记忆。

由于《温病条辨》具备了以上几个特点，所以它成为温病学说系统化的专著，虽然现在看来还存在着不足的地方，但吴鞠通对中医学的继承与发扬，特别是对温病学说的形成与光大，还是有不可磨灭的功绩。

王孟英在清代比较晚出，他的《温热经纬》一书，体例完全不同于吴氏的《温病条辨》，但都是继叶天士之后温病学说的最大发展。它是根据叶天士论温的观点而加以笺注发挥，以《内经》和仲景的学说为经，叶天士、薛生白、陈平伯、余师愚诸家的学说为纬，用客观的方法排比胪列，汇集各家注释，择善而从，最后附以自己的见解，温病学说到此可谓集大成了。归纳王孟英的医学思想，温病学说是渊源于《内经》、仲景，前人对温热病本已有了很精辟的理论，后人就应该把这些学说组织在一起来研究，不要割断历史，主观片面地对待学术问题。他在自序中曾说："读者先将温暑湿热诸病名，了然于胸中，然后博览群书，庶不为所眩惑。"可见他的治学态度是很严谨的，也是最客观、最现实、最全面的研究方法。我们学习温病学应该分别深入学习吴、王两家的著作，充分地继承和吸收中医学这份宝贵遗产。

温病学的形成、发展及展望

（本文是宋鹭冰教授 1980 年为全军中医温病学习班所做的专题讲座，选自《全军中医温病学习班资料选编》）

温病学是研究四时外感热病发生、发展规律及其诊治方法的临床学科。它是在《内经》有关热病论述和《伤寒论》的基础上逐渐发展、形成并完善起来的，是中医学宝库的重要组成部分，在防病治病的实践中，显示了卓越效果，发挥了巨大作用，同时也得到了不断的丰富和发展。现代医学中一系列急性传染病及多种感染性疾病，凡是以发热为主要临床特征的，都可以归于中医温病的范畴。现就温病学的形成（包括温病与伤寒的关系问题）、发展（包括温病的分类及其病机治则）及展望三个问题做一概略的讨论和介绍。

一、温病学的形成（包括温病与伤寒的关系问题）

在中医学领域里，围绕着对温病学的评价及其与《伤寒论》的关系，长期以来，争论很大，由于学术争鸣，产生了门户之见，且一度陷入派别之争，一定程度上阻碍了外感热病学（在《内经》《难经》中统指伤寒、温病而言）的发展。对于这个问题，只要了解一下温病学的形成和发展历史，就不难解答。

春秋战国以前的古代医家，把伤寒和温病都称为热病，在《素问·热论》《素问·刺热》《素问·评热病论》《灵枢·热病》以及其他有关热病论述的篇章中，均已谈到。如《素问·热论》有"今夫热病者，皆伤寒之类也"及"人之伤于寒也，则为病热"的论述，说明热病即是伤寒（广义伤寒）。又说，"凡病伤寒而成温者，先夏至日者为病温，后夏至日者为病暑"，从而将温病也包括在广义伤寒的范围之中，作为外感热病的一大类别和组成部分，并以三阴三阳为提纲，分类归纳热病的证治，对外感热病的病程、治则和预后皆已提及，只是缺乏系统的辨证理论，也无具体的治疗方药，处于热病学的萌芽阶段。到《难经》时代，在热病的分类上又有了新的发展，将伤寒分为五种：中风、伤寒（狭义伤寒）、热病、湿温和温病。张仲景在《内经》有关热病论述和前人经验的基础上，"勤求古训，博采众方"，比较系统地总结了东汉以前防治外感热病的经验，发展了六经分证的理论，创立了治疗外感热病的规律，撰写了我国第一部理法方药俱全的外感热病专著《伤寒杂病论》（后经晋代王叔和整理分编为《伤寒论》《金匮要略》两部文献）。此后很长一个历史时期内，《伤寒论》便成为当时医家治疗各种热病必须遵循的准则。虽然《伤寒论》的辨证精神和方药，可以用于多种外感热病的辨证治疗，但是《伤寒论》论述最多的则是中风、伤寒一类外感热病的本证和表证，以及因病程演变或经误治之后的变证和坏病的治法。论中一些方剂，虽亦可用于治疗温病，但非专为温病而设。所以，从《伤寒论》的内容来看，实际上是详于寒而略于温的，这就为后世关于温热类外感热病的证治研究既奠定了一定的基础，又留下必须继续有所发展的广阔余地。隋唐时代的《诸病源候论》《千金要方》《外台秘要》等书，都记载了不少治疗外感热病的有效方剂，包括了伤寒、温疫、时行、天行等多种病证，虽然名目繁多，但仍以广义伤寒（即热病）为括归，故有"伤寒雅士之称，温疫、时疫、天行，田舍间语尔"的说法。宋代朱肱著《南阳活人书》，已对伤寒经方开始进行加减化裁。金元之际的刘河间更提出"六经传变，皆是热证"的论点，创制了一些解表清里同时并用的方剂（如双解散、凉膈散等），开始在温热病的辨证治疗方面另辟蹊径而加以探索，故被后世称为温病学说的创始人。其实，河间治疗的重点基本上还是从广义伤寒这一方面出发的，仍未脱离狭义伤寒的范围，仍然没有把二者的关系叙述清楚。至元代王安道著《医经溯洄集》，指出"温病不得混称伤寒"，才把伤寒、温病分别开来，也就是说把外感热病划分为伤寒和温病两大类别，并加以论述辨治。他还提出温病之热自内达外，治疗温病、热病当以清里热为主的论点，为温病学说的形成奠定了基础。明代汪石山创立"新感温病说"，他说："有不因冬月伤寒而病温者，此特春温之气，可名曰春温……此新感之温也。"对温病发病及温病学说完整体系的形成贡献很大。明末吴又可著《温疫论》一书，提出"戾气"病因说，认为邪从口鼻而入，突破了外邪伤人皆从皮毛而入的旧框框，把外感热病的病因发病学提高到一个新的阶段，为温热病的治疗开辟了新的途径，并且把伤寒与温病两大病类在理论认识和具体治疗上，进一步区分开来。到了清代，温病名家辈出，理论体系开始形成，并日趋完善。其中，突破前人陈规而有所创新的医家首推叶天士。叶氏集各家之长，加上自己 60 余年临床经验，经其口述，由其门人弟子记录整理而成的《温热论》，虽仅寥寥3000 余字，然而言简意赅，对临床实际具有一定的指导意义。论中指出了温病的发生、发展机理，首创了卫、气、营、血辨证纲领，提出"温邪上受，首先犯肺，逆传心包"的感受途径，"顺传""逆传"两种传变规律，望舌、验齿、辨斑疹白㾦等诊断方法，并列举了许多新的有效的治法方药，从而填补了《伤寒论》及历代医家治疗外感热病的不足，对后世温病学的发展产生了巨大影响。继叶氏之后，有清一代，温病学发展极快，紧接着薛生白《湿热病篇》、吴鞠通《温病条辨》、余师愚《疫疹一得》、陈平伯《外感温热篇》、王孟英《温热经纬》、雷丰《时病论》

等名家专著相继问世。其中吴氏《温病条辨》和王氏《温热经纬》二书，实际上是对温病学说的一次全面而系统的总结。至此，温病学理论体系已经形成并达到了比较完善的程度，从而温病学说的发展进入了一个崭新阶段。但是，此后的医家由于各自的师承授受不同，又形成了伤寒、温病两个学派之间的争鸣，并且一度产生了门户之见，发生了一些纠纷与责难。实践是检验真理的唯一标准，正如吴氏在《温病条辨》中所说："此书虽为温病而设，实可羽翼伤寒。"所谓"羽翼伤寒"，就是补充《伤寒论》之不足，因为温病学确实是在《伤寒论》基础上发展起来的。《伤寒论》着重讨论的是外感热病的寒化证，而温病学则着重讨论外感热病的热化证。尽管《伤寒论》中一些方剂亦可治疗温病（实际上是伤寒日久化热及误治化热证），而论治表里热证方面的叙述确实较少，缺陷较多，因而实不足以满足辨治温邪为病的需要。由于寒邪和温邪伤人致病都是外感发热的疾病，故都称热病，而寒与温两个方面发病的变化，均有其内在联系，可以说是外感疾病中的两个方面。两类疾病的内在联系既很密切，《伤寒论》详寒略温又系事实，明确了这些关系以后，对两派之间不必要的争论就会有一个较为正确的认识。

二、温病学的发展（包括温病的分类及其病机治则）

如前所述，温病是感受四时温热病邪而致的多种急性外感热病的总称，包括了中医学外感热病中的一大类疾病，在温病学的发展过程中所总结、论述的病种也日趋增多。清代吴鞠通《温病条辨》已提出九种温病（疟、痢、疸、痹还在其外），雷丰《时病论》中所列温热病证更达40余种之多，其他一些医家又将疫喉、麻疹、痄腮、痢疾、霍乱、肝炎等病，也归属于温病范畴，使其范围愈趋广泛，种类益加繁多。这诚然是温病辨证治疗不断丰富发展的反映，但也有其烦琐重复、难以掌握要领的缺点。如同一性质的温病，仅仅由于发病季节的不同，就分别有风温、春温、冬温或暑温和伏暑的不同病名；同一种温病，由于病程阶段、病情程度和证候表现不同，而分别有中暑、伤暑、暑风、暑咳、暑瘵、暑厥、阴暑、阳暑等不同名称；同一种温病，由于病情缓急轻重与发病规模的不同，却给以温热、温疫的不同命名等。事实上，许多不同性质的温病，无论在病机演变、临床表现和治法上，都有着共同的规律性。以此为基础，把繁杂众多的温病概括归纳成比较简明的类别，用以执简驭繁地指导临床实践，确是中医温病学中一个富有意义、值得探讨的课题。以前的医家对此做了不少探索，如清代叶天士在其《温热论》中明确提出温病有"夹风""夹湿"的不同，病机有"风热""湿热"的区别，治法上更提出"辛凉散风、甘淡驱湿""夹风则加入薄荷、牛蒡之属，夹湿加芦根、滑石之流，或透风于热外，或渗湿于热下""如从风热陷入者，用犀角竹叶之属，如从湿热陷入者，用犀角花露之品"等不同治法和方药。论中处处以"风温"和"湿温"对比分析和相较立论，并于多处强调指出"温邪"和"湿温"的致病与辨证特点，提出"分消走泄""泄湿透热""轻法频下"及"通阳利小便"等湿温病的独特治法，实首开温热、湿热两类温病分类论治之先河。吴鞠通虽列九种温病，然在具体辨证论治上，则以风温、温热、温疫、温毒和冬温为一类（即温热病类），而以暑温、伏暑和湿温为另一类（即湿热病类）。在"凡例"中更提出"温病之不兼湿者，忌刚喜柔，温病之兼湿者，忌柔喜刚"的用药特点，说明虽"将暑温、湿热并收入温热论内，然治法不能尽与温病相同"，且在温热病类的证治条文中，多处明确提出暑温、湿温等"不在此例"。汪廷珍在评价《温病条辨》时说："温热、湿热，为本书两大纲。"可谓深得其旨。其后，娄杰在《温病指南》中，以吴氏《温病条辨》为依据，删繁就简，参以其他温病专著和自己的见解，明确提出把温病划分为风温、湿温两大类别，并以之概括所有温病而辨列证治。他认为温病名目虽繁，而究其治法，只需细审温邪之兼湿与否，及温、湿二邪孰多孰少，以为用药之差别。因此，娄氏以温邪之不兼湿者统归为风温类，温邪之兼湿者统归于湿热类而归类证治。还说："叶氏《温热论》，薛氏《温热赘言》（按：即《湿热病篇》），皆以风、湿对待立论，故仿之。"娄氏上述见解和分类方法，确是极有见地。近世何廉臣又提出湿火、燥火的分类名称，其名虽异，其义实同。这种依据感受病邪性质和临床表现形式的不同，而分为温热、湿热两大类别的分类方法，从病因性质上反映了不同的疾病本质和矛盾的主要方面，从疾病的病机传变和临床表现上反映和概括了不同的演变规律和治疗特点。这种分类方法其优点是在临床上易于辨识，在学习上易于掌握。我在多年的温病教学和临证工作中，一直采用这一分类辨治方法，深感有所裨益。为了避免与风温、湿温的温病病名相混淆，这里明确称为温热类温病和湿热类温病，并就这两大类别温病的致病特点、病机传变和治疗法则加以分别论述和介绍。

（一）温热类温病

1.致病特点：本类温病，在性质上属于纯热无湿，即"温邪之不兼湿者"。所谓不兼湿，主要是指致病因素与病机传变两方面的特点而言，包括风热病邪、燥热病邪和温毒、暑热等不兼湿邪的致病因子，亦即属于阳邪。在病机和证候表现上，则是一派纯热无湿，邪热炽盛的燥热证象，古代医家以风热（叶天士）、燥热（陈伯平）、风温（娄杰）等概括之。但在发病过程中，由于病者体质和内在因素（如痰饮、水湿等）或误治的影响，有时也可出现一些夹痰、夹湿的表现，但它既非引起疾病的主要因素，又非疾病的主要病机，更不是自始至终存在和影响疾病的全过程，仅出现于疾病某一阶段或某一证候中，故不能视为湿热病。依据上述特点归纳，本类温病即包括了风温、春温、秋燥、温毒、温热、暑燥疫和暑热（即暑温之偏于热者）等多种温病，而以风温为典型代表。在发病季节上，四时皆有，而以冬春为多。在感受途径上，或经体表袭入，或从口鼻吸受，而以后者为主。

2.病机传变：温热类温病，初起邪犯肺卫，病在卫分，"得从外解，则不传矣"。如未能外解，病邪继续发展，迅即向三焦的不同部位及其所属脏腑和卫气营血的不同层次渐次传变，而以肺胃为病变中心。人身之中，胃为卫之本。所以，陈平伯说："风温外搏，肺胃内应；风温内袭，肺胃受病，肺胃为温邪必犯之地。"至其传变途径与方式，有顺传、逆传二种：自表入里，由卫入气以至入营入血，由上焦气分以致中下二焦者为顺传；自卫入营和由肺内陷心包者为逆传。王孟英则概括为"邪从气分下行为顺，邪入营分内陷为逆"，认为"肺胃大肠一气相通，温热究三焦者，以此一脏二腑为最要。肺开窍于鼻，吸入之邪，先犯于肺，肺经不解，则传于胃，谓之顺传。不独由脏入腑为顺，而自上及中，顺流而下，其顺也，有不待言者"，"若不下传于胃，而内陷于心包络，不但以脏传脏，其邪由气分入营，更进一层矣，故曰逆传也"。此外，亦有感邪较重，或素体阴亏，致病邪深入，起病即在气、在营，甚则径从血分发出者。不过在本类温病病机传变的全过程中，惟以前述之顺传为主要途径而多见，是言其常（即温病学中所谓新感温病）；后者乃属特殊情况，是言其变（即温病学中所谓伏气温病）。总之，只要掌

298

握了它们的共同性，其他方面的演变情况也就可以迎刃而解了。

此外，伤阴劫液是本类温病演变的另一特点。由于热邪不燥胃津，必耗肾液，严重时往往造成营阴亏损和肝肾阴精耗竭，以及阴虚动风甚至气阴两竭的局面。因此，本类温病的病机又是以热盛和伤阴，以及二者的消长状况为核心内容的。若邪热盛于气分，可有肺胃热炽，阳明热盛与里结腑实等证；津液伤残时，则有肺胃津伤，燥渴便干，甚至热结液干而致便结不解。如邪热内陷营血，可有营热炽盛，气营（血）两燔，发斑发疹，甚至心神内闭或内闭外脱的热极实证；如营阴亏耗，肝肾阴液消灼者，则有虚风内动，化源衰竭，甚至气随血脱和阴阳离决的虚热证或虚实交错的险象。

3. 治疗原则：根据前述病因病机特点，本类温病的治疗原则，正如陈平伯所述，以泄热和阴（即撤热保津）为主，再依据三焦和卫气营血的浅深层次，病变波及的脏腑部位，顺传、逆传的不同情况而分别施治。大体首用辛凉清肃上焦，使邪从外解。继用清气泄热，或苦寒直折、苦寒攻下、泻火解毒，但多以苦寒、甘寒合用为主，而不宜纯恃苦寒。至邪入营血，则以清营凉血为主，或气营（血）两清，或清心开窍，或凉肝息风，甚则凉血散血、清热化瘀。这就是叶氏所说的在卫汗之、到气清气、入营透热转气、入血凉血散血的治疗法则和步骤。而在整个治疗过程中，又应刻刻注意顾护阴液，或用甘寒生津、咸寒养液之品配入治疗方药中，或选用滋阴潜镇乃至益气救阴的治法以挽脱救逆。治法上忌用辛温解表和消导发散，以免化燥劫阴，并不宜早用苦泄，以免凉遏冰伏之弊。总之，治疗外感热病的主要精神在于逐邪外出为顺，纵邪内陷为逆，邪热盛以撤热为主，阴液虚又当以救阴为重，而撤热即所以救阴，养阴又有助于撤热，急撤其热，阴始可保，所以陈平伯于风温病治法中提出"泄热和阴"一语，实为治疗温热类温病的不移之论。

（二）湿热类温病

1. 致病特点：湿热类温病亦名湿温类温病（娄杰）或湿火（何廉臣），凡温病之兼湿者皆属之。其病因和病机特点，是感受湿热病邪或湿邪久伏化热而致病。在临床表现上既有热炽，又有湿郁两方面的证象，而以湿热郁蒸为主要表现。由于热为阳邪、清邪，湿为阴邪、浊邪，其性氤氲黏腻，故病势较缓而多缠绵难愈。依据上述病因、病机和临床特点，湿温、暑湿和暑温、伏暑之偏湿者，以及疫证之属于湿热者皆属于这一类别，而以湿温（或称湿热）为典型代表。所以，吴鞠通说："暑兼湿热……偏于暑之湿者为湿温。""湿温者，长夏初秋，湿中生热，即暑病之偏于湿者也。"在病因发病方面，又与时令季节和人体内在因素有密切关系，于雨湿较盛之季和素体湿热较重或内湿素盛之体，多易感受致病。故薛生白说："太阴内伤，湿饮停聚，客邪再至，内外相引，故病湿热。"本类温病多发于长夏初秋暑热亢盛、雨湿较多的季节，因其时天暑下逼，地湿上腾，暑湿交蒸，人处此气交之中，即易感受致病。但在其他季节，只要存在这种致病因素和条件，亦可酿发致病。所以，吴鞠通有"长夏深秋冬日同法"之说。娄杰在《温病指南》中对此说得更为详尽，他说："按湿热合邪之证，凡热多于湿者，皆可以暑温之法治之；湿多于热，皆可以湿温之法治之。不必拘四时，皆为湿温，治法并同。"本类温病在感受途径上，也有自口鼻而入和肌表感受两种，而以前者为主。由于脾运不健，内湿素盛，外感暑湿熏蒸之气，必自口鼻而入，直趋中道，始虽外受，而终归脾胃。至从肌表感受者，则多为风寒所夹，郁遏卫阳而成表湿之证，治亦较易。所以，薛生白认为是

"从表伤者，十之一二，由口鼻入者，十之八九"。此外，本类温病与前述温热类温病本身即包括疫病在内，喻嘉言、张石顽等曾明确指出："湿温一症，即藏疫疠在内，一人受之为湿温，一方受之为疫疠。"这与"一人受之谓之温，一方受之谓之疫"的说法具有相同意义。

2. 病机传变：本类温病以湿热之邪蕴蒸阳明太阴二经，郁阻三焦气机为主要病机，而以中焦脾胃为病变中心。初起可有湿遏卫阳或湿热郁伤手太阴肺经气机之表证，但终则湿热相搏转入阳明太阴为病。因胃为水谷之海，太阴为湿土之脏，水流湿而火就燥，湿轻热重，则归阳明，热少湿多，则归太阴；故湿热之邪，始虽外受，终归脾胃，而以郁阻中焦气机为主。至其演变转化，则依人体阴阳盛衰和中气虚实强弱的不同，而有热化和湿化之异。章虚谷说："外邪伤人，必随人身之气而变……今以暑湿所合之邪，故人身阳气旺，即随火化而归阳明；阳气虚，即随湿化而归太阴也。"凡人体阳气素旺而中气实者，病变多从热化，而成热重于湿之证，主在阳明胃；阳气不足而中气虚弱，或先有太阴内伤者，病变多从湿化而成湿重于热之证，主在太阴脾。故薛生白又说："湿热病属阳明太阴经者居多。中气实则病在阳明，中气虚则病在太阴。"

湿热郁于二经，必有二经的证候出现，《湿热病篇》提纲中指出："始恶寒，后但热不寒，汗出、胸痞、舌白（或黄）、口渴不引饮。"薛氏在自注中指出："病在二经之表者，多兼少阳三焦；病在二经之里者，每兼厥阴风木。"这是薛氏从六经辨证来解释本类温病的病机传变，而以二经出现的证候为之提纲。如从叶氏卫、气、营、血划分阶段来认识，即是说本类温病是以气分为主，其他传变都是以此为契机的。如湿闭表阳可以出现卫分证（恶寒、身痛即是卫分证），湿热之邪渐入于胃出现之少阳三焦证，以及湿热酿夹秽浊，未归胃腑而出现郁阻膜原之证（寒热如疟、胸胁满闷、干呕口苦、舌苔白如积粉而滑、四边舌绛等半表半里证），这些证候，从阳明、太阴来说，即为二经的表证。不过这时的表证无论为卫分证或卫、气分证同时出现，均历时不久，随即出现二经的主证了。如湿热在气分（即阳明、太阴）久留不解，可出现湿多、热多两种证型：湿多热少，或湿热俱多的，即可传里而内伤营、血，则壮热烦渴、耳聋、干呕、昏妄、痉、厥、上下各部出血的证候，都可出现，此即薛氏自注中所说的"每兼厥阴风木"了。因此，可以看出，薛氏虽从六经形证来解释本类温病的病机传变，实际上与叶氏从卫气营血来划分一般温病的阶段，以及吴鞠通从上、中、下三焦所属脏腑部位来认识本类温病的病机传变都是一致的。

此外，由于湿为阴邪，如在湿重热轻或湿热留连日久之际，亦可郁伤人体阳气，尤以素体阳虚者为甚，因之在发病过程中和病程后期，往往可有阳气衰微、神气衰惫，甚至亡阳证的出现，这是本类温病的又一特点。

3.治疗原则：根据病机特点，本类温病的治疗当以湿热分解、宣畅气机为主要治则，因为"热得湿而愈炽，湿得热而愈横。湿热两分，其病轻而缓；湿热两合，其病重而速"，所以，"湿热分解"就成为本类温病总的治疗方针，也就是叶氏所说的"或渗湿于热下，不与热相搏，势必孤矣"的治则。薛氏在自注中指出："湿热之邪，不自表而入，故无表里可分，但未尝无三焦可辨。"所以在具体治法上又当从三焦分治，如湿蒙上焦应以宣气化湿为主，轻开上焦肺气，以"肺主一身之气，气化则湿亦化也"，用药选轻清流动之品，以宣通上焦气机；湿伏中焦，宜用辛开、芳化以开泄中焦气分；湿流下焦，宜淡渗分消以通太阴之阳。

由于湿热郁蒸主要在中焦气分，所以分解中焦气分湿热又为治疗本类温病的关键所在。具体应根据湿热偏盛的不同情况以施治，如湿重于热（即湿多证）的以芳香为主，用药应较为苦温香燥（如《温病条辨》加减正气散）；热重于湿（即热多证）的，可用苦寒泄热与芳化香燥之药同用，以达辛开、苦泄、燥湿、清温的作用（如黄连与半夏、干姜、枳实、厚朴同用等）；湿温平等者，清热化湿两解之；湿热俱盛，则清热燥湿可同时使用。至于甘淡渗湿如芦根、滑石之流，则与上述诸法配合运用者为多。其他如湿热流连三焦，用分消走泄之法以分消上下之势；如湿遏热伏，出现白苔绛底而热不易解者，则先用辛开之品，以开湿透热，再用苦降、甘凉以透热于外，则湿开热透，舌苔转润，而热亦易解。如有兼证，各随兼证治疗。总之湿热类温病，必以湿热分解为主。如湿热化燥、化火，内陷营血，深入肝肾，则属邪已离气入营入血阶段，其病机与温热类基本相同，故治疗方药亦可以参考化裁。此外，应当指出，本类温病既要严守汗、下、滋三禁，但又要圆机活法，不为三禁所束缚，如能细审诸家治法，灵活掌握运用，那就有得心应手之妙了。

至于湿邪伤阳的，一般不宜采用温阳药或甘温益气的治法，常用苦温运化或芳化淡渗，以通达气机，使湿邪一去而被困郁的阳气得以通达宣畅，此即所谓"通阳不在温而在利小便"的道理。但在湿盛阳微之体，或过投清凉之品，出现阳虚欲脱的情况下，亦可使用参附汤之类以回阳固脱；至疾病后期及病后调理时，如有阳气匮乏的情况，亦可使用益气温阳的治疗方药，这是不同于温热类温病的又一特点。汪廷珍指出，"病后调理，温热当以滋阴为法（甘凉或佐甘酸），湿温当以扶阳为法（甘温或佐辛甘），不可错误"，"寒湿、湿温，病后化燥，有当用凉润者，可以隅反"等，都是极有见地的总结。

三、关于温病学的展望

温病学自从清代形成完整的理论体系以来，迄今已有200多年的历史了，在这漫长的历史时期中虽然经历了严重摧残，但还是在多灾多难中发展并前进着。特别是新中国成立以来，在中国共产党的领导和党的中医政策的光辉照耀下，不但在温病学理论研究方面有了显著进展，而且在防病治病的实践中得到了广泛应用，取得了可喜成果。20世纪50年代中期，石家庄地区和北京地区先后运用温病学理论和方法对乙脑进行辨证施治，取得了显著效果，为中西医结合防治急性传染病开创了先例。随着中西医结合防病治病群众运动的开展，温病学被广泛运用于多种急性传染病和急性感染性疾病的防治实践。其中一个普遍的特点是，把伤寒与温病的理论和辨证施治规律，以及温病卫、气、营、血和三焦辨证理论与西医辨病、分期、分型和针对病原体的认识结合起来，从而既体现了温病辨证论治的特点，又体现了各种急性传染病发展过程中的不同阶段及不同类型的治疗重点。除对治疗外感热病的有效方药，在肯定疗效的基础上，开展了有效成分及药理作用的研究外，还总结了许多针对传染病特异病原体的新的中医治疗方法与方药。在剂型改革方面，也做了大量工作。并且还运用现代科学（包括现代医学）的各种知识和技术，对温病卫、气、营、血的传变规律和温病中舌象的变化，进行了研究和总结，使中医温病学得到崭新的进步。现仅就近年来中医温病学的进展近况做一简介。

（一）抗高热、抗休克（痉厥闭脱）方面

高热是温热病中主要而必现的症状，而痉厥闭脱则是温热病过程中的危重证候，在临床上往往同时并见。因此，有效地控制高热和抢救痉

厥闭脱，是治疗温热病的关键。近年来，各地做了大量的工作，取得了一些进展。特别是有些病人，经反复使用多种抗生素治疗无效，或已形成抗药菌株，或在交叉耐药的情况下，采用中药治疗，或中西药同时应用，因而提高了疗效，降低了病死率。

近几年，用中医清心开窍类方药治疗昏迷痉厥方面有较大进展，对多种疾病引起的昏迷痉厥，用中药"三宝"配合西医有关治疗，较之单纯用西药效果为好。解放军第三军医大学附属西南医院，从安宫牛黄丸中筛选了牛黄、黄连、黄芩、山栀、郁金、麝香、冰片等中药，制成醒脑静注射液，治疗25例急性高热病人，总有效率达96%，体温降至正常最短用时3小时，最长者92小时，一般于60小时体温降至正常。并认为本药对呼吸道感染的发热有较好的退热作用，尤其静脉给药，作用既快且好，尽早用药可避免痉厥昏迷的出现。山东中医学院附院内科用黄花蒿或青蒿中提取的青蒿素治疗21例高热病人，一般10天内体温降至正常，并不再回升。上海中医学院附属龙华医院用鸭跖草针剂、四季青针剂、复方地锦草针剂等，治疗高热急症64例，均取得显效。中国医学科学院首都医院用人工牛黄、麝香、羚羊角、菖蒲、丁香、藏红花制成牛麝散，治疗多种高热昏迷，总有效率达80%，还降低了病死率，并认为牛麝散适用于昏迷中的闭证，而脱证昏迷则不是本方的适应范围。

近年来，运用中医治疗热病厥脱的理论，采用回阳救逆、益气固脱的方药，治疗外感热病中的厥脱（感染性休克）也取得了一些经验。

重庆市中医研究所用人参针和参麦针抢救病人休克，取得理想的效果，而以参麦针（即生脉散去五味子）为最好，一般于用药后5～120分钟即可见到升压效果，平均血压稳定时间为17.3小时。四川医学院用生脉散注射液治疗各种休克22例，无一例死亡，且未见任何不良反应。他们把生脉液与升压药联合使用，同单用升压药相比，生脉液对每一例都有使血压稳定上升、休克症状改善的作用，并认为生脉液不具有直接升压作用，而是具有增强对升压药物反应与稳定血压的作用。另外，也有报道用回阳救逆加活血化瘀药物治疗休克而取效的。如解放军总医院采用血府逐瘀汤为主，随证配合其他方药治疗急性 DIC 都取得了较为理想的效果。湖南医学院等单位根据张仲景用四逆散治疗热厥的论述，筛选出枳实一味，并制出枳实针剂治疗病人休克，也取得了很好的效果。通过几组不同病的观察报导，认为枳实针剂是一种安全可靠的升压药，用药后 20～30 秒开始升压，且对热厥效果最佳。另外，有些医院从热深厥深的热厥论治，本着六腑"以通为用"的观点，用清热攻下的方法，选用大柴胡汤加减化裁，治疗各种急腹症引起的休克（感染性休克），也取得了良好效果，减少了手术率，并将此类药物制成针剂使用，为抢救危急病人争取了时间。

（二）防治急性传染病和感染性疾病方面

自 20 世纪 50 年代以来，河北石家庄地区首先用白虎汤化裁治疗乙脑，各地先后又有不少报导，认为乙脑属中医暑温暑风等病范畴。山西太原市传染病医院和省中医研究所用协定处方乙脑Ⅰ号、Ⅱ号随证加减治疗乙脑。157 例中 130 例服用协定处方，死亡 14 例，占 10.8%，比未采用中西医结合治疗前（28%）和结合治疗后（13.8%）均低，其中卫气型疗效最好，营血型较差。并提出把好气营关是治疗乙脑的关键。所谓把住气营关，就是解决退热解热的问题。武汉市第一医院内科传染病房用茵陈、栀子、板蓝根、黄柏制成复方茵陈注射液静滴或肌注，治疗急性黄疸型肝炎，总有效率100%，治疗慢性无黄疸型肝炎，总有效率81.1%，在退黄、降酶、回缩肝脏、改善症状方面都获得了较好效果。北京市第一传染病院用50%的大黄注射液合2%川芎注射液静滴，中西医结合治疗亚急性肝坏死，病死率由90%下降到24.4%。流行性出血热相当于中医温病中的温疫（暑燥疫）、温毒发斑等，属温热类温病范畴，有用清瘟败毒饮化裁治疗而取效的，如解放军第四军医大学以温病卫、气、营、血为辨证纲领，参考西医分期分型进行治疗，取得较为满意的疗效。四川达县地区人民医院从1976～1979年，以丹参针为主，中西医结合共治疗169例流行性出血热病人，病死率由1976年的11.9%下降到4.3%。江苏省中医研究所与南京中医学院附院以清热解毒4号为主，中西医结合治疗流行性出血热病人289例，体温降至正常所用时间平均为17.4天，平均热程4.9天。湖北地区用丹参液加平衡盐液为主，观察治疗流行性出血热，几组病例都取得了缩短疗程、减少并发症、降低病死率的效果，并且副作用小。贵阳中医学院附院对20例经西医确诊为伤寒的病例，按中医湿温进行辨证治疗，多数病例第3日开始退热，体温下降至正常最快4天，最慢17天，平均8.4天，均痊愈出院。1958年以来，各地陆续报道了一些中医中药治疗钩端螺旋体病，均收到了良好效果，成都中医学院曾用清瘟败毒饮及由银花、连翘、黄芩、栀子、竹叶、藿香、白茅根、芦根、通草等药物组成方剂，治疗数百例钩端螺旋体病患者，取得了较好疗效，并起到一定的预防作用。此后又用青蒿、鱼腥草制剂进行治疗，亦取得了疗效。重庆市中医研究所还有用金银花合剂治疗本病而取得疗效的报道。关于中西医结合治疗肺炎的报道比较多，如重庆医学院儿科医院治疗乳、幼儿病毒性肺炎，用麻杏甘石汤、鱼贯合剂化裁而效。湖北中医学院按中医痉证的治疗原则，采用复方连翘注射液（银花、胆草、石膏、板蓝根、连翘、贯仲、黄连、钩藤、生甘草）静脉滴注治疗流脑，有效率达 88.9%。另外，用青蒿素治疗疟疾、柴黄解毒汤治疗化脓性胆管炎等都有报道。

（三）剂型改革方面

对于剂型改革，近年来也做了一些工作，一般有条件的医院都有自己的小药厂或制剂室，生产了各种退热合剂、冲剂、片剂、针剂等，比如青板合剂、芦黄冲剂、青蒿注射液、柴胡注射液、银黄注射液等，用于急症退热。由于给药途径改变，使药物能更好地发挥疗效。以前，中医在临床抢救高热病人，如遇昏谵痉厥的情况，由于病人高烧昏迷，牙关紧闭不开，如单一运用口服汤丸等治法，不仅灌给药困难，经胃肠吸收运转亦感缓不济急，难收抢救危急病情之效。现在除了鼻饲外，还可制成针剂，从肌肉或静脉给药，既方便使用，又提高了疗效。

根据以上回顾与论述，可以清楚地看出，中医对于外感热病的认识和治疗，基本上都反映在伤寒与温病的有关学说与著述之中。所谓伤寒学派和温病学派，都是从不同的方面，运用不同的辨证理论和方法，对外感热病进行分析、认识和治疗。尽管在内容上有详于此而略于彼，在治疗上有长于彼而短于此的差异，但在本质上则没有根本的不同，更无所谓互相对立的问题。在其早期阶段，主要统一和反映于伤寒学说之中，而以《伤寒论》为代表，在后期阶段，则主要反映在温病学之中，而以温病学的有关著作为其代表。事实上，温病学说正是《伤寒论》的进一步发展和补充，使中医对于外感热病的认识和防治更趋全面、深刻和系统化，二者实际上确实是互为补充、互相联系的。就今日临床实际来说，这两种学说的理论、辨证和治法，在外感热病的治疗中都有所运用，都有肯定的疗效，都具有强大的生命力和值得继续加以发扬、探索的必要。因此，为了更好地继承与发扬中医学的宝贵遗产，进一步提高中医对外感热病的认识和治疗水平，就应当抛开以前那种学术上的门户之见，而在进一步深入研究、发掘伤寒和温病学说的基础上，将二者融会贯通，兼采其长，有机结合，加以整理和发展，把这种人为的分裂和对立融合与统一起来。同时积极采用现代科学包括现代医学的知识和方法，吸收现代研究的最新成果，从理论与临床上均做到真正的中西医结合，把中医学治疗传染病的理论从各方面进一步加以发扬光大，使之更为完善和系统化，并在此基础上创立伤寒与温病统一的、崭新的外感热病学这样一门新兴的学科，这不仅是必要的，而且是完全可能的，这也是时代赋于我们的光荣职责和使命。

温病概论

（本文据宋鹭冰教授 1962 年为成都中医学院本科班学生做温病学温课及专题讲座的讲稿整理而成。原题《温病学复习提纲》）

温病学是中医临床学科之一，它与《伤寒论》一样，都是以讨论外感热病的辨证施治规律为其主要内容，但温病学是在《伤寒论》基础上发展起来的。二者在内容上，虽然有其不同的地方，但都是前人与外感热病（包括急性传染病）做斗争的经验积累，都是以《内经》的医学思想作为理论基础。温病的名称在古代医学文献中虽然早有记载，但由于《伤寒论》经过历代医家注释阐发，给后世医家提出了理、法、方、药的准则，它在中医治疗方面一直起着理论性的指导作用，所以自汉唐以来的医家，对温病的诊断和治疗，都遵循着《伤寒论》的理论进行讨论。这种局面，一直维持到金元时代才开始有了变化。首先是刘河间治疗热病主用清凉，取得很好发热疗效，其后王安道著《伤寒立法考》《伤寒温病热病说》等，更把伤寒、温病二者明确地区别开来。到了明清两代，以吴又可、叶天士为代表的温病学派，在理论和实践方面，都有极大程度的发展，对外感热病的辨证治疗有了新的认识，温病学说才从伤寒的领域中分离出来，而单独形成一个治疗体系。我们继承中医学遗产，首先要学好《内经》《伤寒论》等经典著作，但如果仅仅学了《伤寒论》而未学好和掌握温病辨证施治的规律，就只能了解外感热病的一个方面，不能算是了解了外感热病的全部方面，因此，系统地学习掌握温病和温病学的有关知识，是非常必要的。

一、温病的性质、病因和临床分类

（一）温病的性质

温病与伤寒同属于外感热病的范畴，但二者为病其性质各不相同。从六淫的属性及其侵袭人体情况来看，应该肯定，寒之体为水，属阴邪；温之体为火，属阳邪。吴鞠通《温病条辨》提出"寒即水之气"，"温者火之气"，"寒为阴邪……最善收引，阴盛必伤阳，故首郁遏太阳经中之阳气而为头痛、身热等症"，"温为阳邪……最善发泄，阳盛必伤阴，故首郁遏太阴经中之阳气而为咳嗽、自汗、口渴、头痛、身热、尺热等证"，指出"偏于火者，病温病热，偏于水者，病清病寒。烛其为水之病也，而温之热之；烛其为火之病也，而凉之寒之，各救其偏，以抵于平和而已"。据此所论，结合其他有关温病论述，关于温病的性质不外以下三个方面：

巴蜀名医遗珍系列丛书

1. 温病是阳胜伤阴的急性外感热病。由于温之体为火，属性为阳，阳性亢烈而变化急骤，所以温病初起，邪热易于充斥发泄，尤易伤耗人体的阴液，同时，阴精不足之体，也最容易感受温病，而预后每多不良。《素问·金匮真言论》说："夫精者，身之本也，藏于精者，春不病温。"《素问·玉版论要》说："病温，虚甚死。"可见治疗温病，始终当注重保存阴液，这既是温病的特点，也是由温之体为火而属阳邪的性质所决定的。

2. 温病除新感外多有伏气为病。伏气温病，病机从内达外，直升横逆，变化无穷，为病每较伤寒迅急。如何廉臣《重订广温热论·论温热即是伏火》说："凡伏气温热，皆是伏火，虽其初感受之气有伤寒伤暑之不同，而潜伏既久，蕴酿郁蒸，又逾时而发，无一不同归火化。"又转引薛瘦吟说："凡病内无伏气，纵感风寒暑湿之邪，病必不重，重病皆新邪引发伏邪者也。"所以，临床上凡是见到发病急遽重笃的热性疾病，就应当首先从伏气温病的角度去分析病情，考虑处理办法。

3. 温病包括有疫疠的性质在内。如果温病发病情况严重，可以很快传播为大流行的传染病。中医学文献中记载疫疠，每与伤寒温病混称，历代医家，认识不一，有主张温疫能传染、温病不传染的；也有主张温、瘟本是一字（如吴又可、刘松峰、杨栗山等），而认为温病就是温疫的。从温疫学者的著作中不难看出，其所描述的症状和名称，一般多属于伏邪温病的范围，而吴又可《温疫论·原病》指出："疫者，感天地之疠气……邪自口鼻而入。"余师愚总结他重用石膏的经验是"以一方而活人无算"。后经柳宝诒、叶霖等根据症状和他们的治疗结果分析，认为吴氏所说的疫病即是湿热之疫，余师愚所说的疫病即是暑燥之疫。这两种疾病，在当时流行情况非常广泛迅速，好像与一般四时温病不同，但他们还是按照温病辨证施治的法则治疗取效的，这就说明温病与温疫的关系并不是截然不同而毫不相干的。吴鞠通《温病条辨》记载九种温病即包括温疫温毒在内，有的医家批评他温、瘟不分，实属拘执无谓。况且早在清初，如喻嘉言在《尚论后篇·论湿温》中就说过："……湿温包疫证在内。"张石顽《伤寒绪论·时行》中也说："湿温一病，即藏疫疠在内，一人受之则与湿温，一方传遍，则为疫疠。"杨栗山《伤寒温疫条辨》更明确指出，暴发性的叫作疫，散在性的叫作温。据此可知，温病又是具有传染性质的疾病，但应该以当时的流行情况作为依据而决定治疗。

（二）温病的病因

这里所说的病因，系指发病的原因而言，它与现代医学所说的致病因素不能相提并论。导致外感热病的原因很多，除气候因素——风、寒、暑、湿、燥、火六淫邪气的影响外，也包括毒力很强可以酿成大流行的疫疠病邪，这就是温疫病因中所称的杂气、戾气、毒气、温气。但这些都属外来因素，更重要的发病原因还在于机体内部的适应能力，当机体在某种条件下，对外在环境的适应力降低或者发生障碍时，都足以破坏机体阴阳平衡的状态而遭受病邪的侵袭。现分述如下：

1.六淫：中医学认为，外感热病无论是伤寒或温病的发病原因，总不外自然界六气发生的变化。即六淫影响与侵袭人体所致。人体内部脏腑经络营卫气血在功能上（气）和器质上（形）受到影响和损害，都可以具体证候表现于人体外部，即使是受到毒力最强的疫疠之气的侵袭发病，也可从六淫的属性归纳出这些因素的具体证候而予以辨识和治疗。例如：

（1）风：其性动而疏泄，表现为燥性流动性证象。证候特点为恶风咳嗽，鼻塞流涕，燥痒或疼痛，目眩头晕，身热自汗，抽搐拘挛，不定性疼痛等。

（2）寒：其性凝敛闭塞，表现为寒性、收敛性证象。证候特点为恶寒身痛，无汗，食欲不振，固定性疼痛等。

（3）暑（热）：其性属热属火，表现为亢奋性充血性证象。证候特点为身热汗出，气粗多言，面目红赤，口渴引饮，溲涩便干等。

（4）湿：其性黏腻沉滞，表现为渗出性凝着性证象。证候特点为头昏沉重，如裹如蒙，身重而痛，肌肉酸疼，口淡不食，溲浑便溏等。

（5）燥：其性干燥枯涩，表现为燥枯郁敛性证象。证候特点为皮肤孔窍干燥，津液枯少，干咳便结等。

（6）火：其性炎灼，表现为阳热亢奋性证象。六气皆可从火化，证候为高热烦渴、狂越暴躁等。

以上为六淫的属性和它所表现的病变证象。它们彼此可以转化，其伤犯人体亦每多互相兼夹，很少以单纯一种而致病。六淫虽各从其类，但又可以概括为寒暑（热）二气，所以古人又有六气由阴阳所化的说法（如章虚谷六气阴阳论）。依据六淫胜复演变情况，又以暑统风火属阳，寒统燥湿属阴，因而得出水流湿、火就燥，物从其类的结论。其对人体的感应关系，也是从脏腑性能来配合的，如古人以三阴三阳上合六气、下合五行，其在人体则内合五脏、外合六经，从而确定病因为本、症状为标的标本关系。其立意所在就是为了更便于说明人体由于其他原因而致脏真不固（古人又称为气化不调），遇到外界六气过胜或不及的影响，人体的正常生理就会演变为不正常的状态而发生疾病，这种不正常的反应状态，可以根据六气的属性表现为各种具体证候，从而依据证候表现审证求因，针对病因以治病祛邪。

2. 新感与伏邪：温病属于阳胜阴病的外感热病，故其症状表现多为热性，由于季节时序的迁移，四时各有当令的主气，所以产生四时不同的温病。又因时令季节的改变，六淫侵袭人体发生病患有早迟的不同，因而又有新感伏气两种发病原因的区别。

（1）新感：病邪从毛窍或口鼻侵入，随即发生表热症状的即为新感温病，如风温、暑温、秋燥、冬温等。

（2）伏气：病机内伏，化热外达，一发病就显现表里俱热症状的即为伏邪温病，如春温、伏暑等。持伏气温病论点的医家，一般皆以《内经》"冬伤于寒，春必温病"为理论根据，历代医家解释不一，因而结论难趋一致。清代周学海认为春温病冬伏春发的原因，系由感受冬令闭藏之令太过所致。人伤于寒，当时不病，肌肤受邪气的侵扰，寒气外逼，卫阳内陷，郁久化热，营阴受损，伏火郁蒸，乘春令来临，外界气候温暖，人体阳气内动，气机有向外升泄之势，故伏气化热外出而为温病。其说极为合理，亦与临床吻合。

3. 与人体内在因素的关系：导致温病更主要的原因，在于机体内部的适应能力，这就涉及人的体质强弱问题。《素问·金匮真言论》指出："夫精者身之本也，故藏于精者，春不病温。"即是说阴精为人体最根本最宝贵的物质基础，如果人体阳潜阴充，阴平阳秘，虽当春令升发之时，也不一定感受温病。相反，素体阴虚的人，则感受温热为病的机会较多，发病后亦每多险逆之证，病程一般较长，预后亦多不良。

此外，同一季节有同一发病原因的患者，其发病出现的症状也有所不同，这说明人体的禀受有阴阳偏盛偏衰等强弱之殊，则其表现的证候亦有差异。《灵枢》中所讨论的人体气质类型分太阳、少阳、阴阳和平、少阴、太阴五型，并详举各型体质的姿态、性格及生理特征，并指出治疗方向。叶天士《温热论》中更强调温病按体质划分证型的重要性，如他说："面色白者，须要顾其阳气；面色苍者，须要顾其津液。""在阳旺之躯，胃湿恒多；在阴胜之体，脾湿亦不少。"章虚谷在解释《温热论》时也提出："六气之邪，有阴阳不同，其伤人也，又随人身之阴阳强弱而为病。"他在答问中更进一步推演阐发说："所感之邪……或随人身之气而变，或随感而变，或竟不变，均无一定，大抵由人之禀质强弱不同，邪之感受轻重不一，故参差如是。"的确，温病发病的原因和感染后病情的变化都与人的体质有密切关系，六淫外因的侵袭固然是主要的发病原因，但同时还取决于体质等内在因素。

（三）温病的临床分类

温病的分类方法，各家不一，故不具述，但原则不外三种：①按病因分类；②按时令分类；③按症状分类。现简述常用的临床分类法于此，以便临证掌握运用。

1. 九种温病的临床分类法：吴鞠通《温病条辨》按四时病机分温病为九种（风温、温热、温疫、温毒、暑温、湿温、秋燥、冬温、温疟）。依据吴氏意见，九种温病是以病因、时令和性质来区分的。如初春阳气始升，外界气温还不很高，得病为风温；春末夏初，阳气初盛，气候转热，得病为温热。二者只是有时间早迟和受病有轻重之不同。正当夏令而得温病，热盛湿微的是暑温；长夏初秋得病，温盛于热的是湿温（即湿热）。秋季承燥金之气而主收敛，气候有温燥凉燥之异，而同为燥病。冬时气候如不寒反温，得病即为冬温。至于温疫，是感受疠气兼夹秽浊的流行传染病，温毒是秽浊太甚而又夹毒的温病，吴氏认为此二者比一般温病的传染力较大，流行面较广，但按性质则同属温病。至于温疟，吴氏在自注中说明"与伏暑相似，亦温病之类"，故应该是伏暑一类的疾病。

吴氏书中另在暑温后列有伏暑，湿温后有寒湿，并附有疟痢、疸、痹四种，合前九种共为十五种疾病。但吴氏说："载寒湿所以互证湿温也……独采叶案一条，以见寒湿湿温不可混也。"至于疟、痢、疸、痹四种，或为温温转属之证，或为温病兼夹而发，皆不属于四时温病本证的范围。此外，温病的发斑发疹与霍乱吐利，则分别附论于太阳、阳明温病及寒湿中，而未单独论述。仲景所说太阳中热的暍病，吴氏则列入暑温范围之内。《温热经纬》把暍病列入《仲景外感温热篇》中，与吴氏意见亦相吻合。

据此可知，吴氏对温病的分类，包括了四时常见的一般急性热病，这是比较全面的。但从这些疾病的性质和发病季节、发病原因来看，有些疾病大体相似，分类既繁，临证掌握起来还有一些不便。

2. 两类温病的临床分类法：吴氏虽分温病为九种，但在三焦分治中则是以风温、温热、温疫、温毒、冬温五种温病并为一类而施治的。他认为："伏暑、湿温、暑温三种，证本一源。""暑温、伏暑，名虽异而病实同，治法须前后互参，故中下焦篇不另立一门。"在伏暑提纲中更明确指出："暑兼湿热，偏于暑之热者为暑温，多手太阴证而宜清；偏于暑之湿者为湿温，多足太阴证而宜温；湿热平等者，两解之。"（上焦篇三十五条）这样一来，吴氏最后的分类，就更趋简化了，即风温、温热、温疫、温毒为同一类型的温病，暑温、伏暑、湿温等为同一类型的温病。吴氏这一概括后的临床分类方法完全符合叶天士依据人的体质和病邪性质划分温病为夹风、夹湿两大类型的精神。叶氏《温热论》虽是统论一般外感温病的专篇，但常以夹风、夹湿对举，吴氏师法叶氏，在三焦分治中，又进一步以纯热无湿的风温、温热、温疫、温毒、冬温等五种温病为一类，暑兼湿热的暑温、伏暑、湿温三种为一类，至于秋燥和温疟两种，吴氏虽未明言，但按其性质和特点，亦可分别归属于以上两类之中。

清代娄杰著的《温病指南》一书中，以温邪之不兼湿者，统归风温病类，温邪之兼湿者，统归湿温病类，又把有传染性的温疫，视其兼湿或不兼湿的情况，分别按风温、湿温两类辨证施治。这样处理，既符合于叶氏风湿对列之旨，又推衍吴氏引而未发之义，较之《温病条辨》的分类，尤易为学者掌握和便于临床应用。

二、温病的辨证施治规律

（一）辨证施治的总则

叶天士在《温热论》中首先提出："温邪上受，首先犯肺，逆传心包。肺主气属卫，心主血属营。辨营卫气血虽与伤寒同，若论治法，则与伤寒大异也。""大凡看法，卫之后，方言气，营之后，方言血。在卫汗之可也，到气才可清气；入营犹可透热转气，如犀角、玄参、羚羊角等物；入血就恐耗血动血，直须凉血散血，如生地、丹皮、阿胶、赤芍等物。否则，前后不循缓急之法，虑其动于便错，反致慌张矣。"以上两段引述，是全篇的主要精神，也是叶氏关于外感温病的辨证治疗总纲。伏邪温病虽是伏热在里，病机自内达外，但其辨证施治总的原则仍然可以适用。了解掌握了叶氏提出的这个总的原则，无论新感和伏邪温病的辨证治疗都可以运用自如，否则便会毫无头绪，甚至造成误诊误治，所以这是一条总的规律，也是温病辨证治疗的关键。

（二）顺传逆传的规律

1.外感温病的传变：温邪侵犯人体，发生病变，一般有两个侵犯部位，表现出两个主要阶段的证候：一是卫分（肺卫证），一是营分（心包证）。再从营卫的性质上分析其浅深层次，又可以划分为卫、气、营、血四个阶段的证候。温为阳邪，阳邪伤阴，首先郁遏太阴经中的阴气，渐次向里传变，其顺序是自卫而气而营而血。卫分病是初期阶段，血分病是末期阶段，吴鞠通说：温病初起，"始于上焦，在手太阴"。因为外感温病，病邪先从呼吸道感受，故先见肺经证，因为肺主气属卫，外合皮毛，所以属于卫分表证。另外，也有毛窍受邪，抑郁卫分，病邪渐次入里连及于肺的。归根结底，外感温邪初犯，总离不开肺之一脏。此即吴鞠通所说"温病出口鼻而入，自上而下，鼻通于肺，始手太阴"和"肺者皮毛之合也，独不主表乎"的道理。至于肺脏受邪之后，病邪转移，则有两种途径：①自肺下行入胃肠，即是气分受病，直到气分的抗病力变弱，津液被热邪消耗过甚，才内陷入营分，再由营分而深入血分，这是外感温病通常出现的四个阶段，温病学上叫作顺传。②自肺卫不下行胃肠，即不经阳明阶段，温邪即已内陷心包；因其病势险恶，又不依次传变，故称逆传。

2.伏气温病的传变：温病多伏气为病，病机自内外发，初起即可出现舌苔黄厚、口渴烦躁、身热、脉盛，甚至神昏、便秘，或热结旁流等气分症状；或初起即现舌绛无苔而不燥、口不渴而心烦畏热、脉软或弦或现微数，很快就发生神昏痉厥等营血分症状；经过清营凉血的治疗之后，舌面上才满布厚腻黄浊的苔垢，这是病邪从营分外达气分的表现。

这种传变次第，又与外感温病自表入里、由浅入深恰成对比。前面所说是属于温病传变的一般规律，这里所述则属于温病传变的特殊情况，须知病变万千，其传变绝不是机械固定的。顺传是常，逆传是变，伏气温病则更是"变中之变"。所以，辨证治疗温病，又要结合《素问·至真要大论》所指出的"谨守病机，各司其属，有者求之，无者求之"的理论指导。

（三）温病与伤寒辨证施治规律的异同

叶天士《温热论》中提出："辨营卫气血虽与伤寒同，若论治法，则与伤寒大异也。"即是说温病与伤寒在辨证上都谈到营、卫、气、血，这一点是相同的，但二者在治法上则是大不相同的。辨证相同，施治不同，这应该怎样理解呢？伤寒是外感热病，温病也是外感热病，仲景《伤寒论》以六经归纳外感热病六个阶段的证候，为什么叶氏舍弃六经不用而又另外创立一套卫气营血的辨证纲领呢？关于这个问题，应该了解一下《伤寒论》在辨证上运用营卫学说的具体意义。

1.是指表里浅深层次相同，不是指辨证规律相同：《伤寒论·辨太阳病脉证并治》五十三条说："病常自汗出者，此为营气和，营气和者外不谐，以卫气不共营气谐和故尔。"同篇九十五条又说："太阳病，发热汗出者，此为营弱卫强，故使汗出，欲救邪风者，宜桂枝汤。"引述这两节经文，已足够说明《伤寒论》所说营卫，并非用来作为辨证的纲领，只是用来说明由于外邪侵犯人体，构成人体太阳病的道理。所谓太阳主一身之大表，为一身之藩篱，也就是营卫主宰着人体最外的生理防御反应的能力，如果人体体表的营卫失调，就可以发生和出现太阳病。仲景在这里运用营卫一词只是用以说明引起表证中的病理机转及其发生的证象。清代尤在泾说："仲景卫强营弱之说，不过发明所以发热汗出之故。"而温病学说中所说的营卫，则是指主一身表里内外之气血而言，而不单指表证中的病理变化，它是以《内经》营、卫、气、血的概念来标示温邪侵袭人体之后的病机传变规律，这是二者运用营卫这个词语在概念和方法上不同的地方。章虚谷所著《伤寒论本旨》中说："六经浅深之层次，内通三焦上下之部位，表里皆有径路。如上焦心肺主营卫、中焦脾胃主肌肉、下焦肝肾主筋骨。是故邪伤太阳，内通心肺之部，必分风寒营卫，辨别脉证明晰，治之方无错误，及至阳明，即无营卫之分。"

　　这就说明，《伤寒论》的太阳病，病邪由皮毛而入，是卫分先病，病邪入里的必然要伤及营分，营卫内通心肺，本是生理上正常的道理，故曰："邪伤太阳，内通心肺之部。"这就应该分辨是被何种属性的病邪所伤？以及所伤部位是营是卫、是浅是深？要从脉证上辨别清楚，然后治疗才无错误。如果是风寒所伤，表现为无汗发热的表实证，仲景用麻黄汤由营通卫以发汗解表；如为有汗发热的表虚证，则用桂枝汤由卫和营以止汗解肌。可见，仲景处理太阳病是先从营卫表里细分层次而毫不容混的。叶氏所说"辨营卫气血虽与伤寒同"，这个同就是指二者在病邪侵犯人体之初所表现的症状都是有表里浅深的层次。至于伤寒传入阳明，就只分经腑，不分营卫了。另如由新感引动的伏气温病，热自里发，固然要先解散新邪后继清里热，这是正法；但也有里热深重，继有表邪，临床上每有表里双解或里热清而表证自解的。这些方面，都是二者在表证的辨证治疗上不尽相同之处。正是由于这种辨证规律上的不同，所以叶氏强调指出："若论治法，则与伤寒大异。"

　　2. 叶氏不采用六经辨证的理由：仲景《伤寒论》以六经归纳疾病的证候，包括八纲辨证的运用，为后世诊疗外感热病的典范。后世医家演绎六经的意义，认为以之治疗"外感内伤，无乎不包"，都可以推广运用。

温病属外感热病，自亦不能脱离《伤寒论》所提出的辨证准则，但是历代医家通过反复观察和临床实践，认识到有一类外感热病病情变化极快，几乎很难从六经分辨证型，如果依照三阳表证和三阴里证的辨证方法治疗，往往变证百出，造成贻误；并且这一类疾病的性质，因与伤寒的受病原因截然两样，所以证候的出现就与伤寒六经的规律不能完全适合。譬如温病最多伏气，当其发病开始，热势充斥表里三焦，昏迷谵妄、泻利黏垢、唇焦舌卷、斑疹、抽搐、吐衄等症，一时并作，纵有六经形证，亦难划分清楚。如外感温病初起的传变次第，也较伤寒迅速，至其后期的变化，在性质上更无共同之点。因此，清代医家如叶天士、吴鞠通等，另用卫气营血和三焦学说，作为温病辨证纲领，以辨别病情的浅深轻重，从而确定治疗方法，这也是对客观存在的事实经过反复观察和实践检验而总结出的规律和结论。

叶氏在《温热论》中明白指出："盖伤寒之邪，留恋在表，然后化热入里，温邪则热变最速……其病有类伤寒。其验之之法，伤寒多有变证，温热虽久在一经不移，以此为辨。"（章氏作"而少传变为辨"，较妥）按叶氏此处的意见分三节说明：①温为阳邪，先伤肺卫，化热最速，传变极快，且易逆传心包。②寒为阴邪，侵袭人体，多留恋在表，其发热是阳郁不伸之故，必待寒邪化热之后，才能入里，其最初一段恶寒时期较长。③伤寒入里，多有传变（章氏有手足经传变之说）；温病热变迅速，起始就呈发热入里，后多高热不退，故传变较少。以上三点，叶氏认为无论风温、湿温两类湿病的热象都与伤寒截然不同。

在证象和治疗上，总体来说：①伤寒为感受风寒之邪所致的外感热病，初起即显寒性证象，表寒证候的过程较长，化热之后，进入阳明经才出现高热、烦热、口渴等热性证象；及至传入三阴，正气衰微，多寒化证。②温病为感受温热之邪所致的外感热病，初起热性证象就非常显著，纵有微恶寒的表证，也极易消失，病势的发展由低热转向高热，并一直持续到进入气分和营分这一阶段。其间或正气战胜邪气（如战汗）而得痊愈的转归，或有转疟的机括而热势趋于涣散，或正气不支，精气衰败而致死亡。在病变过程中虽然化热迅速，但化热后则热势不易发生剧烈的变化，即所谓"温热虽久，在一经不移"，湿温尤为显著，而不似风寒感受，由表逐渐入里，六经证候有明显的辨识。

总之，伤寒初起，表寒证候特别显著，历时较长，化热入里较慢，末期传变，多现三阴虚寒证；外感温热，一般初起热势即由低热转向高热，伏气温病一开始即显表里高热的证象，热势无剧烈变化，末期传变多现肝肾阴液亏损的虚热证。故温病在发展期内，始终以高热炽亢为其特征，而与伤寒六经的病机传变规律和证候表现有明显的不同，这就是叶氏不采用六经辨证而用有概括性的卫气营血辨证的理由所在。

（四）证候传变规律及其病理机转

证候是机体失去正常生理功能时所表现出来的一系列症状的综合，即证候包括多种症状和体征。证候的产生是病理反应，必然和机体内部如经络、脏腑、气血等有一定的联系，故而通过证候的分析，就可以进一步了解疾病的本质，掌握其传变的规律，从而给出恰当的治疗。

1. 卫分证候：以微恶寒、发热为主症。伴有或渴或不渴、头痛咳嗽、无汗或少汗、倦怠等症，脉搏浮数，苔多薄白。这是温病初起的表证，相当于伤寒初起的太阳经病。此期受病有两个机转：

（1）由卫及肺：由于温邪初犯人体，必先侵及肺经，肺合皮毛而亦主表，故必见卫分受病的主证。章虚谷《温热论》注说："温邪上受，首先犯肺者，由卫分而入肺经也。"卫气游行于皮肤肌腠之间，职司开合，为人体之外藩，所以温邪上犯肺经，可以通过体表的卫气受病而后及于肺经。

（2）直接犯肺：因温邪从口鼻而入，鼻通于肺，故可以直接犯肺。其症状则偏重上焦肺经，全身症状不甚明显。不过病邪既已侵入于肺，肺又主气，卫分既病则气分亦同时受到波及，此时除有轻微表证外，必有薄白苔、咳嗽、重则喘促，或胸膺背痛等肺气受病的证象。

温邪犯肺，因肺合皮毛，所以说属于卫分表证，治法仍须解表，而解表须用辛凉之剂，一切辛温燥烈的药物均忌用。不过叶天士在《温热论》中又从鼻塞、鼻干等外窍的润燥方面，联系病人体质，对这一阶段又分出两个证候类型。他说："在表初用辛凉轻剂，夹风则加入薄荷、牛蒡之属，夹湿加芦根、滑石之流，或透风于热外，或渗湿于热下，不与热相搏，势必孤矣。"这就提出卫分表证有纯热无湿的风温证型和温邪兼湿的湿温证型之不同，治法上也有一定的区别。

2. 气分证候：不恶寒而恶热、小便色黄，是温邪进入气分的主证。此期热象已非常明显，与伤寒阳明病大体相似。其他外证如口渴、苔黄等里热证象，亦多兼见。此时表证已罢，里热最为亢盛，故病邪已深入一层。热邪侵犯全身的气机，因而引动在里的阳气以驱逐外邪，邪热既炽（邪气盛），阳气亦愈集愈厚（正气亦盛），正邪相争相持，内外俱热，形成温病过程中邪正交争，热势亢盛的局面。

舌苔乃津气布结所成。热入气分，肺气不宣，胃津受灼，故舌苔必起变化，苔黄正是肺胃气分热邪熏灼的表现。由于里热炽盛，消灼胃中津液，因而饮水求救，故此期须注意补充水分及运用甘凉滋液之品，如五汁饮、增液汤等。

温邪在气分，除必有之全身症状可凭而外，又因病人体质关系及感邪轻重等情况不同，各种局部症状亦可出现，虽不完全具备气分病的主证，但审其既无表证，亦未有营血证候出现时，即应考虑为气分病变。根据叶氏《温热论》所述，这一阶段的病理机转和传变方式有下列几种：

（1）留连气分：即病邪始终在气分留连，可望战汗透邪，热达腠开，邪从汗出而解，这是一般温病的良好转归。汗后热退，全身肤冷，历时有到一昼夜的，只要脉象和缓，虽倦卧不语，正气即易恢复；如脉躁急，烦扰大汗，全身体温骤然降低，则是正气将脱的表现，急当回阳固摄。

（2）不传血分，留连三焦：三焦为化气行水之司，主升降出入，游行上下，排决水道，总领五脏六腑内外上下左右之气，按之六经，则属少阳半表半里部位，故在肺之邪不解，多顺势下行三焦。温邪留连于此，既不顺传胃腑，亦不逆传心包，必然显现寒热往来之证，与伤寒少阳病的外证相似。若三焦之邪失于分消，内结胸膈，邪扰气逆，可以出现呕吐、懊恢、痞满、腹胀等症。这是邪留三焦，湿热痰饮阻塞胸腹的局部症状。叶氏主用分消走泄之法，如杏仁、厚朴、茯苓或温胆汤之类，以疏利三焦气机，气机通达，可望化疟或战汗而解，趋向良好转归。

（3）里结胃肠：三焦包罗脏腑，病邪不从外解，则入胃尤易；气分之热下行，胃津干燥，势必连及于肠。邪热稽留肠胃，煎熬津液，与食物渣滓搏结，则为结粪不下。如兼湿热凝滞，则大便黑如胶漆而不干结，此时须用下法，但与伤寒下法不同，当轻法频下，以大便干结无湿

巴蜀名医遗珍系列丛书

为度。

（4）内陷入营：病邪在气分不解，必将进入营分。邪在气分，尚有外出之机，如与辛凉散风而风热不解、甘淡驱湿而湿热未去，酝酿郁遏，势必内传而陷入营分。如从风温传入的，舌必无苔或有苔亦薄；如从湿温传入的，必有浊腻之苔而多痰垢。但既入营分，舌苔必见绛色，即当按营分病治疗。

3. 营分证候：脉数舌绛，为邪入营分的主证。气分之邪不解，病人津气虚亏，热邪乘机内陷，则舌质必绛，口反不渴，或渴不多饮，心神不安，夜甚无寐，或斑疹隐现。因营为水谷之精微所化，内注于脉，以灌溉脏腑，营养全身，而营气又通于心，心主神明，故热邪入营，营气即失其运营常度，神明亦受波及而心神不安。温邪在气分则口渴而饮水自救，及其入营入血，口反不渴，或虽渴亦不多饮。对此，吴鞠通认为："邪热入营，蒸腾营气上升，故不渴，不可疑不渴非温病也。"温病出现上述证候，即为邪入营分，其为病比气分更深一层。此一阶段又可有下列几种机转：

（1）由气传营：温邪在气分，用辛凉散风或甘淡祛湿，而病仍不解，是渐将入营，如舌质显深红绛色，即为入营确据，当从病邪性质分析其夹风、夹湿情况，分别施治。如邪初入营而气分之邪未尽的，绛舌中必兼见黄白之苔，又当治以泄卫透营之法，以望转出气分而解。

（2）逆传心包：病人如胃无浊结，平素又心阴虚而多痰，或感邪深重，温邪即可不经气分，而由卫直接入营，即叶氏所称的"内陷心包"（营血俱病）。此时神明受到严重扰乱，故显神昏谵妄、舌謇肢厥等症。舌为心苗，心主血脉，邪热闭塞血络，舌根失于濡养而转动不灵，故显舌謇语涩；脉络因热邪而闭塞不通，营气不充于四末，故四肢厥冷。病邪至此，已入险境。

（3）暑邪直犯心营：暑为天之热气，元气亏虚之体，暑邪即可直犯心营，闭塞心窍，昏迷而厥。治当与中络同法，先用紫雪丹清透开窍，待神苏以后，再继用清凉涤暑药物。

4.血分证候：舌色深绛或紫晦，烦扰不寐，或夜有谵语，为已入血分的主证。此一阶段有两种机转：

（1）热深动血：形瘦夜热、斑疹、出血，甚则发狂，是邪在血分的证象，其他症状与营分证相同。因血分为营分深层，故较营分病为重。营病尚未致动血，故不显紫晦舌色。营病心神不安，神志尚未昏迷，血病则神昏谵语，如见鬼状。营病外证只见斑点隐现，血病则斑疹外露，热甚血燥，各部分均有出血可能。

（2）肝肾阴伤：热邪深入血分，必伤肝肾真阴，平素阴亏之体，每多风阳上越等证，所以温邪深入下焦，燔灼真阴，即可导致肝失所养，筋失濡润，如见舌黑齿干、手指蠕动的证候，即当防其痉厥动风。肾为藏精之脏，热耗肾阴，阴火内炽，肾水不能上济，则耳聋咽痛；肾阴亏损，失其作强的作用，蓄泄无权，则遗泄失精、两足浮肿，均为热病后遗之坏证。

据此可见，温邪侵入人体不同层次，各有不同的病变。卫主表，归纳温病表热的证候；气主里，归纳气热炽盛，表里俱热，伤耗津气的证候。营、血尤为最里、最深，营分归纳热邪内陷，心神病变初期；血分归纳热深动血，血燥阴伤等末期证候。卫分病一般最轻，气分病较重而又复杂，营分病既深而险，血分病最深最重。但临床所见四个层次的病变，不一定单独出现，而多数在发病之后，卫分、气分证同时出现，或者气营俱病，或者气血两燔，尤其是营分病已涉及血分病证，血分病又必有营分病证，此即所谓同病兼现的混合证型。如果掌握上述基本规律，即掌握了温病的一般共性，再根据临床分类辨出各个不同温病的特性，从而辨证治疗，即能左右逢源，操纵自如。

（五）三焦分治与卫气营血配合运用的规律

吴鞠通三焦分治学说系推衍叶天士关于"温热时邪当分三焦投药"及温病与伤寒治法大异的思想，并进一步有所扩展的一种辨证方法。他在《温病条辨·凡例》中说："卷一为上焦篇，凡一切温病之属上焦者系之；卷二为中焦篇，凡温病之属中焦者系之；卷三为下焦篇，凡温病之属下焦者系之。"吴氏以上焦为温病初期阶段，包括手太阴肺及手厥阴心包证候；以中焦为温邪亢盛阶段，包括足阳明胃及足太阴脾证候；下焦为温病后期伤阴阶段，包括足少阴肾及足厥阴肝证候。他论述温邪传变的规律是："温病由口鼻而入，自上而下，鼻气通于肺，口气通于胃，肺病逆传则为心包。上焦病不治，则传中焦，胃与脾也；中焦病不治，即传下焦，肝与肾也；始上焦，终下焦。(《温病条辨·中焦篇》)温病辨证，如单用卫、气、营、血四个证候类型来说明温病全部发展过程，由于传变的复杂多样，有时不易做出明确的划分。吴氏三焦分治的方法，企图在这方面有所补充，上、中、下三焦温病不但概括了各期温病的轻重程度，同时也标示了病变所在和发展过程。一般来说，外感温病（冬春风温、夏暍秋燥）最初多始于上焦，顺次传入中、下焦。他以三焦的范围把温病的病程分为三个阶段，确实有一定的优点。但是，吴氏认为温病传变是由上焦不治才依次传入中焦、下焦，划定人体为上、中、下三个部分，实际上不能包括所有的温病。譬如冬春风温、秋燥等外感温热，可以从上焦开始；而伏气温病，热自内发，以及九种温病中的温疫、温毒、温疟、湿温等病，其感受途径各有不同，即不能说均始于上焦。王孟英批评吴氏说："夫温热究三焦者，非谓病必上焦始，而渐及于中下也。伏气自内而发，则病起于下者有之……湿温疫毒，病起于中者有之；暑邪夹湿者，亦犯中焦。"（《温病条辨·上焦篇》）可见吴氏这种划分与概括是不够全面的。此外，上焦温病为初期，其病轻浅，吴氏认为上焦病不治，才传入中焦，但《温病条辨·上焦篇》明明载有高热神昏的热入心包证，又当如何理解？又如"太阴温病，血自溢者，犀角地黄汤合银翘散主之。有中焦病者，以中焦法治之"。犀角地黄汤自然是治血分的常用方剂，但既然是说上焦温病，又不说兼见血分的病证，则是以治血分的方法来治疗卫气的病变，如何可以看出温病的传变规律呢？所以，后来叶霖说他："于营卫气血，全不细辨，却界限三焦，不知人身之经络通贯，岂容胶柱鼓瑟，致有顾此失彼之诮。"（《温病条辨·上焦篇》霖按）这些批判性的议论，实在点中了吴氏的不足之处。

那么，吴氏三焦分治这一辨证纲领究竟能否运用于温病？它与卫气营血又可否互相配合运用？我们认为，叶氏的卫气营血辨证系借用《内经》中生理的名词来归纳与生理有关的病理变化所反映出来的证候，它既代表着每一证候的单个性质，也标示出疾病发展过程中浅深轻重的阶段，同时，由卫气营血这个概念又可以指示出各个阶段中的治疗方向。因此，叶氏这个归纳辨证的方法，实在是概括了温病辨证和施治规律的完整性。而吴氏的三焦分治，由于能够具体指出病变部位和疾病的三个时期，已为医家临床上所常用，也有其一定的实用价值。如果把这两种方法配合运用，对临证时的帮助就会更大。

现在，根据叶、吴二氏关于卫气营血辨证与三焦分治的实际内容，对二者配合运用如下。

1.温病的初期：为温病初起，病变在手太阴肺，是温病在上焦卫分的表证阶段，以及从卫分转入气分的过程。

本期治疗原则："在卫汗之可也"。温病以邪从外出为顺、内传为逆。所以，邪在卫分，治应发汗，使邪从外达。须到气分才可以清气热，不见气分症状便不可使用清气药物，以免攻伐太过，导邪深入。

上焦温病治法举例：温病初起，有发热、恶寒、无汗或汗少等表证，应予辛凉之剂，宣散发汗、透邪外出。因肺合皮毛主表，故宜开泄腠理、宣通肺气。肺位最高，又主清肃而司全身治节，用药宜取轻清之品，药重则过病所（指药的性味，不指药的分量）。例方：①银翘散；②桑菊饮。吴氏以前者为辛凉平剂、后者为辛凉轻剂。

（1）银翘散证：是用辛以疏表、凉以清热之药组成的方剂，以开泄卫分，达到发汗透邪之目的。新感温病邪在卫分，固然须用此法，即使伏气温病兼有新感引发的，亦应于清里药中先一步用辛凉解表法，以解散新邪，然后才直清里热，但也可解表清里同时并用。如温邪在卫分而恶寒已罢，虽有表热证而汗出多者运用银翘散，方中辛味发汗药物应适当取舍。对于素体阴虚的病人，则当慎用本方。

（2）桑菊饮证：是用辛甘化风、辛凉微苦之药组成的方剂，以清热宣肺，偏重治疗咳嗽为目的，它与银翘散偏于开卫疏表的作用不同。两方主治虽然同属上焦卫分温病，但银翘散证则为肺卫温邪，较重于桑菊饮证，其发表透汗、清热解毒之力均较桑菊饮为强，故称辛凉平剂。

上焦卫分温病逐渐向气分营分传变转移，或有其他兼证时，则方药应随同证候的变化而变化，俾能适合病情而不致贻误治疗时机。

方药的加减法举例：①银翘散加减法：胸膈满闷者，加藿香、郁金；口渴甚者，加花粉；衄者，去荆芥、豆豉，加茅根、侧柏炭、栀子炭；咳者，加杏仁；小便短少黄赤者，加知母、黄芩、栀子。原方不能通治诸病，故须随证加减，而加减必须针对证象，化裁须有法度。如胸膈满闷为内有痰湿停滞，故用藿香芳香化湿、郁金消痰快膈。渴甚为风热内迫，胃津受灼，故加花粉生津清热、培养汗源，以为解热的基础。热邪伤及血络则致衄，故去豆豉、荆芥之辛散发汗，而加茅根、栀子、侧柏炭，以凉血、清热。项肿咽痛为风热之毒上壅，故加马勃清降解毒、玄参以凉润滋液，则在上部之火毒自然消散，本病兼病均可同时解除。②桑菊饮加减法：气粗似喘，燥在气分者，加石膏、知母；舌绛，暮热甚躁，邪初入营者，加玄参、犀角；在血分者，去薄荷、芦根，加麦门冬、细生地、玉竹、丹皮；肺热甚者，加黄芩；渴者，加花粉。原方主治为身不甚热，微渴而咳的卫分温病，是属肺卫温邪轻微而津伤未甚之证，仍属于新感温病。其治疗重点偏于宣肺，故以咳嗽为主，而不以发汗为目的。如果肺卫病机转移，或因伏邪为新感触发，继发里证，即当随证加减，如方后所说"二三日不解"，见有气分证出现，则加石膏、知母，以清气热；见有营分证，则加犀角、玄参，以清营透邪；见有血分证，则加生地、丹皮、麦冬、玉竹等，以滋阴凉血。其他如栀豉汤、麻杏石甘汤、凉膈散等，均为温病由卫分转入气分过程的适当方剂，临证时当据病证传变情况酌情运用。

2.温病的中期：为温病的里证，病变在足阳明胃经和足太阴脾经，是温病已由上焦卫分转入中焦气分的阶段，以及从气分渐次转入营分的过程。

本期治疗原则："到气才可清气，入营犹可透热转气"。温病在卫分不解，转入气分，可见大热、烦渴、脉洪、大汗出、面赤、舌黄等阳明里热证象和脾胃湿热交阻的证候。

中焦温病治法举例：中焦温病有已入气分证和渐入营分证的两种不

同情况。

（1）已入气分证：已入气分证，又有兼湿不兼湿、里结胃肠和邪留三焦等区别。

①气分热炽证。例方：白虎汤、白虎加人参汤、白虎加苍术汤。

白虎汤证：温病自上焦卫分传入中焦气分，气分热炽，呈现汗出、身热、烦渴而喘、脉洪大有力的白虎汤证。本方解气分之热，清热保津之力最强，因较银翘散解热之力为重，故吴氏称之为辛凉重剂。

白虎加人参汤证：中焦气分温病，呈现白虎汤证，但脉象洪大而虚的，为热盛气液受伤之证，宜用白虎加人参汤，以兼顾气液。

白虎加苍术汤证：中焦气分温病，呈现白虎汤证而兼身重胸痞、脉洪大而长的，为阳明热盛兼见太阳湿聚证，宜用白虎加苍术汤，以清热燥湿。

②气分热炽里结胃肠证：又可分纯实、兼虚、湿滞三种情况。

里结纯实证：温邪在三焦气分不从外解，亦不内传营血，必致里结胃肠，热邪与肠中渣滓相搏而成可攻之证，见潮热、胸闷腹满、大便秘、脉实、苔黄起刺等。宜分别根据所现症状，用苦辛咸寒通降法以通畅阳明腑气，而解气分之热邪。例方：大承气汤、小承气汤、调胃承气汤、宣白承气汤、导赤承气汤、牛黄承气汤等。

里结兼虚证：中焦气分温病，里结胃肠而偏于阴亏液涸之半虚半实证，不可单纯施用承气汤。治当遵照《温病条辨》兼虚证下法处理。例方：增液汤、增液承气汤、护胃承气汤、新加黄龙汤等。

里结湿滞证：中焦气分热邪与太阴湿邪相搏，里结胃肠，亦当使用下法，但不能用承气峻下。因湿热凝滞肠道，蕴蒸熏灼，大便黑如胶漆，始终并不干结，如以苦寒重剂攻下，则胶结之邪仍不能去而徒伤正气。当用轻法频下之法，以大便干硬方为湿邪已尽的表现。例方：小陷胸汤，枳实导滞汤等。

小陷胸汤证：湿热痞结中脘，腹部按之痛或痞胀，舌苔黄浊而无质地，治用小陷胸汤之苦泄以开气分无形之湿热。

枳实导滞汤证：湿热阻滞胃肠，与肠中糟粕结聚不散，胸腹按之灼手，始终热不得退，便如紫酱，溏而不爽，舌苔厚腻有根，治宜枳实导滞汤反复使用，以苔净热退为度。

③兼夹湿邪、痰饮羁留气分证：温邪有既不从外解，亦不里结胃肠，又不内传营分，始终羁留气分的；湿温初起，有一开始就现少阳、三焦症状的，都是由于夹有湿邪，或素有痰饮停聚，所以呈现寒热往来的热象和胸胁满闷、小便不利的外证。治宜使用分消走泄之法，以疏利气机、荡涤痰饮、分利湿热，如温胆汤、蒿芩清胆汤之类，使邪与汗解，或转战汗，或化疟而解。例方：温胆汤、蒿芩清胆汤等。

（2）渐入营分证：是温邪在气分阶段，用辛凉散风或甘淡祛湿之法而病仍不解，邪由气分进入营分，而尚未完全脱离气分的证候。

例方：清营汤去黄连、玉女煎去牛膝加玄参方等。

清营汤去黄连证：由于温邪初传入营，气分之邪未解，故寸脉现大，邪热混入营阴之中，呈现舌绛而干，营气蒸腾上升自救，故口反不渴，营气受到气分热邪熏灼，尚可出现斑疹、心烦不寐等证。治宜清营汤去黄连以透热转气。

玉女煎去牛膝加玄参方证：温邪已入营分，而气分之邪未退，斑出而热犹不解，形成气营两燔的现象，此时热邪已伤及营血，胃津大受威胁，治当甘寒生津以两撤气营之热邪而保胃中津液。若肾阴素亏之体，阴液不能上潮，则又须加入咸寒之品，如玄参、阿胶、龟板之类，以壮真阴而制邪火。但清营方药多阴柔滋腻，凡病在气分未入营分时不可早用，以免滋腻留邪。

3.温病的末期：为温邪久留不解，下焦真阴欲竭的阶段，病主在肾和肝，也是温病由中焦气分转为营分、血分的阶段。

本期治疗原则："入血就恐耗血动血，直须凉血散血"。同时根据病情变化，在清营凉血的同时，配合运用清心开窍、镇痉息风与养阴填精等治疗方药。

下焦温病治法举例：

（1）热闭心包证。例方：牛黄丸、至宝丹、紫雪丹等。

温邪入营出现营分症状，治疗当以清营泄热为主，已如前述。但若温邪由卫分不经气分即内陷入营分（如逆传心包），或初起即直接内犯手厥阴（如暑厥），呈现热闭心包之证，又当使用芳香开窍、重镇解痉药物，以牛黄清心丸、至宝丹、紫雪丹等为代表方剂。运用这类方剂，必须严格区别掌握，如热邪尚未完全陷入心包，不可过早使用，并宜配合凉血清心之品，如清宫汤等，效力方著。以上三方，吴氏以牛黄丸最凉，至宝丹稍次，紫雪丹又次之。但由于陷入之病邪性质不同，故用药上亦有所差异。从风温陷入者用至宝丹，湿热陷入者用牛黄丸，暑邪直犯心包的则用紫雪丹。

（2）热深动血证。例方：犀角地黄汤等。

温邪久稽不解，营阴大损，热邪侵及血分深层；或温邪虽在气分，阴分尚未大伤，但因热盛血燥，舌质显深绛紫晦之色，血液被劫而致出血（吐血、衄血等），热郁血滞而致血蓄血瘀（如血热结胸、热入血室等）。此时病久体虚，热邪复炽，治宜凉血养阴解毒，如犀角地黄汤，切忌用苦燥劫阴之品。如舌色紫晦、胸中窒痛、如妄如狂等症，此为瘀热相搏，当于方中加用散血通络药物。

（3）阴伤血耗证：温邪羁留不解，传入血分深层，阴液必然大伤，阴伤血耗，热邪复炽，不至动风痉厥不止。此期病人，气阴已极度衰竭，而温邪仍继续深入，故急宜扶正祛邪以防液涸神昏、发痉发厥为主要关键。吴氏《温病条辨·下焦篇》中所载，即系温邪已由中焦气分转入营分、血分，也就是温病到了后期的病变，实际已包括手足少阴厥阴的证候，如有"口干舌燥，齿黑唇裂"的足少阴症状，有"痉厥瘛疭，手指蠕动"的足厥阴症状，有"舌短、舌强、神昏烦躁"的手厥阴症状，有"心中震震，脉结代或脉两至，四肢逆冷，脉象细促，心中澹澹大动，脉气虚弱，时时欲脱"的手少阴症状等。出现这些证象，如不急施存阴退热的治疗，就将引起危重的后果。

例方：羚羊钩藤汤、黄连阿胶汤、加减复脉汤、救逆汤、三甲复脉汤等。

①羚羊钩藤汤证：温热经久不解，劫液动风，手足瘛疭，此为风火引动肝风之实证。风热之邪深入，痉厥一开始发生，即可用本方以息风镇痉、泄热和阴；如兼有心包证者，可兼服牛黄、至宝、紫雪之属。

②黄连阿胶汤证：温热经久不解，少阴真阴欲竭，舌黑而干，为津枯火炽的实证，当与黄连阿胶汤以补肾阴而泻壮火。但邪少虚多者，则不宜使用本方。

③加减复脉汤证：温邪经久不解，热邪劫伤肝肾真阴，呈现脉虚大、手足心热甚于手足背者，此时舌绛而干，或齿黑唇裂，神倦欲眠，或耳聋精脱，均宜采用加减复脉汤以急复阴精，缓则难于挽救。

④救逆汤证：温病误表，津液被劫，心中震震，舌强神昏，宜与复脉汤法复其津液，舌上津回则生。汗自出，中无所主者，当用救逆汤。

按救逆汤的组合，即于加减复脉汤内去麻仁，加龙骨、生牡蛎，煎如复脉法；脉虚大欲散者，加人参。故救逆汤证即加减复脉汤证之阴伤更甚者。加人参一味，因为亡阳在即，有阴阳两救之意。与加减复脉汤比较，有进一步急救虚脱的意义。若既见亡阳证出现，又当用参附汤以先行回阳固脱，待阳回之后再议填阴。

⑤三甲复脉汤证：热邪深伏，厥甚发痉，舌干齿黑，心中悸动，脉沉细数促，甚至心中发痛的，已是肝肾阴液大虚，发生痉厥的极危重证。此虽发于心火肝风，实由于精血衰竭，故在加减复脉汤的基础上，再加三甲以填精养血、育阴潜阳为治。若邪热并炽，神昏舌短，兼见烦躁，则先与牛黄、紫雪开窍搜邪，再进本方为宜。

总之，温病的三焦分治，是温病在三个时期中证候演变的具体反映。由于机体内部发生变化，因而表现在症状方面，就有卫、气、营、血四个阶段的划分。把两个辨证纲领有机地联系起来，相互配合运用于温病的辨证和治疗，无论四时新感和伏气温病，都可以根据不同证候予以精确的辨识，从而掌握它们之间的共同规律，根据这些规律，然后辨证求因，审因论治，依法选方，就方择药，即使有些病种有其特殊性，也可以灵活运用，选择适当的治法，同样能够掌握病因、病证和病位这三个重要环节，从而达到治愈的目的。

温病的新感与伏气问题

（本文选自宋鹭冰教授1958年为中医进修班编印的《温病学讲义》第二章）

中医学既把外界病因分为风、寒、暑、湿、燥、火六类（称为六淫），又观察到六淫侵袭人体，有即病的，有不即病的，于是产生了新感（即暴发外感）和伏气（又称伏邪）两种说法；表现在温病方面，以伏气说最为突出，成为医家争论的焦点。如果追溯起源，《内经》"冬伤于寒，春必病温"等记载，就是后世伏气论者的依据。但是，《内经》里并没有明确提出伏气这个名称，在文献中首先见到的是王叔和编次的《伤寒论·平脉法》中说："师曰：伏气之病，以意候之，今月之内，欲有伏气，假令旧有伏气，当须脉之，若脉微弱者，当喉中痛似伤，非喉痹也。病人云：实咽中痛。虽尔，今复欲下利。"这里所说的伏气，当然是指病邪潜伏人体而言，这是伏气二字最早的记载。新感一词，是感受六淫即时得病的名称，《内经》里也没有显明提出过。《伤寒论·平脉法》以即病者为伤寒，不即病者为温病，可见冬令伤寒就发病是新感，至春夏才发病就是伏气了。新感与伏气是伤寒与温病的分界线，这个分界线成为两千年来医家普遍一致的认识。不过这里所说的新感是指伤寒而言，尚不属于温病范围。温病范围内的新感，是明代汪石山才开始提出来的，他说："又有不因冬月伤寒而病温者，此特春温之气，可名之曰春温，如冬之伤寒、秋之伤湿、夏之中暑相同，此新感之温病也。"他的这一新感论点，到了清代又有了发展，如叶天士的温邪上受，首先犯肺，以及陈平伯的外感风温，都是说的新感温病。关于二者的含义，各家皆本其在临床实践中的体会，又各有不同的解释，因而说法极不一致。我们研究温病，对这一问题应该正确对待。现在分两方面来说明之。

一、历代医家对新感与伏气的见解

关于新感的名称，虽然由汪石山始倡，其实王叔和早就提到过，只是没有明白提出新感的名称而已，如他说的时行之气为病，以及冬有非节之暖因而发病为冬温之毒，就已含有新感温病的意义了。自汪石山分温病为伏气、新感以后，到了清代的章虚谷，对二者的发挥更为透彻，于是温病既有伏气又有新感。后来温病学家又有新感引动伏邪的说法，这已不是专指新感温病，而是温邪内伏外感诱发的温病了，这种温病称为兼感，就是所谓新感兼伏气。王安道说过："春夏有恶风恶寒纯类伤寒之证，盖春夏暴中风寒之新病，非冬时受伤过时而发者。不然，则或是温暑将发，而复感于风寒，或因感风寒而动乎久郁之热，发而为温暑也。"（《医经溯洄集·伤寒立法考》）周禹载说："伏气之病，虽感于冬，然安保风之伤人，不在伏气将发未发之时乎？但兼外感者，必先头痛或恶寒，而后热不已，此新邪引出旧邪来也。"（《温热暑疫全书·春温病论》）这些论述，都是临床上常见的证象，可见所谓新感不仅限于新感温邪，实际上还有诱发伏气温病的含义。

至于温病的伏气，历代医家都承认冬寒内伏是春夏发生温热病的主要原因，风暑和湿，《内经》里也是说有伏气的，因此后世医家主张春、夏、秋三时都有伏气温病。如柳宝诒在《温热逢源》中引沈宗淦说："伏气为病，皆自内而之外，不止春温一证也。盖四时之气，皆有伏久而发者，不可不知也。"温病的伏气说到了清代，经温病学家从临床观察结果，又有伏暑晚发、伏湿成温这些论点。清末刘吉人著《伏邪新书》，在自序中说："吴氏、叶氏，已开伏暑法门，予因隅反，觉六气皆有内伏为病者……盖邪机隐伏，病根深藏，非若新感易于辨识、易于祛除也。"由此可见，清代伏气说的发展已经达到很广阔的地步了。

历代医家关于伏气的原因、性质和潜伏的部位，也有不同的见解，兹简述如次：

1.伏气的原因：清代蒋问斋《医略·伏邪篇》叙述伏邪为病非常详备（按伏邪即伏气，自蒋氏著《医略》始有此名）。他引述《灵枢·邪气脏腑病形》说："正邪之中人也微，先见于色，不知于身，若有若无，若亡若存，有形无形，莫知其情。"又引述《灵枢·五变》说："百疾之始期也，必生于风雨寒暑，循毫毛而入腠理，或复还，或留止。"这是根据《内经》说明病邪之所以能潜伏于人体的原因，对此多数医家都是同意的。《温热经纬·三时伏气外感篇》引章虚谷说："如《内经》论诸痛诸积，皆由初感外邪，伏而不觉，以致渐侵入内所成者也，安可必谓其随感即病而无伏邪者乎？又如人之痘毒，其未发时全然不觉，何以又能伏耶？"可见古人体会到病邪是有潜伏可能的。但是，也有持不同意见的医家，如陈平伯说："昔王叔和云：寒毒藏于肌肤，至春变为温病，至夏变为暑热……何不云肾精不藏之人，至春易病温，至夏易病暑热，便能深入理谭矣。《内经》又云：冬伤于寒，春必病温。注家咸谓冬令闭藏，寒邪伏于肾中……天来钱氏已大非其说矣，谓冬伤于寒者，乃冬伤寒水之藏，即冬不藏精之互词，何得以寒邪误解？夫寒邪凛冽，中人即病，非此暑湿之邪，能伏处身中……况肾为生命之根，所关至大，安有寒邪内入，相安无事，直待春时始发之理？"（《温热病指南集·温热病大意》）从这些论点中可以看出：第一，暑湿有潜伏，寒邪不能潜伏；第二，人体内部先有弱点，病邪才容易侵犯；第三，冬伤于寒与冬不藏精，是说肾精不藏之人，春夏易病温热。总之，不外《内经》所谓"邪之所凑，其气必虚"的意思，这是古人非常合理的见解。

2.伏气的性质：清代叶子雨《伏气解》说："六淫之邪，感之即病者轻，伏久而发者重。"刘吉人《伏邪新书》说："感六淫而即发病者，轻者谓之伤，重者谓之中。感六淫而不即病，过后方发者，总谓之曰伏邪

（即伏气）。已发而治不得法，病性隐伏，亦谓之曰伏邪。有初感治不得法，正气内伤，邪气内陷，暂时假愈，后仍复发者，亦谓之曰伏邪。有已发治愈，而未能尽除病根，遗邪内伏，后又复发，亦谓之曰伏邪。"柳宝诒《温热逢源·论伤寒温病之辨》说："感寒随时即发，则为伤寒，其病由表而渐传入里；寒邪郁久，化热而发，则为温病，其病由里而郁蒸外达。伤寒初起，决无里热见证；温邪初起，无不见里热之证。"近人何廉臣则认为伏气的性质无论寒暑均从火化。他说："凡伏气温热，皆是伏火，虽其感受之初，有伤寒伤暑之不同，而潜伏既久，酝酿蒸变，逾时而发，无一不同归火化……所以谓之伏火症。"（《重订广温热论·论温热即是伏火》）柳氏、何氏，都主张病邪潜伏既久，酝酿蒸变，则从热化、火化而为温病，这与明代王安道所说"温病热病，发于天令暄热之时，怫热自内而达之于外"，都是说温热病为伏火伏热自内达外的疾病。

3. 伏气潜伏的部位：最早的如王叔和谓寒毒藏于肌肤，至春变为温病，但后世医家多不能同意其说。《诸病源候论》载有寒毒藏于肌骨之中，与王氏所述并无多大的区别。至于主张邪伏少阴（足少阴肾）与邪伏膜原两种说法的则居多数。主邪伏少阴的医家，大抵以《素问》冬不藏精及逆冬气则肾气独沉的论点为其依据，故温病学家多据以立论。如柳宝诒说："原其邪之初受，盖以肾气先虚，故邪乃凑之，而伏于少阴，逮春时阳气内动，则寒邪化热而出。"至邪伏膜原之说，则始于吴又可。他说膜原去表不远，附近于胃，乃表里之分界。柳宝诒《辨证温疫论》说："据所叙初起证情，以及舌苔脉象，大略是暑湿浊邪，蒙闭中焦之证。"可见所谓邪伏膜原与胃肠的关联是分不开的。此外，亦有人主张邪伏少阳三焦的，或伏邪由少阴外发必经少阳三焦的。如张石顽说："凡温病之发，必大渴烦扰，胁满口苦，不恶寒反恶热，脉气口反盛于人迎，明系伏邪自内达表，必先少阳经始。"以上引列几种，都是由于各个医家在临床实践中有各自不同的体会，因而对伏气潜伏的部位各以己意推断，以为辨识证候的标准，这当然不能与现代医学病原微生物的潜伏期相提并论，更不可牵强附会。但是，如果从临证治疗方面来看，临床上很多复杂重笃温病，依照伏气学说的理论来指导治疗，又往往收到一定的疗效，这就说明伏气学说的理论，在温病的临床上，还是有其实用价值的，确实值得我们研究，而不应该随便抹杀。

二、从脉证治法来认识新感与伏气的精神实质

新感与伏气在温病的病因方面既然具有如此重要地位，为什么历代医家对二者的见解又极不一致？为什么在临床上还有其实用价值？它的实用价值究竟在什么地方？学习起来应该如何去理解，这都是要明确认识和值得讨论的问题。

新感与伏气问题，是在临床实践的基础上应用辨证论治的方法总结提出的。前已述及，历代医家在治疗热病中积累了丰富的经验，首先体会到热病的发生是人体的正气先有亏损，不能适应周围环境的变化，人体的阴阳失去平衡协调，于是发生两种证象反应，一种是阴偏胜的病变和脉证，一种是阳偏胜的病变和脉证；而发生两种病证的总原因，是由于感受寒邪引起的，因而体会到寒邪侵袭人体，马上发病的是伤寒，过时才发的是温病。在温病范围内，又体会到有易于治好的，有不易治好的；病情有单纯的，有复杂的；预后有良好的，也有不良的，因而在临床上必须辨识病情，掌握规律，才能达到治愈的目的。经过反复实践证明，认识到由于外界六淫的不同特点，以及人体的体质差异，在感受温

巴蜀名医遗珍系列丛书

热病时，也会出现各种不同证候；从不同的证候中去求得病因，推论病位、体察脉象，发现规律，确定治疗，探测预后，这就是温病学家根据《内经》"天人合一"学说，结合临床实践，以新感伏气为理论依据的一种辨证论治的方法。因此，可以说温病的新感与伏气问题，就是古人在临床实践的基础上应用辨证论治的方法总结提出来的。

新感温病一般医家认为证候比较单纯，容易辨识，只要正气充实，治疗不甚困难。如叶子雨评叶天士《外感温热篇》说："温暑为病，多属外邪引动伏气，惟当视其内外之轻重而消息治之。苟无伏气，只外感微邪，治亦易易。"可见单纯新感，不兼伏气，治疗是不很困难的。刘吉人说过，伏邪为病，是"邪机隐伏，病根深藏"，他归纳有三种情况，都是临床实践中的具体事实。至于伏邪潜伏的部位，各家说法之所以不一，是根据各自在临床中所见的不同证象而做出的推论，这一点是可以理解的。但是，在临床上，孰为新感，孰为伏邪，这一重要的鉴别，就不能稍有含糊了。事实上各家的认识已渐趋一致，如近人时逸人归纳各家意见，提出："温热病症，首先分别者，厥为新感、伏邪。盖新感者，其人正气足而邪浅，其病轻浅，治之易效；伏邪者，其人正气弱而邪深，病重而传变莫测，即治之合法，亦如剥蕉抽茧，层出不穷，苟非经验充足之医家，鲜不为其所惑。至于辨别方法，病势由渐而加，其因于新感可知；一病变症迭出，其因于伏邪可知。"（《中医伤寒与温病》）这样来认识新感伏邪，是很合于临床实践的。

三、从脉证治法来体会新感与伏气的临床意义

温病的新感与伏气，是以证候为辨识的依据，而新感病势较轻，病邪较浅，病人正气较足，病的传变亦较缓，治如得法，当然病程也短，

健康恢复自然容易，那么，它的脉、证、治法是怎样的？在温病的临床上有何意义？今再举例以说明之。

叶天士《外感温热篇》说："温邪上受，首先犯肺……若论治法，则与伤寒大异也。""肺主气，其合皮毛，故云在表，在表初用辛凉轻剂。""在卫汗之可也，到气才可清气。"

陈平伯《外感温病篇》说："风温为病，春月与冬季居多，或恶风，或不恶风，必身热咳嗽烦渴，此风温证之提纲也。""风温证，身热恶风，头痛咳嗽，口渴，脉浮数，舌苔白者，邪在表也，当用薄荷、前胡、杏仁、桔梗、桑叶、浙贝之属，凉解表邪。"

吴坤安《伤寒指掌·伤寒类症》温热条说："烦劳多欲之人，阴精久耗，适遇冬月非时之暖，感而即病者，风温也……夏令突热，感之即病，壮热烦渴，而不恶寒者，热病也。"又同书风温条说："风温吸入，先伤太阴肺分，右寸脉独大，肺气不舒，身痛，胸闷，头胀咳嗽，发热口渴，或发痧疹，主治在太阴气分，栀豉、桑杏、蒌皮、牛蒡、连翘、薄荷、枯芩、桔梗、桑叶之类，清之解之。"

从论述可以看出，凡是新感温病，都是有表证表脉可凭的，它与伤寒初起的治法虽有辛温辛凉之异，原则上同是以驱除外邪于体表，达到得汗解热的目的，所以有人说叶氏所述是外感温病的纲领。至于暑病，有新感也有伏气，湿温病则由暑湿内伏而为新感引动的居多。总之，无论新感伏气，仍当以脉、证为主而决定治法。根据临床所见，单独新感不兼伏气外发的温病，确系少数，例如俞根初论风温病，有冷风引发伏温外发的叙述："症状，初起必头痛身热，微恶风寒，继则灼热自汗，渴不恶寒，咳嗽心烦，尺肤热甚……脉象，右寸浮洪，左弦缓者，此新感引动伏气。治法，先与葱豉桔梗汤，轻清疏风以解表，继与新加白虎汤，辛凉泄热以清里。"

由此可知，新感的脉象症状和治法，与伏气温病确有轻重表里的不同，而临床上一般重笃温病，又多系阴虚血燥一类的体质，所以新感一触即发。叶天士说："伤寒之邪，留恋在表，然后化热入里；温邪则热变最速。"吴坤安说："大抵温热之症，阴精内耗，强阳无制，新邪一触，则燎原之势直从里发，故初起即见壮热烦渴、口干舌燥等症，而主治以存津液为要旨。"叶子雨评叶天士《外感温热篇》说："此篇辨论营卫气血之理、内外轻重之机，而示人以活法，何得便定为外感温热，而不关伏气？"可见新感与伏气二者的明确区分是应该的，而更重要的是要掌握活法，才能在临床治疗上起到实际的作用。

所谓伏气温病，就它的性质来说，与新感恰成相反，由于内热蓄积过重，阴分先有耗伤，所以病情较为复杂，传变也较迅速，脉象或愈按愈盛，或细弱而不鼓指，甚或沉伏、沉数，殊无一定，症状多显壮热烦渴，甚或暴发神昏痉厥；在治法上，起手即应清热养阴、清凉透邪，使病邪能自内达外、自里出表、自营分转出气分；阴虚血燥的更应步步照顾津液、培养汗源，冀其托邪外达。其治疗步骤当随病机进退，是非常细微而曲折的。所以，王孟英说："伏气温病，自里出表，乃先从血分而后达于气分。故热病之初，往往舌润而无苔垢，但察其脉软而或弦或微数，口未渴而心烦恶热，即宜投以清解营阴之药，迫邪从气分而化，苔始渐布，然后再清其气分可也。伏邪重者，初起即舌绛咽干，甚有肢冷脉伏之假象，亟宜大清阴分伏邪，继必厚腻黄浊之苔渐生，此伏气与新邪先后不同处。更有伏邪深沉，不能一齐外出者，虽治之得法，而苔退舌淡之后，逾一二日舌复干绛，苔复黄燥，正如抽蕉剥茧，层出不穷，不比外感温邪，由卫及气。秋月伏暑症，轻浅者邪伏膜原，深沉者亦多如此。苟阅

历不多，未必知其曲折乃尔也。"（《温热经纬·叶香岩外感温热篇》注）

由上说明，伏气温病的发病情况，与新感温病的脉象症状是截然不同的。既是不同，治法当然亦各殊了。柳宝诒说："伏气由内而发，治之者以清泄里热为主。其见证至繁且杂，须兼六经形证，乃可随机立法。暴感风温，其邪专在于肺，以辛凉清散为主，热重者兼用甘寒清化。其病与伏温病之表里出入，路径各殊，其治法之轻重浅深，亦属迥异。近人专宗叶氏，将伏气发温之病，置而不讲，每遇温邪，无论暴感伏气，概用辛凉轻浅之法，银翘桑菊，随手立方，医家病家，取其简便，无不乐从，设有以伏气之说进者，彼且视为异说，茫然不知伏气为何病。"（《温热逢源》）

雷少逸说："推温病之源，究因冬受寒气，伏而不发，久化为热，必待来年春分之后，天令温暖，阳气鸥张，伏气自内而动，一达于外，表里皆热也。其证口渴引饮、不恶寒而恶热、脉形愈按愈盛者是也。此不比春温外有寒邪，风温外有风邪，初起之时，可以辛温辛凉。是病表无寒风，所以忌乎辛散，若误散之，则变证蜂起矣。如初起无汗者，只宜清凉透邪法（芦根、石膏、连翘、竹叶、淡豆豉、绿豆衣）；有汗者，清热保津法（连翘、花粉、鲜石斛、鲜生地、麦门冬、参叶）；如脉洪大而数、壮热谵妄，此热在三焦也，宜以清凉荡热法（连翘、洋参、石膏、甘草、知母、生地）……凡温病切忌辛温发汗，汗之则狂言脉躁，不可治也。"（《时病论》）

综上所述，可以体会到温病的新感与伏气问题，都是以证候为依据而提出来的，是古人根据六淫的特点和病人体质的差异，以及发病后的证候表现，进一步认识病因的一种分析归纳方法，是古人在病因发病学方面一个极大的发现，它在临床治疗上的实际价值是很大的。历代医家尽管在见解上有些分歧，但对于新感伏气的认识基本上还是一致的。由于历代医家对新感伏气的不同见解，因而在理论上就更有阐发，更加精细，就更有合于临床治疗的实际。实践证明，要正确理解新感伏气的含义，就应该从二者的脉证治法各方面来进行分析研究，才能体会到新感与伏气的精神实质，也才能把它应用到实际治疗中去，从而肯定它的临床意义和实用价值。

温病与温疫的关系

（本文选自宋鹭冰教授 1958 年为中医进修班编印的《温病学讲义》第二章）

温疫一名，起于后世，古代称为疫病。《说文·疒部》说："疫，民皆疾也。"《周礼·天官》疾医职云："四时皆有疠疾。"《内经》亦有五疫的记载，故后世又有疫疠之名。总之，它是包括多种流行性传染病的总称。《伤寒例》有温疫、寒疫的区分，是专指非时之气为病而说的，这种寒温对立的看法是狭义的温疫论点。《伤寒例》所载本作温疫（寒疫为非时之气的伤寒），直到吴又可、杨栗山等才以瘟疫为称（喻嘉言也有论瘟疫专篇），认为不仅瘟疫与伤寒受病的原因绝对不同，就是王叔和所说感受四时非常气候的时行病，也还不是瘟疫；因为瘟疫感受的途径是人们的口鼻道，致病因素不属六气范围，而为另一种戾气，可以直接和间接传染于人（有自天受之，有传染受之）。其所叙实际上包括多种热病，并且认为温病也是瘟疫，只是其传染力不如瘟疫的剧烈而已。例如，吴又可说："后人去氵加疒为瘟，即温也……不可因易其文，以温瘟为两病。""温热首尾一体，故又为热病即温病也；又名疫者，以其沿门阊户，如徭役之役，众人均等之谓也。"（《温疫论·正名》）这可以说是一种广义的温疫论点。由于吴、杨二氏的立论与历代传统的六气病因学说有所不同，因而引起一些医家在病原证候方面都有不同的认识，所以温病与瘟疫的关系就越复杂起来，而成为温病学中的重要问题之一。

如主温病、瘟疫绝对不同的雷少逸，在《时病论·温瘟不同论》中说："温者，温热也；瘟者，瘟疫也，其音同，而其病实不同……温热本四时之常气，瘟疫乃天地之戾气。"并且提出："温病之书，不能治瘟疫，瘟疫之书，不能治温病。"郑重光在《瘟疫论补注》中说："其实温热与疫，各异证也。""夫温病得之冬不藏精，时疫得之疠气，一责少阴，一责三焦，病机治法，风马牛不相及。"另一早于雷氏的李炳，在《辨疫琐言》中，对吴氏的《温疫论》评论得更为全面。他说："仲景云：发热而渴不恶寒者为温病。亢阳内发，故发热而渴，邪非外来，故不恶寒；与瘟疫之从口鼻而入者，大相悬绝。此等温病，治惟滋阴壮水为主，若概作瘟疫治之，吾知其不死于温病，而必死于瘟疫矣。"吴又可治时疫初起，苔如积粉，认定是疫邪盘踞膜原，主要用达原饮以逐毒内溃，俟苔转老黄色，才用达原饮加大黄，或有时竟用三承气汤法，从肠胃导邪于体外。因为吴氏主张膜原为经胃交关之所，附近于胃，而为邪所潜伏蟠踞，所以他治瘟疫多用下法。但是，李炳对此很不同意，他认为初起用峻烈破气的槟榔、厚朴、草果，热尚未实就用黄芩、知母，都足以损伤阳气而导邪内陷。他又说：吴氏"只言口入，忘其鼻入，故用方绝无一味开肺之品，不知鼻入较口入为多。"所以，他自制清气饮（杏霜、桔梗、蝉蜕、银花、藿香、苏叶、神曲、谷芽、广皮、半夏、赤茯苓），主轻清以开肺舒气、芳香以醒脾辟邪。他说："果遇疫证，日服二三剂，轻者即愈，重者亦减，历试多人，颇有效验。"他以临床实践来说明吴氏治疗的未当，可以说是吴氏的诤友。柳宝诒《温热逢源·辨证吴又可温疫论》说："吴氏所论温疫中后治法，大概与伏温相合，故后来张石顽、蒋问斋等治热病每每引用。惟方药精悍，宜于藜藿壮实之体，而不宜膏粱虚弱之人……所叙初起证情，以及舌苔脉象，大略是暑湿浊邪蒙闭中焦之证。""从口鼻吸受者，必系暑湿秽浊之邪；其发也，必有痞闷、呕恶、嘈搅等膜原达胃之见证；治之当用芳香开泄，如藿香正气之类。"并指出："伏温之病，每有兼夹暑湿秽浊，或暴感风寒夹杂而发者。"他从初起的脉证舌苔，断定吴氏所述的温疫，实系伏温兼夹暑湿秽浊为病，这又以吴氏的温疫为温病中的伏气病了。而李炳的清气饮主用轻清芳香、祛浊邪而复清阳之品，又完全符合于温病学家对湿温伏暑等症的治疗方法，可见温病瘟疫的关系也不是绝对不相同的。

　　以上论述，各有其合理部分，究竟应该怎样来看这一问题呢？叶天士在《温热论》中开始就说："温邪上受，首先犯肺。""三焦不得从外解，必致成里结，里结于何？在阳明胃与肠也，亦须用下法。""若舌白如粉而滑，四边色紫绛者，温疫病初入膜原，未归胃腑，急急透解，莫待传陷而入为险恶之症。""若舌上苔如碱者，胃中宿滞夹浊秽郁伏，当急急开泄。否则，闭结中焦，不能从膜原达出矣。"他在《临证指南医案》中也常使用口鼻、膜原、中道这些词句。如《临证指南医案·温热门》中说："口鼻吸入热秽，肺先受邪……其邪由中道而及于膜原。"《临证指南医案·暑门》说："秽热由清窍入，直犯膜原。"《临证指南医案·温热门》说："口鼻受寒暄不正之气，过膜原，扰胃。"《临证指南医案·湿门》说："秽湿邪由膜原，分布三焦，脘腹胀闷……正气散法。"可见叶天士的温病治疗体系早已把吴又可的瘟疫学说吸收进去，并且加以融合了。叶著中论斑疹、论战汗、论胃中宿滞夹秽浊伏邪，以及论各种下法，都在吴氏论温疫传变的基础上有所发挥，这是值得注意的；特别是叶氏以卫气营血的辨证规律来认识温邪浅深轻重程度的发展变化，证明瘟疫也可以适用温病的治疗原则。

吴鞠通是师承叶天士的，他在《温病条辨》中直接指明："温病由口鼻而入，鼻气通于肺，口气通于胃。"在分类方面，九种温病中已包括了温疫；治疗方面，在上焦温病篇，风温、温热、温疫、温毒、冬温，五种同法。他论中焦阳明温病说："阳明如市，胃为十二经之海，诸病未有不过此者。"而吴又可则说："伤寒时疫，皆能传胃，至是同归于一，故用承气汤辈导邪而出。要知伤寒时疫，始异终同。""胃为十二经之海，十二经都会于胃，故胃气能敷布于十二经之中，而营养百骸，毫发之间，弥所不贯。"从这一些论点看来，两氏对温瘟的见解，确有很多相同的地方。后来王孟英著《温热经纬》，更有仲景疫病篇和余师愚疫病篇的搜集注释，其基本精神可以说都是承袭叶氏而来的。近人吴锡璜在《中西温热串解》中论雷少逸说："少逸此论，苦心分明，殊为精凿，然其谓温热之书，不能治瘟疫，瘟疫之书，不能治温病，则言之太过也……故谓瘟疫与伤寒太阳病之证之治不同则可，谓温病之书不能治疗瘟疫则未可。况叶香岩之《外感温热篇》，其诊舌各法，无论温热瘟疫，俱可准此施治；戴麟郊之《广温疫论》以之诊伏气温热，辨证大略相同；王士雄精于温病，以治温病大法，释注《余师愚疫病篇》，细及毫芒，由此观之，温病书何尝不可以治瘟疫哉？"这是很恰当的论断。

综上所述，说明瘟疫就是古代所称的疫病。王叔和分为温疫、寒疫两种，此指狭义瘟疫；吴又可专论温疫，此指广义瘟疫。无论狭义还是广义瘟疫，都同是具有传染性和流行性的多种热病。如从《温疫论》中所述的症状、脉象、舌苔来看，温病家认为是属于兼夹暑湿秽浊的伏气温病之类的疾病，它所采用的治法不适合于体质虚弱的病人，温病家用芳香开泄的药品是可以治疗的。根据叶天士、吴鞠通、王孟英三家的医学论著来分析观察，温病的治疗体系中已经融入了吴又可瘟疫学说的一些内容，由于这些因素不断地为温病家所吸收融合，就更加丰富了温病的治疗内容。可以理解，以叶天士为代表的温病学家，在吴又可瘟疫论说的影响下，瘟疫的大部分疾病，已经被包括于温病范围以内，并且也证明是完全可以运用温病的辨证方法及其治疗原则来加以辨证治疗的。

中医治疗钩端螺旋体病的理论与方法

（本文是宋鹭冰教授 1960 年撰写的关于钩端螺旋体病中医辨证治疗的专题论述，曾在成都市医学会和发病地区多次做过报告，对推动、指导当时中医药防治钩端螺旋体病起到有利作用）

钩端螺旋体病是急性传染病之一，在世界各地均曾不断发生。近年来，我国部分地区也有本病流行，党和政府及时采取了正确的措施，疫情得到控制，保障了农业生产和人民的身体健康。1958 年秋季，我们运用中医治疗温热病的法则，收治 36 例病人，均获痊愈，这说明中医学不仅能治慢性疾病，就是治疗急性传染病疗效仍然很好，因而我们更加体会到党的中医政策是非常正确的。

一、中医对本病的认识

（一）从季节和证候属性分析，本病属于暑温、湿温一类疾病的范畴

从本病发生流行的季节和发病的情况来看，时令多在长夏初秋，正

当农历夏至以后、立秋以前，气候亢热和湿土主令之时，感染者多为参加稻田劳动的男女青壮年，特别是在潮湿的污染地区工作的人，最易发生感染。根据本病有职业性，患者都曾有污染田水接触史，或者在实验室中用动物做实验的经历，证明鼠类是带菌者，经人体皮肤感染鼠尿发生本病。但从中医学角度出发，从季节、气候、证候类型的划分方面综合分析，则本病属于温病学说中暑温、湿温一类疾病的范畴。《素问·热论》说："凡病伤寒而成温者，先夏至日者为病温，后夏至日者为病暑，暑当与汗皆出勿止。"暑温、湿温，都是夏秋季的热病，只是有内部蓄热轻重和湿邪偏多偏少的不同，因而在治疗上也有些差异。因其发病有散在性和大流行的传播情况，所以二者同样是具有传染性质的热病。清代医家喻嘉言说："湿温一病，即藏疫疠在内，一人受之则为湿温，一方受之则为疫疠。"本病一般出现证象为暑病兼湿者多，但有偏热偏湿两种证型。在临床上，本病主要特征为病起迅急，有恶寒（有时寒战）发热，头昏头痛，全身肌肉疼痛（特别是腓肠肌压痛明显）和四肢酸痛，一身倦软无力，多数有结膜充血，咳嗽气紧，咯血痰，衄血，腹股沟淋巴结肿大并有压痛，少数病例发现有黄疸，病情严重的有忽转肺部大量出血而致死亡的恶化后果。

由此可知，本病发病急骤，初起恶寒短暂，后即高热，午后较甚，不易退清，头昏重而痛，肌肉烦疼，四肢及腓肠肌尤为显著，身重乏力，胸闷口淡，食欲不振，兼以脉象弦细濡数，舌苔薄白微腻，口渴而不多饮等，都说明本病属于暑病夹湿的范畴。薛生白《湿热条辨》说："湿热证，始恶寒，后但热不寒，汗出胸痞，舌白，口渴不引饮。"他在自注中说："胸痞为湿热必有之证，四肢倦怠，肌肉烦疼，亦必并见。"又张仲景《金匮要略》中载："太阳中暍（即暑病），发热恶寒，身重而疼痛，其脉弦细芤迟……小有劳，身即热，口开，前板齿燥。"这些叙述，都是说明暑病多兼湿邪的证象，它与本病显现的各种特征均有极相吻合之处。

（二）以暑病偏热或偏湿划分临床证型，作为治疗的依据

根据本病临床证象的表现，有偏热偏湿两种证型的不同。偏热型多见热势亢盛、高热持续的证象；偏湿型多现腹满胸痞、热势高低不等的证象。前者偏热，多现阳明（胃）证，后者偏湿，多现太阴（脾）证。薛氏在《湿热条辨》中说："湿热病，属阳明太阴经者居多；中气实则病在阳明，中气虚则病在太阴。"这说明当病邪侵入人体之后，每随人的体质强弱而为"湿化"和"火化"的不同类型。章虚谷在叶氏《外感温热篇》中说："六气之邪有阴阳不同，其伤人也，又随人身之阴阳强弱变化而为病。"可见虽受同一病源的侵袭，也须结合患者体质的特殊情况，或是气候、地理、精神、脏腑、工作条件，以及病理过程各方面的相互关系，来观察它对人体的影响。

本病初起，有目赤、咯血、衄血等症，个别病例出现肺部大量出血，并多来不及施救，这与患者平素体质的阳热亢盛，或素体阴虚，内热蓄积过久，同时感染致病因素过于深重等原因都不无关系，以临床证型划分而论，这种证象当然是属于暑病偏热型的。吴鞠通《温病条辨》载："暑兼湿热，偏于暑之热者为暑温，多手太阴（肺）证而宜清；偏于暑之湿者为湿温，多足太阴（脾）证而宜温。"结合薛氏所说的"中气实则病在阳明"来看，也是相一致的。因为六气中暑与湿原是二气，暑湿虽易兼感，但绝不是暑中必定有湿。《内经》说："在天为热，在地为火，其性为暑。"可见暑病纯系火燥之气为病。不过暑湿二气每多兼夹。

章虚谷说："胃为戊土属阳，脾为己土属阴。湿土之气。同类相召，故湿热之邪，始虽外受，终归脾胃也。"而其偏太阴湿多、偏阳明热多者，"以外邪伤人，必随人身之气而变……人身阳气旺即随火化而归阳明，阳气虚即湿化而归太阴也"。这种偏热型的病人，实际上只是阳明胃热偏旺，易于化燥化火，但毕竟是由暑病兼湿而来，暑湿郁蒸，肺胃同时受到侵扰，所以就必须用清肃肺胃的治法，同时也要照顾到湿热二气的分解。至于暑病偏湿型，则多显现太阴的证象，本病既属暑温湿温的范畴，本身又是湿热交合为病，不过湿热各有偏盛而已。薛氏所谓"中气虚则病在太阴"，是指足太阴脾的吸收转输机能不旺，故临床上多有湿的征象，在本病主要表现为全身倦乏无力、身重、四肢肌肉（特别是腓肠肌）作痛、口渴不喜饮、舌苔白腻、食欲不振、脉濡细而缓，湿邪更重的，则有呕吐、腹泻、小便短涩等症。这种湿偏重的治疗方面，应当调理三焦气分，使用芳香化浊的药品，配合淡渗之剂，才能使湿开热透，达到解热驱邪的治疗目的。

（三）对本病兼发黄疸的认识

本病兼有黄疸型的病例，我们在临床上虽较少见，但在与西医同志会诊黄疸型病例时，使用中医中药治疗，仍然依照湿热偏轻偏重的情况进行辨证施治，很快就使症状消失，所以中医对于本病兼发黄疸，仍以上述临床证型为治疗依据。就本病续发黄疸及出血倾向来看，则类似中医所称湿热病的变证。

《金匮要略》对黄疸的辨证很详细，其审察发黄与否，在于汗与小便的多少。热病全身无汗，仅头汗出，小便量又很少，则多有发黄出现。发黄的原因也很多，如瘀热入胃、阳明化燥、随经蓄血、入水黄汗等证，其因不一，有虚有实。隋代《诸病源候论》载："黄疸者，一身尽疼，发热，面色洞（明亮之意）黄，七八日壮热，口里有血，其人眼涩疼，鼻骨疼，两膊及项强及腰背急，即是患黄。多大便涩。但令得小便快，即不虑死。"这些叙述，都是指一种急性热病伴有黄疸出现，经过七八天高烧，同时内脏器官出血，是否与本病续发黄疸有关，尚可提供研讨。不过巢氏强调"但令得小便快，即不虑死"，这是值得注意的。吴鞠通在《温病条辨》中有详细的叙述，其归结发黄的原因，皆系湿热郁结所致。如"湿热不解，久酿成疸"，"夏秋疸病，湿热气蒸，外干时令，内蕴水谷，必以宣通气分为要"，"素积劳倦，再感湿温，误用发表，身面俱黄"。但在治法上，均以湿热入手施治，就深可玩味了。至其发病部位，多患在肝、脾、胃等器官，吴氏在温病死证中说："脾郁发黄，黄极则诸窍为闭，秽浊塞窍者死。"从这些文献记载中可体会出，本病出现黄疸时，似仍应依照上面所述的分型论治为宜。

（四）对本病重型病人出现咯血痰和肺部大出血的看法

根据临床所见，本病患者多有结膜充血、鼻出血，重型病人常有咯血痰等症状。据文献记载，本病患者体内外均有出血倾向，还可以出现吐血、便血。但此次所见到的，则为少数重症病人，发病不久，便发现鼻扇气促、心慌烦乱、面色苍白、嘴唇指甲发绀、口鼻大量出血，以致死亡的严重情况，抢救很难措手。从中医文献考查，温热病当先从得汗热减、脉不躁盛方面来看它伤阴的程度和预后的佳良与否。如果阴液既伤，热势不减，全身大热，始终未经透汗，汗出不至足，其脉必躁盛，热必不退，这时即使无出血症状发生，已为难治，再兼有出血证象，即更难以挽救。本病出现死亡的病例，多为内热蕴蓄，没有得到早期治疗，湿热蕴结肺胃，化燥化火，已由气分而侵入血分，所以逼血上冲，肺络壅塞，肺为血阻，呼吸障碍，气促唇绀，皆由于此。在死亡病例中，虽有始终未见大出血的，但经病理解剖后，亦系肺泡内外充血殆遍，这是最根本的原因。

按照温病的治疗原则，本以邪从卫分（包括气分）外泄为顺，邪入营分（包括血分）内陷为逆。如果表热不解，气分热邪侵及营血，固然可以引起络血外溢，但邪热也有随血外泄而解的转归，如所谓出红汗者是；也有邪热郁于血络，不能宣透外达而出现斑疹，仍系邪热有外解的倾向，只要治以清热透邪、疏络化斑之法，直到斑疹透齐、神清热解，亦为良好现象；如斑疹虽透，里热没有解除，才有不良后果。

本病出血症状的出现，有肺脏受到热邪侵袭、肺脏本身伏热，以及由其他脏腑伏温上灼于肺等几个原因所造成。现根据有关文献分别简述于下：

（1）肺受外热侵袭：肺被暑热灼蒸，发生咯血、衄血，称为暑瘵。其出血现象与肺痨相似，但实非肺痨，治当涤暑保肺、清络止血。雷丰《时病论》中说："此因盛夏之月，相火用事，火灼肺金，复燃阳络，络血上溢所致……当清暑热以保肺，清络热以止血。"这是专从外感暑热侵肺而立论的。本病轻度咯血痰的证型多属此类。

（2）肺脏原有伏热：肺脏原有伏热之体，如遇外热侵袭，内外热邪交炽，亦易发生出血。但肺为皮毛之合而主气，故多热伏气分，历时稍久，肺津伤残，肺络损坏而致蓄血外出。《素问·热论》载："肺热病者，先淅然厥，起毫毛，恶风寒，舌上黄，身热，热争（内外之热交炽）则喘咳，痛走胸、膺、背，不得太息。"这就是肺脏原有伏热，并将由气分侵及血分的征象。

巴蜀名医遗珍系列丛书

（3）他脏伏温上灼于肺：此为伏气温病的严重证象。邪热潜伏体内过久，如遇外因触动，病即暴发，但其外出道路不一。因为少阴（肾）主藏津液，故一般伏气温病多显少阴证型。伏温外出，熏蒸于气分，则为烦热口渴；燔灼于营分，血液为邪热所扰，不能安居其宅，络伤瘀阻，因而上溢下决。其所现外证为：血由肺络溢出则为咯血，由胃络溢出则为吐血、唾血，上行清道则为鼻衄，下行浊道则为尿血、便血。但血既外夺，邪热亦可随血外泄，病势本宜轻减；如血虽去而里热仍然炽盛，即属重证。这种情况有两种原因：一则由于伏热过重，蒸郁过深，络血虽溢，里热留伏者尚多；一则由于营阴虚损，阴血枯竭，不能托邪外出。故二者在临床上当分虚实论治，如果急求止血，过用清凉，可能造成血虽止而留瘀在络的变证。清代医家柳宝诒阐发伏温灼肺，喘逆咯血的发病机转，最为精辟。在此节录其《温热逢源》中相关内容以供参考："邪伏在少阴，其由经气而外出者，则达于三阳，其化热而内壅者，则结于胃腑，此温热之常也。少阴之系，上连于肺，邪热由肾系而上逆于肺，则见腑病。况温邪化热，火必克金，则肺藏本为温邪所当犯之地。其或热壅于胃，上熏于膈，则热邪由胃而炎及于肺，更为病势所有……肺中津液，熏灼成痰，阻塞肺隧。肺络不通，则胸胁刺痛，热郁日甚，则痰秽如脓，或咳红带血，无非热灼津伤所致……肺中之热，悉由胃腑上熏，清肺而不先清胃，则热之来路不清，非釜底抽薪之道。"

柳氏之说，是专就伏温上灼于肺而立论的。这种伏温上灼于肺的咯血证与本病暴发出血的机转颇相近似。柳氏又认为瘀血留于肠胃，不在细微曲折之处，药力尚易于疏化；如果瘀留肝脏和脾脏的络脉之中，因其支络既多，一经损伤，更易蓄血而至外出，故他在治疗上主张通络化瘀泄热之法。本病起病虽是急骤，但与平素内有伏热熏灼亦有密切联系，复因肺络损伤过甚，瘀留气阻，邪热又内聚胸膈而不外达，以致瘀留愈多，故一旦暴发，其势汹涌而不可制。

二、中医治疗本病的基本原则

由于中医学对疾病的认识和治疗是建立在整体观的基础上，所以诊疗疾病都是从整体来看问题，而从不孤立地看重某一症状的出现，并通过证象进一步了解它属哪一脏腑发生病变的反映，从而调理其脏腑气血阴阳，以使机体内外环境趋于平衡。这个最基本的原则，是中医治疗疾病所必须要遵循的，治疗慢性病如此，治疗急性传染病也是如此。如《内经》中所说热病，亦包括急性传染病在内的病理机转。病"一日，则巨阳与少阴俱病"，"二日，则阳明与太阴俱病"，故所出现的均为热势炽盛的阳性症状，即机体反应力与正气抗病的趋势尚属旺盛；到了"三日，则少阳与厥阴俱病"，就出现"耳聋囊缩而厥（手足厥冷），水浆不入"，以及"营卫不通"等正气衰减的阴性症状，故不免于死亡。由此可见，古人已经了解到热性病发病的特性和发热与机体反应的关系，因而制定扶正祛邪这个基本的治疗原则。

（一）邪正相争是决定热性病病机进退的关键

热性病的主要表现是发热，而发热在热性病的过程中，无论显现何种热型，都反映了患者机体反应能力的强弱程度。这种反应能力的强弱，也就是邪正相争的结果和邪正双方力量的消长进退，可以决定热性病病机进退的趋势。所以，扶正祛邪的治疗原则，正是奠定在邪正交争的基础上的。所谓正，即指机体的抗病力量；所谓邪，就是指外在的各种致病因素。中医学认为，外因的邪盛，必须通过内因的正虚才能

巴蜀名医遗珍系列丛书

构成疾病，所谓"邪之所凑，其气必虚"是；外因的邪虽盛，内因的正不虚，即可胜邪而不病，即使得病也很轻微，所谓"正气存内，邪不可干"是。热性病的发热本是机体自然的防御反应，但是正气不足之体，一遇外邪侵犯，防御机能降低，这时体温继续增高，或持续不退，就不是对病人有利的表现，所以中医称这种发热为邪热。本病为发病急骤的传染病，病人的发病季节和原因都相同，但正与邪力量的对比情况却各有差异，主要表现在发病的迟速、病程的长短、症状的轻重不同上。按照温病学中新感与伏气分类，新感温病正气尚能和病邪斗争，故发病较快，症状也较典型，病程短而易愈，恢复亦快；伏气温病则相反，这种病人多为正气不足，或因感染病邪较微，正与邪势均力敌，如再遇外邪侵袭，则发病虽迟而来势极猛，症状也较严重，其病程亦长而易反复。也有个别青壮年病例，元气虽较充足，但由于劳作过度，调养不慎，少阴阴分先伤，津液亏损，积热内盛，故发病虽是急暴，亦属正虚邪实的伏气温病范畴。清代医家叶天士在《温热论》中具体指出治疗热性病应注意观察邪正相争在各个阶段的变化，从而妥善掌握扶正祛邪的原则，正是因为邪正相争是决定热性病病机进退的关键。

（二）扶正祛邪的基本原则

热性病所表现的症状很复杂，所以中医在临床上必须掌握辨证论治这个纲领。但是辨证论治的主要精神，还是从邪正相争这一病理认识的基础出发的。热性病在发病过程中，邪正相争的病理变化有时是很隐微的，但有时则是非常明显的。所谓辨证，就是要辨别这种隐微或明显的症状，分析它们与机体内在脏腑气血之间的关系，从而判断病邪的表里，或在营在卫在气在血，更重要的是分清邪正相争的胜负消长和邪正虚实等情况，这样才谈得上论治，也才能掌握扶正祛邪这个基本原则。

从中医角度来看，本病属暑温、湿温一类的温病，温病的特点则因发热过久，津液必然耗伤，所以治温病始终以保存津液为第一要义。在发热期中津液固须保存，即发病前或身热已退之后，都要以津液的荣枯来判断病势的吉凶和预后的佳良与否，同时也注意到正气的过度衰弱，足以引起心脏及循环衰竭的危险。叶天士在《温热论》中曾指出"先安未受邪之地，恐其陷入易易"，就是这个意思。但是，这种保存津液的措施，又必须在一定的条件下才能使用，如果使用不当，不仅不能得效，反而可以引起病情的恶化。比如热势正盛，必须急撤邪热，津液才能保存；湿热纠结，必须湿开热透，方可酌与充液。在具体治疗中，无论运用何种治法，都应贯彻扶正祛邪这一原则。如当本病初起，患者有恶寒、发热、头痛、身痛的感觉，同时舌苔现薄白微腻之苔，兼显浮数而濡的脉象，这是湿热郁于肺卫之分，亦系邪在肌表皮肤，在表应从汗解。此为温病，治应辛凉透汗；因兼湿邪郁表，故应于透汗之中，寓以渗湿之品，这样汗利兼行，表里之气才能通畅，因而热解神清，正安邪除。又如湿邪偏重的病人，亦高热不退，或兼有停痰宿水，阻塞胸膈，也可表现口渴不休，甚至欲饮滚水。这时决不能贸然滋阴，或骤予补阳益气，片面地理解扶正祛邪的含义，应该细审属于何种证型的邪正相争的消长情况，或予芳香温化，或予辛开渗利，在气分的可予清气化湿，转营分的当先泄湿透热。这些治法，虽属祛邪，但祛邪即含有扶正的意义，临证时又要灵活运用。

总的说来，本病为急性传染病，就现代医学理论来说，活体病原微生物是本病的主要致病因素，其致病性刺激物主要还是微生物所产生的毒素。中医在治疗上并未强调使用抗菌药物，即使方剂中配伍一些清热

巴蜀名医遗珍系列丛书

解毒的药品，对细菌的繁殖起着一定抑制和杀灭的作用，但并不是中医治疗本病的主要方面。中医只是运用了扶正祛邪的治疗理论，从温病的角度去辨证论治，其所使用的药物，每每不是单味独用，而是复方配伍和化裁，其中包括透汗、清热、凉血、芳化、渗湿这些治法和药物，在细致地观察邪正相争的病理变化的情况下，遵循着"扶正祛邪"的基本原则，来确定治疗本病的方法。

三、中医治疗本病的方法

基于上述，结合 1958 年秋季在临床时的治疗经验，按照温病学说中暑温、湿温这一类疾病的范围，运用中医扶正祛邪的基本理论，通过辨证论治的原则，初步划分本病为暑病偏热和暑病偏湿两种证型，曾经制定出两个治疗方案。同时本此原则，根据文献所载的方剂，分类加以化裁运用，获得一定的疗效。我们一面遵循着前人的理论，一面吸收群众的智慧，再结合其他单位的经验，制定出以下几个治疗方法，以供临床医家参考。

（一）清气化湿

治疗温病，应以卫、气、营、血为纲领，配合四诊八纲辨证。本病所显现的症状，一般皆为暑湿合化的湿热证型，所以初起多现阳明太阴证象，治疗应从湿热郁伤气分处理。湿热在气分阶段，就要使用清气化湿法。它的作用，可以使肺气宣化清肃，湿热就可以分解排泄，从而全身枢机通畅，本身正气加强，病邪自然不能潜滋为患。前人说："肺气化，则湿亦与之俱化。"就是这个道理。所以，清气化湿法是治疗本病的基本方法。

方剂名称：加减消毒散（原为叶天士方，王士雄称为治湿温、时疫的主方，兹经加减修订）

适应范围：凡恶寒轻、发热重，或发热高低不等，头痛，身痛，全身肌肉疼，倦怠，目赤，咯血，黄疸，吐泻，溺赤，口渴，或不欲饮，口淡，胃呆，胸闷，脉弦数、濡数。只要舌苔淡白薄腻，或厚腻，或黄厚，均可服用。

药物组成：飞滑石 18g，绵茵陈 15g，黄芩 12g，金银花 9g，连翘 9g，益母草 18g，淡竹叶 9g，生桑皮 9g，藿香 9g，佩兰 6g，淮木通 6g，薄荷叶 5g。

服法：此为煎剂量。水 400mL，煎至 200mL。日 3 次，病重者，可服 4 次。小儿按年龄酌量递减。如做散剂，宜生研细末，不宜火焙，每次 9g，日服 2～3 次，白开水调服。

加减化裁：

（1）偏热型：口渴，舌苔黄白干燥，表热无汗者，金银花、连翘各加至 15g。小便短涩者，加鲜芦根 30g，白通草 15g，如做散剂，芦根、通草另煎，冲调散剂服用。咯血痰者，较重的加鲜茅根 60g，同做煎剂。

成方参考：在使用本方的基础上，如银翘散、桑菊饮、黄芩滑石汤、苍术白虎汤（苍术宜少用）、桂苓甘露饮（宜去桂），均可考虑采用。如兼见舌绛、神昏、谵妄，可酌予牛黄丸，或至宝丹、紫雪丹。

（2）偏湿型：口不渴，或渴不欲饮，苔白腻滑润，或厚白苔者，本方去桑白皮，益母草减为 9g，黄芩可减为 6～3g，佩兰加至 9g，另加苍术 5～6g。

成方参考：三仁汤、小半夏加茯苓汤、一至五加减藿香正气散（《温病条辨》）。舌上苔积厚如粉，板贴不松，可予吴又可达原饮，草果

巴蜀名医遗珍系列丛书

仁用 1.5～5g，加知母 9g，鲜芦根 60g。

（二）清肺保津

本病有个重要特点，就是无论高热低热，多兼有结膜充血，重型病人则多有咯血出现，其色鲜红，每多夹痰沫咯出，也有纯血无痰的。如果咯血不止，可能出现肺部大量出血。所以对本病治疗，就应时刻照顾到这个特点。诊断上应着重舌苔的变化（咯血舌苔多为薄白不腻，舌质红嫩），和出血前的征象而早做预防性处理。依据临床经验，颜面发红、目脉红赤或目睛微黄，口燥不欲饮水，脉象右部洪大，或浮取则洪、中取则空、沉取则有，均为肺受火灼，肺热郁闭，将有动血的可能。此时治疗，当先一步以甘寒不腻的肃肺清胃之品预清肺胃之热，以保肺中津液。胃热能清，则肺不受灼，肺热能清，则津液自复，津液复则肺气自宁，肺气宁则咯血可止。如已有咯血痰出现，亦可使用本法，均不可早用滋腻止血药物，或大剂苦寒泻火之剂，以致冰伏留瘀，造成不良后果。

方剂名称：清肺止血汤（自制方）。

适应范围：胃热燔灼上焦，肺受热扰，肺气郁闭，络损津伤，因致咯血；或先期干咳无痰（亦有见黏痰不利的），咽燥气逆，舌苔白薄不腻，舌质红嫩，即可早用此方。

药物组成：焦山栀 9g，淡豆豉 5g，连翘 9g，川贝母 9g，马兜铃 9g，滑石 9g，生桑皮 15g，瓜蒌壳 9g，生石膏 24g，淡竹叶 9g，冬桑叶 6g，枇杷叶 9g，炒知母 9g，鲜荷叶 9g。

服法：加水 300mL，煎成 150mL，日分 3 次服完。

加减化裁：病人脾胃不强，大便溏，可酌量减去焦山栀、淡豆豉、知母、石膏，加薏苡仁、云茯苓、山药、炒谷芽各 9g；小便多者，去滑石；胸胁刺痛者，去知母、石膏，加旋覆花 9g，茜草根 6g。服本方后，证象已减，或咯血痰不甚者，可服千金苇茎汤加味（鲜芦根、冬瓜仁、光桃仁、生苡仁、鲜沙参、鲜石斛、天花粉、白茅根）。

成方参考：清络饮、清络饮加杏仁苡仁滑石汤、千金苇茎汤加杏仁滑石方（《温病条辨》）、麻杏石甘汤（《伤寒论》。有喘促症状者，麻黄宜轻，否则以薄荷代之）、清燥救肺汤（喻嘉言方）等。

附注：本病出现咯血气紧，如用清肺保津等方法而仍未止，或身热已退，肺胃热邪已清，但咯血仍有些微存在，必须考查病人如有心悸、心空、盗汗、耳鸣等象，可配伍使用阿胶、生地、藕节、白及、蒲黄等补络止血药物。

（三）清热化瘀

本病出现肺部出血的险症，临床所见病例虽然不多，但须多方设法以图挽救。谨据前述文献引证和个人体会，认为其骤发的原因，在部分病人是属于伏温内发，上冲于肺，肺热郁闭，络损瘀停，阳明太阴的湿热蕴结未解，化燥化火，熏膈犯肺，因而热聚胸膈，瘀留转多。此时外证必有烦躁气促、舌质深红干绛，或如烟煤隐隐的模样，嘴唇指甲亦必现乌紫之色。因肺为清道，主全身的治节，治节之令不行，热邪之熏灼未已，所以一旦暴发，其势凶猛非常。此时治法，如以泻热泻火，则缓不济急，肺中的瘀阻也无外出之机，况络道隐微曲折，药力一时难以达到，所以必须选用清热化瘀兼以通络之法，使瘀积排除，可望热势及时减退，肺之治节有权，枢机通畅，呼吸渐复正常而获生机。

方剂名称：加味花乳石散。

适应范围：咯血、衄血、吐血之属于热证实证者，均可应用。

药物组成：花乳石30g，人中白15g。

制法：将花乳石置新瓦上煅存性（注意不要煅枯），在乳钵中研细如粉，水飞即成。

取年久的溺器或尿缸中的白垢，不拘多少，厚寸余者更佳，以水冲洗多次，研极细末，水飞数次，再研极细匀，置新瓦上火焙，不可令枯焦，装瓶中，密封。

以上二药合匀，再研极细，贮瓶中备用。

服法：于大出血前，开水冲服；体虚者用党参30g，煎汤下。较轻者，每次服3g，严重者每次服6g，日服2～3次。

成方参考：犀角地黄汤（犀角、生地、白芍、粉丹皮）、犀角地黄汤合银翘散（《温病条辨》）。

附注：血止后，宜养血清热，如地黄、芍药、栀子、丹皮、阿胶、玄参之属，或加减复脉汤均可采用。

（四）病后调理

本病于热退之后，症状已基本消失，患者因体质关系，一时不易恢复，除进行必要的休息外，还应适当予以善后药物。如从偏湿型来的，多见阳虚面白、精神不振、消化减弱，此为湿伤脾阳，可予六君子汤加味；如从偏热型来的，多现阴虚瘦削、口干舌燥、津伤食少、心悸头晕等症，可予益胃汤，重者可予复脉汤法。

附：预防感染饮料（七鲜饮）

处方：鲜荷叶、鲜竹叶心、鲜芦根、鲜茅根、枇杷叶（洗去毛）、鲜车前草、鲜桑叶。

　　上七味新鲜植物叶，随处可采，量人数多少，适宜采集，加水入大锅内煎煮，任意做饮料用，可以避免本病及其他夏秋季流行疾病的感染，即感染后发病亦较轻微。